BELLEZA RADICAL

LOS 6 PILARES PARA LA SALUD INTEGRAL

ADELANTE

BELLEZA RADICAL

LOS 6 PILARES PARA LA SALUD INTEGRAL

Deepak Chopra y Kimberly Snyder

Traducción:

Karina Simpson

Grijalbo

Belleza radical

Los 6 pilares para la salud integral

Título original: *Radical Beauty. How to transform yourself from the inside out*

Primera edición: junio, 2017

ISBN: 978-607-315-427-7

Impreso en México – *Printed in Mexico*

El papel utilizado para la impresión de este libro ha sido fabricado a partir de madera procedente de bosques y plantaciones gestionadas con los más altos estándares ambientales, garantizando una explotación de los recursos sostenible con el medio ambiente y beneficiosa para las personas.

Penguin
Random House
Grupo Editorial

ESTE LIBRO ESTÁ DEDICADO A TI, QUE LO LEES AHORA MISMO.
ESPERAMOS QUE ACEPTES Y RECIBAS CON LOS BRAZOS ABIERTOS
ESA EXTRAORDINARIA BELLEZA RADICAL QUE YA ERES.

ÍNDICE

INTRODUCCIÓN

BELLEZA RADICAL: UN CAMBIO EN TU REALIDAD PERSONAL

Eres una flor silvestre, una belleza única. En cada alma se encuentra la huella de la gracia de Dios. En ninguna parte del mundo existe otro exactamente igual a ti. ¡Puedes sentirte orgulloso de eso!

PARAMAHANSA YOGANANDA

La siguiente escena se repite mil veces al día en algún lugar de Estados Unidos. Quizá tú misma hayas participado en ella. Dos mujeres se detienen en el mostrador de cosméticos de una gran tienda departamental, atraídas por un vendedor que les ofrece la última maravilla de base o crema facial, o bien ambas se vieron a sí mismas en el espejo que está sobre el mostrador.

Una de ellas tiene 23 años y está en el apogeo de su apariencia juvenil, pero frunce el ceño cuando se mira en el espejo. Le parece que su pelo no luce muy bien; quizá sea culpa del nuevo estilista que se lo arregló. Su piel se ve opaca y desde que comenzó a leer semanarios comenzaron a disgustarle sus pestañas delgadas y su cuello, que no es largo, delgado ni glamoroso. La joven suspira, se sienta y solicita una prueba del nuevo producto. Como sea, a ella todavía la divierte el juego de la belleza, y sólo pasan unos minutos antes de que comience a probar con ansias otros productos de moda.

La otra mujer está sentada en un banco cercano. Tiene poco más de 40 años y mira a la otra por el rabillo del ojo, con envidia. Tan fresca, tan intacta por la edad. Al mirarse en el espejo, capta cada defecto, cada arruga que comienza a aparecer, ya sea real o imaginaria. Para ella el trabajo consiste en seguir viéndose aceptable, ya no digamos hermosa. Necesita cualquier tipo de productos para dejar de sentirse insegura.

Ésta es una escena que deseamos abolir de tu vida y de la de cualquier mujer, de cualquier edad, quien dedique tiempo, energía y emoción en busca de la belleza. Deseamos que nunca te vuelvas a sentir insegura en cuanto a tu aspecto. Para la mayoría de las mujeres, sentirse hermosa se conecta con sentirse digna de ser amada y deseable. También queremos que dejes de sentirte insegura por estas dos cosas. La belleza, el amor y resultar deseable te pertenecen y puedes poseerlas en forma natural: te lo prometemos. Te espera un gran viaje que restaurará tu belleza natural y encenderá de nuevo la luz interior que emana de todo niño, pero que por algún motivo se ha atenuado con el paso de los años. La que se ha desvanecido no es tu belleza, pues ésta siempre será tu derecho de nacimiento. Lo que se ha desvanecido es tu optimismo, la confianza en ti misma y la sensación de control. Este libro te mostrará cómo restaurarlos, y entonces la luz de la belleza se reencenderá por sí misma, de manera natural y para el resto de tu vida.

¿Qué es la belleza?

El viaje hacia la Belleza Radical comienza con la pregunta más elemental: ¿qué es la belleza? Sentimos que una nueva definición es en extremo necesaria, y la sociedad está lista para ella. La belleza no es algo extraño. Estamos obsesionados con ella de varios modos.

Conforme te mueves en tu vida diaria, de manera inevitable encuentras la palabra belleza. Si levantas la mirada cuando vas de compras a la farmacia, encontrarás múltiples islas apiladas con productos que, según afirman, te volverán más atractiva. Existe un sinnúmero de revistas y sitios de internet dedicados a la belleza y que nos enseñan diferentes formas de perder peso, escoger el lápiz labial perfecto, maquillar los ojos humeantes igual que las celebridades y copiar la última moda en peinados. Si te detienes y observas nuestra cultura, pareciera que el concepto de belleza fuera muy importante. Pero ¿qué es exactamente la belleza? Y cuando piensas en esa palabra, ¿qué significa para ti?

Los medios convencionales nos bombardean con imágenes y mensajes acerca de la belleza cuya finalidad es vender productos. Si crees lo que éstos dicen, quizá te inclines a pensar que la belleza se define por lo externo; por ejemplo, contar con rasgos faciales formados "a la perfección", un peinado a la moda y una figura que se adapta a la expresión actual de belleza idealizada —como estar tan delgado como un lápiz y tener un trasero perfecto y redondo—. Si no posees estas cualidades "hermosas" por naturaleza, te han hecho creer que el camino principal para apuntalar tu belleza consiste en llenar tus cajones con maquillaje y productos de cuidado para la piel mientras te acicalas el cabello con luces, peinados de secadora y tratamientos químicos de alaciado. Quizá también te parezca esencial invertir una cantidad considerable de horas en el gimnasio, experimentando con el nuevo entrenamiento para lograr una figura perfecta. Nos han enseñado a creer que, cuando se trata de productos, tratamientos y entrenamientos, más significa mejores resultados y, por lo tanto, mayor belleza.

Por desgracia, tal definición de belleza sólo se refiere a la imagen. No hay nada nuevo para definir la belleza en forma externa. Es el equivalente de las calorías vacías: al principio parecen atractivas y al final terminas con una sensación de insatisfacción. Las características específicas de aquello considerado como bello cambian conforme una moda se disipa para que llegue otra, pero hay una constante: nuestra fascinación por la belleza. La gente la ha apreciado e intentado alcanzarla por siglos, desde las civilizaciones humanas más tempranas. Los antiguos egipcios y babilonios usaban primitivos delineadores de kohl para dramatizar los ojos. En la Grecia clásica las mujeres se aplicaban rubor de frambuesas para resaltar las mejillas. Se han descubierto imágenes de mujeres con piel de porcelana y cabello alaciado pintadas en centenarios rollos de papel arroz provenientes de Asia.

Mientras que la forma y el tamaño de los rasgos idealizados varían en cada cultura, tienden a existir algunas creencias comunes acerca de la belleza. En primer lugar está la idea de que la belleza es un lujo limitado y fugaz, como si ser hermosa sólo estuviera reservado para las jóvenes y un pequeño sector de la población con genes excepcionales. Otra convicción adoptada con amplitud en muchas culturas es que se trata de un fenómeno relativo, lo cual significa que se mide en comparación con los demás. El cabello o los ojos de una mujer se consideran hermosos sólo si lo son en mayor medida que los de otra mujer. Esta idea perpetúa la desafortunada e innecesaria rivalidad que aún es muy común entre mujeres.

Un nuevo enfoque: la Belleza Radical

En el siglo XXI todos necesitamos un nuevo concepto respecto a la auténtica belleza. Para los dos autores de este libro, se trata de algo que nos gusta llamar Belleza Radical. ¿Qué significa esto? La Belleza Radical no tiene nada que ver con el maquillaje actual, con las modas fugaces ni con las comparaciones inseguras respecto a otras mujeres. La Belleza Radical se extiende más allá de lo físico y engloba todas las partes de tu ser interior y exterior. Existe de manera universal y al mismo tiempo es por completo única para ti. Nutre y resalta tu magnetismo y tu confianza, tu vitalidad y tu salud en general, desde tus tejidos corporales hasta tus partes externas y visibles. Cuando alcanzas el potencial más elevado y auténtico de tu verdadera belleza natural, entonces alcanzas la Belleza Radical. Esto significa que la Belleza Radical es un derecho de nacimiento para todos y cada uno de nosotros.

Determinados maquillajes y productos de cuidado para la piel resultan fantásticos para definir tus ojos o suavizar tu piel de modo temporal, aunque puedes hacer mucho más para aumentar tu belleza natural inherente. De eso se trata la Belleza Radical. Lejos de la frivolidad o de limitarte a las partes externas del cuerpo, la Belleza Radical profundiza más allá de la superficie.

Para algunas personas será una absoluta novedad pensar en la belleza como algo más que la forma de su rostro, el tamaño de su cuerpo o el color de su cabello y piel, pero mira la naturaleza: ¿qué es lo que observas? La belleza y la armonía son fuerzas universales que se manifiestan en todas partes. Un sauce elegante y un roble fuerte son hermosos a su manera. La naturaleza es infinitamente generosa con la variedad de belleza que existe, y esto también aplica para los seres humanos. En el esquema natural, cada criatura posee su belleza propia y única. Sostén un solo pétalo de rosa en la mano y te darás cuenta de que la belleza no sólo se limita a las cascadas espectaculares y las puestas de sol impresionantes. Puedes descubrir una armonía maravillosa en la mayoría de las cosas ordinarias: al partir una toronja en dos, al contemplar el patrón moteado de una roca o al examinar en alguna planta de tu casa la estructura interconectada y venosa de sus hojas. La belleza en verdad existe en todas y cada una de las expresiones de la naturaleza, y somos capaces de apreciarla una vez que nos lo permitimos.

Tú eres parte de la naturaleza, así que tienes el derecho de reivindicar el potencial más elevado de tu belleza natural: tu Belleza Radical.

Naciste para reivindicar tu porción de belleza universal. Liberar tu potencial más elevado de belleza, incluyendo los mayores niveles posibles de energía, vitalidad y salud, te ayudarán a ser una con el universo. La naturaleza misma del universo consiste en expresar una belleza profunda. Las olas del océano vienen y van sin esfuerzo. La lluvia tan sólo cae, y las conchas a lo largo de la playa yacen en la arena y encarnan sus adorables colores y formas. Conforme se desenvuelva tu Belleza Radical, también te convertirás en una expresión cada vez más auténtica de tu propia belleza.

Tu singularidad hace que sea del todo innecesario que te compares con nadie más. Para muchas personas la belleza implica sentirse inferior por comparación. Eso siempre genera una división, una dualidad entre lo que existe ahora y el ideal. En la Belleza Radical no hay espacio para la comparación ni la competencia. Cada uno de nosotros se encuentra aquí para expresar nuestra belleza más elevada, la cual no puede ser disminuida por la de alguien más. Sin embargo, puedes añadir algo a la belleza de otra persona —tu mamá, tu hija, tu amiga— al hacer de esto un aspecto de tu propia belleza. Eres por completo libre de celebrar la belleza de los demás y al mismo tiempo de sentirte seguro de tu propia belleza. ¡Qué gran cambio representa esto!

> "Eres el espejo de la belleza divina. Nada es más hermoso que la naturalidad. No se trata de intentar ser algo que no eres, sino ser la expresión más auténtica y descubierta de ti mismo. Todos miramos imágenes de actores, actrices y modelos que supuestamente son el ideal de la sociedad. En realidad es muy probable que muchas de estas personas sean en extremo inseguras acerca de su atractivo, pues su valor está sujeto a cambios constantes de un público que no conocen, que siempre se mueve. Aspirar a ser iguales a estas imágenes de la gente en los medios implica aspirar a ser algo que no eres. Cuando intentas ser algo distinto a ti mismo, no puedes ser hermoso, lo cual, por naturaleza, es el aspecto más verdadero de ti y sólo de ti."
>
> DEEPAK CHOPRA, *El camino hacia el amor*

Los seis Pilares de la Belleza Radical

Comenzamos con una visión inspiradora. Ahora viene lo práctico: cómo hacer aquello que da vida a una visión. Puedes alcanzar la Belleza Radical al seguir sus seis pilares, los cuales componen una base sólida de enseñanzas poderosas sobre el estilo de vida que sustentan tu expresión de belleza más elevada. Se trata de una serie de pautas prácticas, ritmos y rutinas que no sólo te beneficiarán, pues también promoverán la belleza y la salud para el planeta entero.

En Ayurveda, el sistema médico tradicional de la India, existe un dicho acerca de cómo todo en la naturaleza trabaja en conjunto y armonía: "Como sucede en el macrocosmos, sucede en el microcosmos. Como es lo grande, así es lo pequeño". Un cuerpo saludable se encuentra destinado a formar parte de un planeta saludable. Aquello que en verdad es bueno para uno también es bueno para el otro. Nuestros pilares restauran esta armonía natural. Así como la contaminación, la manipulación de elementos químicos y los desechos tóxicos perturban la armonía de la naturaleza, tu belleza disminuye debido a la congestión y la toxicidad en tu sistema digestivo cuando ingieres alimentos dañinos, empleas productos de belleza tóxicos y llevas rutinas inadecuadas de sueño y de tu estilo de vida en general.

Conforme leas cada uno de los seis pilares, comienza a aplicar las herramientas específicas y los cambios en el estilo de vida que te hagan mayor sentido. Entra de puntitas o de clavado: como tú lo prefieras. El ritmo que elijas será el correcto, porque será tu propio ritmo. Poco a poco te hallarás capaz de liberar tu potencial más elevado de belleza para que te sirva donde estés. A continuación presentamos un resumen de los Pilares de la Belleza Radical y los beneficios que puedes esperar recibir de cada uno.

Pilar 1: Nutrición Interior

La belleza debe surgir desde tu interior hacia fuera, por lo que tus elecciones de alimentación y tu digestión son una influencia primaria. La forma en que comes es un factor crítico para determinar la vitalidad de tu belleza. Cuanto metes a tu cuerpo se usa para crear la base sobre la cual se construyen tu cuerpo, tu cabello y tu piel.

Con este pilar aprenderás los cambios alimenticios que optimizarán tu digestión, crearán un equilibrio nutricional y fortalecerán la absorción de nutrientes. Esto dará como resultado una complexión más pura, suave y radiante, un abdomen más plano, un tono muscular más natural en tu cuerpo, una energía prolongada y sostenida y, con el tiempo, un cabello más saludable y brillante.

Pilar 2: Nutrición Exterior

Este pilar identifica los ingredientes más efectivos para que los apliques en forma directa en tu piel, así como las rutinas más benéficas de la Belleza Radical para el cuidado de la misma. Éstas asegurarán que nutras tu piel de la mejor forma posible y que evites toxinas susceptibles de dañarla, así como de migrar al interior de tu cuerpo, contaminar tu torrente sanguíneo y el hígado, y contribuir a una congestión tóxica.

Al practicarlas de modo adecuado, las rutinas cotidianas simples, como el aceite para masaje de *abhyanga* (en la página 174 encontrarás cómo hacerlo), calman tu sistema nervioso y generan efectos potentes y rejuvenecedores, incluida una reducción en el estrés acumulado que contribuye a la formación de arrugas. Tales rutinas ayudan a tus órganos a rejuvenecer, así como a restaurar la vitalidad y el brillo de tu piel. Los poderosos cambios de este pilar también contribuyen a la desintoxicación, al apoyar manualmente a tu sistema linfático desde afuera hacia dentro.

Pilar 3: Sueño para la belleza máxima

Tus ciclos de sueño son un componente esencial de la Belleza Radical, y este pilar ofrece diversos consejos y herramientas para mejorar esa parte tan importante de tu vida.

Un sueño apropiado permite que la sangre fluya con mayor eficacia hacia la piel, lo cual es fundamental para ayudar a que ésta se sane a diario a sí misma. También contribuye a reducir las ojeras y el estrés. Esto último mejora los hábitos alimenticios y la digestión, que a su vez conduce a una piel más despejada y con menos erupciones. También aprenderás métodos óptimos de sueño para aumentar la creación corporal de la hormona del crecimiento, la cual estimula la producción de colágeno y resulta esencial para mantener tu piel firme y resistente.

Pilar 4: Belleza primigenia

Este pilar se enfoca en cómo vivir más cerca y en mucha mayor sintonía con la naturaleza, que es una forma poderosa de suscitar tu belleza natural. Al cambiar tus patrones cotidianos de acuerdo con los ciclos solares y lunares, así como con las estaciones, aprenderás a alinear tu energía con los ritmos de la naturaleza. Esta alineación con el macrocosmos te ayudará a aprovechar la fuerza para sustentar tu energía y vitalidad generales.

Asimismo aprenderás a reducir los químicos tóxicos, la radiación electromagnética y la contaminación en tu espacio personal, lo cual reducirá su impacto negativo en tus hormonas y biorritmos. Este pilar también enseña los beneficios de prácticas simples como la "conexión con la Tierra" o tocar físicamente la superficie de la misma, que ha demostrado su potencial para equilibrar el cuerpo con iones negativos y neutralizar los radicales libres del envejecimiento.

Pilar 5: Movimiento hermoso

Este pilar ahonda en las mejores formas de mover tu cuerpo para promover la gracia natural, el tono muscular y la belleza, así como las formas de movimiento que envejecen y se deben evitar. Es posible que practiques en exceso determinados entrenamientos que generan estrés oxidativo en tu cuerpo. En lo referente al movimiento, el equilibrio

—y no las horas en el gimnasio— es la clave para obtener los resultados más tangibles y visibles para un cuerpo tonificado y en forma.

Aprenderás técnicas poderosas de respiración que harán una tremenda diferencia en tu belleza, así como posturas de yoga específicas, apropiadas para todos los niveles, que promoverán la vitalidad y la desintoxicación. Estos movimientos fomentan la sanación y el rejuvenecimiento interior, desde la salud de la digestión y la circulación hasta la de la piel y el cabello.

Pilar 6: Belleza espiritual

Este pilar se enfoca en la manera en que el amor por uno mismo, una vida basada en el corazón y una mente tranquila alimentan la belleza natural desde el interior y aumentan tu brillo natural y tu presencia magnética. El enojo crónico, la preocupación y el miedo son tan ácidos e inflamatorios para tu cuerpo como la comida chatarra y refinada. Para evitar lo tóxico de las emociones negativas, quizá la práctica de la meditación sea la decisión más poderosa que puedas tomar. Cuando meditas, alcanzas la fuente suprema de la belleza. Llamémosla espíritu, alma o el verdadero ser: la palabra exacta no es lo importante.

Lo que importa es tener la experiencia interna de conectarse con tu fuente y después integrar la meditación a tu vida. La belleza espiritual abre otra dimensión de quién eres y cuál es tu propósito. Nada es más hermoso que ser capaz de vivir como una persona completa, como alguien que brilla con luz interna. Es cuando la verdadera unión del cuerpo, la mente y el alma se completa.

Todos los pilares trabajan en conjunto para lograr el estilo de vida de la Belleza Radical que te permitirá expresar tu belleza más elevada y auténtica. Estamos muy entusiasmados de que te embarques en tu propio viaje personal y de mirar las transformaciones que marquen tu camino.

Siéntete entusiasmada respecto a las muchas mejorías que se aproximan a ti: una mayor energía, una sensación de tranquilidad y una conexión vital contigo mismo, sin mencionar una piel más suave y radiante, un cabello saludable, ojos luminosos y —quizá lo mejor de todo— con mayor confianza y la habilidad de acceder a tu interior y contactar con la verdadera belleza que ya está en ti. Mientras más lejos viajes para descubrir tu propia belleza natural, transmitirás mejor tu propia expresión de la Belleza Radical, la cual es reflejada de una manera única por ti.

Con mucho amor,
Deepak y Kimberly

PILAR 1

NUTRICIÓN INTERIOR

El conocimiento es poder, y con este pilar recobrarás el poder de elegir los mejores alimentos para alimentar tu Belleza Radical. Conforme aprendas una manera por completo nueva de mirar la comida, las elecciones que comiences a tomar resultarán en una piel radiante, un gran nivel de energía y un cabello saludable. El enfoque de la Belleza Radical no ve la comida en términos de calorías estrictamente vigiladas ni piensa en comer como una actividad ansiosa y muy controlada. La belleza y el disfrute se encuentran conectados, y el mayor disfrute proviene de la plenitud, la cual comienza en el interior. El enfoque de la Belleza Radical es algo que llamamos Nutrición Interior, un programa de estrategias a incorporar en tu ritmo alimenticio cotidiano, junto con secretos poderosos y naturales para realzar tu belleza natural.

No alcanzarás la Belleza Radical con una medida en particular, como contar a diario los gramos de carbohidratos y grasas. Tampoco existe un conjunto de reglas definitivas que funcionen para todos. En vez de dictar lo que todos debemos comer en un porcentaje exacto de carbohidratos, grasas y proteínas, los descubrimientos más recientes indican que cada cuerpo procesa en forma individual estos componentes alimenticios básicos. Tu respuesta única determina los beneficios y las desventajas de consumir ciertos alimentos. La clave es el equilibrio individual, así como observar tu alimentación y la manera en que cada parte trabaja en el conjunto. Esto se conoce como sinergia, un proceso dinámico que sucede en cada célula.

Queremos que todos abandonen las dietas de moda y las tendencias nutricionales que son demasiado simplistas. Muchas de ellas satanizan con falsedad algún ingrediente o incluso un macronutriente, ya sean el azúcar, la sal, la grasa, los carbohidratos o cualquier otro culpable. Del otro lado de la moneda están las falsas promesas de un alimento "milagroso" que supuestamente te volverá delgado, hermoso, saludable e inmune por completo a las enfermedades y el envejecimiento. Tanto los alimentos satanizados como los alimentos milagrosos son fantasías, sin mencionar que siempre cambian.

En contraste con lo anterior, nosotros profundizaremos mucho más para generar cambios a largo plazo en tus actitudes personales, junto con consejos prácticos para apoyar tu nivel más elevado de belleza natural y auténtica. Nutrirte con la comida debería ser una fuente de alegría y no de ansiedad.

Incluso los cambios que parecen más leves tienen un gran poder para elevar la conciencia y expandir la realidad de lo que es posible. Si tan sólo el *Titanic* hubiera cambiado el curso unos cuantos grados, se habría evitado un gran desastre. Unos cuantos grados se convierten así en un cambio enorme en el curso de cientos o miles de millas.

En tu vida, un pequeño cambio puede traer enormes beneficios en el transcurso de meses y años, así que ahora es el momento de comenzar. ¿Por qué privarte a ti mismo de la Belleza Radical cuando tu bienestar entero puede mejorar con tanta facilidad? Conforme comiences a dar pequeños pasos, te sentirás con el poder de avanzar cuando sientas que es el momento. De ese modo no te resultará desagradable ni un gran esfuerzo. ¡Puedes lograrlo! Tú puedes crear la vida y la belleza que desees, comenzando con pequeños cambios y progresando en forma natural.

CAMBIO 1

ABANDONA TUS NOCIONES PRECONCEBIDAS ACERCA DE LA COMIDA

Cuatro razones comunes por las que elegimos los alimentos

Si eres como la mayoría de la gente, eliges qué comer por una de cuatro razones primarias, o una combinación de las cuatro. Todos tenemos nuestras prioridades individuales basadas en nuestro entorno, en la manera como percibimos los alimentos y en nuestras metas personales.

Razón 1: sabor

La razón número uno por la que comemos como lo hacemos es por el sabor de la comida. Una obviedad. Después de años de hábitos alimenticios, es natural que estemos conectados en la búsqueda de aquello que nos parezca apetitoso. La tendencia alarmante hacia la obesidad en Estados Unidos se adjudica al consumo en exceso de grasa, azúcar y demasiadas calorías en general. Sería fácil culpar de nuestra adicción a los sabores de la sal y del azúcar que permean la comida rápida y la comida chatarra. La publicidad nos ha programado para salivar ante el mero pensamiento de algo cada vez más salado, más azucarado y otros sabores que avivan la lengua, como aquél fuerte y picante que se encuentra en todo, desde las alitas estilo Búfalo hasta la "salsa especial" de una Big Mac. Por supuesto, los gustos personales varían de acuerdo con factores como la manera en que fuimos criados. Muchos seguimos eligiendo los alimentos que comíamos cuando éramos niños, pues esos sabores nos parece familiares y reconfortantes.

Por desgracia, muchos de los alimentos que obviamente nos dañan, como las hamburguesas y las malteadas que venden las cadenas de restaurantes, le parecen deliciosas a un gran porcentaje de estadounidenses, quienes persisten eligiendo de manera estándar alimentos con unos cuantos sabores fuertes y adictivos. Para ellos el sabor es lo principal, a pesar de la evidencia abrumadora contra la ingesta de alimentos salados, azucarados y grasosos en altas cantidades. El hecho de que estés leyendo este libro justo ahora habla de que te interesa investigar a profundidad acerca de la nutrición que provee la comida.

Quizá en este momento te sea difícil imaginar la vida sin comer a diario tu comida favorita, pero te aseguramos que no siempre te sentirás así. En primer lugar, no necesitas ser perfecto todo el tiempo. No debes temer que nunca más goces de tu comida favorita. También recuerda que tus gustos pueden cambiar —y lo harán— conforme pasa el tiempo. Tal vez ahora gravites en torno a los alimentos procesados y azucarados, pero después de hacer varios cambios alimenticios pequeños, las transformaciones bioquímicas en tu cuerpo provocarán que se te antojen alimentos diferentes. Tu cuerpo se limpiará a sí mismo con mayor minucia y experimentarás una mayor vitalidad gracias a la cual te verás más viva y llena de energía. Estos cambios harán que disminuyan en forma natural los intensos antojos que acaso tuviste antes.

Razón 2: peso

La segunda cosa en que la gente piensa al elegir qué comer es la manera en que afectará su peso. Tras llevar a cabo un rápido resumen basado en la filosofía nutricional a la que estés adscrito en la actualidad, verás que todos los alimentos se reducen a una sola característica: aquellos que engordan y aquellos que no. Según qué tan enfocado hayas estado en la alimentación a lo largo de los años, quizá también hagas una revisión veloz de la información nutricional en la etiqueta del alimento y evalúes el número de calorías, los gramos de carbohidratos, la cantidad de azúcares y proteínas, entre otros. Algunos llevamos a cabo estos cálculos mentales de modo continuo, día tras día. Y es agotador.

La idea de que la clave para la pérdida de peso radica en una simple fórmula —las calorías que entran menos las calorías que salen— es tan generalizada que en el sistema de creencias de masas se considera como un hecho. La verdad es que esta fórmula se encuentra muy lejos de ser unidimensional. Nuestros cuerpos digieren diferentes alimentos de diversas maneras, y todo lo que comemos afecta nuestra estructura celular. Los cambios de la Belleza Radical te permitirán perder peso o mantenerte con una fórmula mucho más simple que volverá obsoleta la cuenta de calorías.

LOS QUÍMICOS EN LOS ALIMENTOS PROCESADOS TE PUEDEN ENGORDAR

Las nuevas investigaciones destacan el hecho de que contar las calorías u otras cifras no es la mejor manera de controlar tu peso. Un estudio publicado en la revista *Nature* reveló que los químicos añadidos a la comida procesada y chatarra pueden alterar la flora intestinal, lo cual llega a provocar inflamación intestinal. A su vez, esto deriva en varios problemas en los intestinos y aumento de peso.[1] En vez de volverte adicto a leer las etiquetas de los productos, usa la naturaleza como tu verdadera guía de alimentos para la belleza. Entre más cercano está un alimento a su estado natural, es mejor, y entre más procesado se encuentra, más lo debes evitar.

Razón 3: salud

La tercera gran razón para que la gente elija lo que come es qué tan "saludable" considera a ese alimento. Aquí las opciones no se vinculan de manera necesaria a la pérdida de peso, pero se basan en la creencia de que determinados alimentos fomentan la buena salud. Un buen ejemplo es cuando alguien decide beber un vaso de leche porque la considera una gran fuente de calcio. (Por cierto, no es una buena idea para todos, y más adelante la discutiremos.) En verdad tu salud es una razón fundamental para elegir un alimento por encima de otro, aunque por desgracia existe mucha confusión y desinformación respecto a qué es auténticamente saludable y qué no. A lo largo de este pilar aclararemos la confusión.

En resumidas cuentas, el alimento natural y orgánico es saludable. Por millones de años el sistema digestivo humano ha interactuado con el entorno. Nuestros ancestros cazadores-recolectores nos dejaron un legado maravilloso: la habilidad de digerir la más amplia gama de alimentos y de nutrirnos con ellos. Somos los omnívoros más exitosos del planeta. La clave de esta habilidad tiene dos caras: nuestros genes y los miles de tipos de bacterias que residen en nuestro tracto digestivo.

Con base en lo que la ciencia sabe hasta ahora, ninguna otra criatura ha diversificado su dieta como el *Homo sapiens*.

La ventaja es que te encuentras equipado para elegir casi cualquier plan alimenticio, con un equilibrio de grupos de alimentos y nutrientes que van de acuerdo con el clima, el tipo de cuerpo y las preferencias personales. La desventaja es que existe una gran libertad para abusar del cuerpo. Los pandas no sobrevivirían si su única fuente de alimento, las hojas de bambú, no estuvieran disponibles, y los koalas tampoco lo harían sin las hojas de eucalipto. Sin embargo, lo seres humanos nos adaptamos a dietas no saludables y sobrevivimos siguiéndolas durante décadas, si bien esto implica un costo. La alimentación saludable se reduce a usar el regalo de nuestros ancestros con la mayor sabiduría posible y evitar los abusos a los que nos tientan las fuerzas detrás de la comida rápida y la chatarra, además de los ingredientes procesados y artificiales contenidos en tanto alimento empaquetado en los estantes de los supermercados.

Razón 4: conveniencia

La cuarta razón por la que elegimos qué comer es la conveniencia. La vida resulta ajetreada, y la comida parece ser un aspecto en el que podemos tomar atajos y ahorrar tiempo. Ya sea la rápida para llevar, la precocinada en la tienda *deli* local o en la sección de alimentos preparados del supermercado, o bien retacar el congelador con una variedad para microondas como las pizzas tamaño familiar y los burritos, la conveniencia es un motivo fundamental por el cual muchas personas y familias eligen qué comer.

Aunque la conciencia por los alimentos naturales y orgánicos está en crecimiento —por ejemplo, en Estados Unidos la empresa que más los vende es Walmart—, para un sinnúmero de sus ciudadanos la conveniencia es lo más importante. Una de cada diez comidas en ese país se consume en una sola cadena de comida rápida: McDonald's. Tampoco pretendemos regresar en el tiempo. A diferencia del estilo de vida en un pueblo tradicional de la India, la Toscana o América del Sur, nuestro estilo de vida no incluye a las familias extendidas donde por lo general una mujer, ya sea la esposa, la madre o la abuela, realiza una visita diaria al panadero, al puesto de frutas y verduras y quizá a un carnicero para llevar a casa los ingredientes y cocinar todas las comidas del día. Los roles sociales han cambiado demasiado, y ese tipo de vida ahora es una fantasía romántica —o una rutina cotidiana, si tú eres esa persona designada para cocinar para todos—. La verdadera pregunta es cómo equilibrar la conveniencia con comida recién hecha de manera que todos queden satisfechos, nadie se sienta estresado en exceso y los alimentos sean en verdad nutritivos y deliciosos.

Una nueva razón para elegir los alimentos

Ya repasamos suficientes razones por las que modificamos nuestra forma de comer en la actualidad. Y debe existir una mejor manera. Con este libro esperamos que consideres una razón por completo nueva para elegir determinados alimentos, y ésta implica construir tu belleza dinámica y auténtica. Los alimentos que eliges comer no sólo ejercen un efecto profundo en tu nivel de salud, sino también en la calidad de tus tejidos y, por lo tanto, en tu expresión externa de belleza. Alcanzar la Belleza Radical también significa que alcanzarás una salud superior.

Despertar a esta conciencia es, en sí mismo, liberador y fortalecedor. Tienes una opción. Cada día, con cada comida que ingieras, puedes elegir aplicar este conocimiento y comer en una forma específica que mejore y sustente tu belleza natural. Lo que esté en tu tenedor, los alimentos que compres en el supermercado e incluso el modo en que los prepares y consumas son los vehículos para un gran cambio. Puedes emplear todas estas estrategias para reivindicar tu Belleza Radical.

Existe mucha confusión en cuanto a la conexión entre los alimentos y la belleza. A pesar de la información que circula por ahí —incluidos los libros de desintoxicación y belleza de Kimberly—, a mucha gente se le dificulta aplicar estos conceptos. Recurren a edulcorantes artificiales para apaciguar los antojos e intentan evitar la azúcar refinada pese a que los edulcorantes artificiales son más nocivos para su belleza. La gente teme comer plátanos por sus carbohidratos y azúcares naturales, pero comen barritas empacadas llenas de ingredientes fragmentados y procesados, como soya o proteína de suero de leche aislada, aceite de nuez de palma fraccionado y jarabe de caña de azúcar invertida y evaporada.

No eres lo que comes, sino lo que asimilas y digieres.

Quizá tú también te sientas confundido. ¡Y no te culpamos! Al resultar bombardeado por fragmentos de información en conversaciones casuales, en una aplicación de salud en tu celular o por la última dieta que circula en los medios y garantiza resultados rápidos, muchas personas reaccionan y se vuelven temerosas de la comida real. Eligen cosas "más seguras", con la información nutrimental impresa en la etiqueta. Con el tiempo ignoran su hinchazón constante, el rugido del estómago o el aumento de reflujo ácido, y las avergüenza en extremo confesar que no van al baño a diario. Entonces se preguntan por qué tienen bolsas debajo de los ojos, granos, manchas en la piel, además de un cabello cada vez más frágil y opaco.

La verdad es que todo se conecta. Debemos abordar en forma adecuada lo que comemos, así como la manera de integrar los alimentos y nuestros cuerpos —*digestión*— para sustentar nuestro brillo interior y nuestra belleza exterior. La digestión es una clave auténtica para liberar tu Belleza Radical. En Ayurveda —el sistema médico más antiguo, fundado en la India hace unos cinco milenios— la digestión se conoce como *agni* y es el centro de nuestra salud y belleza. No eres lo que comes, sino lo que asimilas, absorbes, utilizas y digieres como nutrimento de tu cuerpo. Las cifras en sí mismas nunca te darán una visión exacta al respecto.

Las enfermedades crónicas y el envejecimiento prematuro: ni natural ni necesario

Las estimaciones alimenticias basadas en los números no tienen cabida en los sistemas tradicionales de bienestar como la Ayurveda y la medicina tradicional china. En las últimas décadas ambos se han vuelto populares en Occidente, conforme aumentan la obesidad, la propensión a las enfermedades y al envejecimiento debido a elecciones dañinas en el estilo de vida, sobre todo en la dieta estadounidense típica. Dada la población envejecida, algunas tendencias negativas avanzan más rápido que antes. Hasta la Segunda Guerra Mundial, las principales causas de muerte eran enfermedades infecciosas como tuberculosis, influenza y neumonía, transmitidas por la vía aérea, junto con las hídricas, como el cólera.[2] Los males degenerativos, que implican el deterioro de la estructura o la función del tejido, como la diabetes tipo 2, eran muy raras. A principios del siglo XX resultaba sumamente inusual que un médico general atendiera a un paciente que se quejara de angina de pecho, el típico dolor por cardiopatía. Con las mejorías en la higiene y el cuidado médico, por fortuna hemos visto una enorme reducción en las enfermedades infecciosas.

La gente se sigue muriendo por estas enfermedades, pero lo que ha cambiado en forma radical es el *tipo* de males. Hoy en día, en Estados Unidos los desórdenes no transmisibles, crónicos o degenerativos son la principal causa de muerte. Algunos índices están bajando de modo vertiginoso, como las muertes por derrame cerebral, mientras que otros, como la mayoría de las formas de cáncer, se desplazan muy despacio. Sin embargo, resulta todavía más importante descubrir que, si observamos los desórdenes más comunes debido al estilo de vida, como las cardiopatías, la obesidad, la diabetes tipo 2 y varias formas de cáncer prevenible, podemos rastrear su inicio hasta años antes de que los síntomas aparecieran.

Desde hace mucho se sabe que el cáncer de piel, por ejemplo, se relaciona con la exposición al sol sin bloqueador que se tuvo en la infancia, aunque en la mayoría de los casos éste no aparece hasta la edad adulta. De igual modo, la dieta y el ejercicio a una temprana edad hacen una gran diferencia en alguien con riesgo de desarrollar osteoporosis en una etapa tardía de la vida. Ahora parece más que probable que la mayoría de las enfermedades crónicas siguen este patrón, y en algunos casos, como el autismo, la esquizofrenia y el alzheimer, el momento para la prevención y para recibir tratamiento a tiempo puede ser en los primeros años o incluso en los primeros meses de vida.

En la actualidad nos volvemos cada vez más conscientes de que el estilo de vida afecta la salud en general. De acuerdo con la Organización Mundial de la Salud, en 2012 las enfermedades no transmisibles, es decir, las cardiovasculares, el cáncer, la diabetes y la enfermedad pulmonar obstructiva crónica, fueron responsables de 68% de todas las muertes a escala global.[3] Como afirma el doctor James Pacala de la Universidad de Minnesota: "Algunas personas pueden tener un historial familiar de cardiopatías, pero de hecho es un historial de fumar, comer en exceso y un estilo de vida inactivo. Si adoptas ese estilo de vida, sufrirás los mismos problemas que tuvieron tus padres".[4]

Casi todas las enfermedades degenerativas y los desórdenes por el estilo de vida no se pueden describir como "naturales". Si ése fuera el caso, habrían ocurrido en los mismos porcentajes a lo largo de la historia. Y no ha sido así, pues cuando los factores subyacentes cambian, como la higiene, el aire, el agua pura y la dieta, las enfermedades se transforman con ellos. Sobre todo en los últimos 50 años se ha dado una explosión de enfermedades "no naturales", pues varias poblaciones ignoran los consejos para el bienestar básico: una alimentación saludable, actividad física y bajo nivel de estrés. En promedio ahora vivimos más que en el pasado, si bien para muchas personas la calidad de vida ha disminuido con gravedad, y las decisiones dañinas del estilo de vida se sostienen por medio de una multitud de medicamentos y tratamientos con una gran cantidad de efectos secundarios.

Así como las enfermedades crónicas no resultan naturales, tampoco lo es el envejecimiento prematuro y acelerado en las diversas formas en que se expresa, como piel opaca, ojos turbios o fatiga crónica. Aunque estos síntomas de envejecimiento resultan generalizados, no son inevitables. Por supuesto que por naturaleza la piel se arruga o se cuelga a lo largo de las décadas, pero eso no necesita ocurrir prematuramente. Hay mujeres de veintitantos años con ojeras crónicas, patas de gallo y cabello delgado, mientras que otras de 50 o más conservan una energía vital, ojos brillantes y una piel y un tono muscular saludables y más elásticos. Aunque los genes juegan un papel en esto, en gran medida la rapidez con que envejezcas estará determinada por tu estilo de vida. Seguir dietas de moda, ingerir comida procesada y consumir químicos, aditivos y preservativos genera problemas digestivos y una piel que cada vez se puede reparar menos a sí misma.

El envejecimiento prematuro, incluidos los problemas de cabello y piel, puede ser visto como el debilitamiento y la supresión de la respuesta natural de tu cuerpo para sanarse. Al abordar la alimentación de manera estratégica tienes mayor control sobre tu inmunidad, que es la respuesta natural de sanación, y por lo tanto sobre tu belleza. Tan simple como esto. Tus elecciones de alimentos te ayudarán a retener el brillo de la salud y la belleza auténtica en cualquier etapa de tu vida.

Cada uno de los cambios en este pilar representa formas más amplias y simples para modificar tus hábitos alimenticios. Incorporar estos cambios resulta mucho más fácil de comprender y seguir que obsesionarte con programas minuciosos y complicados en los que debes conseguir los alimentos precisos enlistados en los menús, o bien calcular el número exacto de calorías o carbohidratos en una comida. Adopta estos cambios en tus ritmos cotidianos para alcanzar la Belleza Radical, que es tu derecho por nacimiento.

CAMBIO 2

RECOBRA EL CONTROL DE LOS PROCESOS NATURALES DE TU CUERPO

El siguiente cambio consiste en aceptar la habilidad natural de tu cuerpo para renovarse a sí mismo. La vida es renovación y, por lo tanto, la belleza también. Aunque no lo veas, dentro de tu cuerpo existe un proceso de renovación constante. Algunas células, como las de las vellosidades intestinales —que te ayudan a absorber nutrientes— y las papilas gustativas en tu lengua, se reemplazan en unos cuantos días, mientras que otras partes de tu cuerpo, como los huesos, tardan mucho más en renovarse. Incluso las partes que parecen más sólidas intercambian moléculas que se mueven dentro y fuera de cada célula. Algunos expertos creen que la edad promedio de las células en el cuerpo de un adulto es de entre siete y 10 años.[1] Esto no significa que debas esperar tanto para ver resultados. Más bien significa que todo en tu cuerpo es relativamente nuevo, hasta los huesos que se ven tan permanentes e inmutables. De hecho, siempre te estás renovando. Esto es emocionante, pues significa que hoy mismo puedes comenzar a albergar células excepcionalmente saludables.

Tus glóbulos rojos, que llevan el oxígeno hasta la piel y le dan buen color, viajan a través de cientos de miles de arterias, venas y vasos capilares; estos corpúsculos poseen una vida de sólo 120 días antes de ser depositados en tu bazo.[2] Según los investigadores que consultes, las células que conforman tu hígado —el filtro más importante de toxinas, pesticidas y medicamentos— se pueden regenerar en tan poco tiempo como entre 150[3] y 500 días.[4]

El estado de tu piel

La piel fresca y rozagante es fundamental para cualquier persona consciente de la belleza, pero también es una extensión de tu salud en general. Cuando rediriges tu actitud en esa dirección, puedes tomar ese aspecto tan visible de tu apariencia externa como un mensaje que te envía cada célula de tu cuerpo acerca de tu bienestar. Antes de ahondar en este cambio, realiza por favor una rápida revisión del estado actual de tu piel. Ve hacia el espejo más cercano y examina tu rostro, cuello y manos. ¿Qué sucede en realidad?

RENOVACIÓN DE LA PIEL *VERSUS* RENOVACIÓN DEL CABELLO

El estado de tu piel y tu cabello es una extensión de tu salud en general. Después de implementar los cambios en el estilo de vida recomendados por la Belleza Radical, muchas personas experimentan grandes transformaciones: de un cabello opaco y quebradizo a uno más fuerte y abundante. Necesitas ser paciente, ya que el cabello no se transforma de la noche a la mañana. Sin embargo, la capa superficial de tu piel se renueva cada cuatro semanas, aproximadamente. Así que puedes esperar notar una piel más limpia y vibrante tras un mes de haber hecho un cambio consciente para vivir de manera más saludable y hermosa; también es posible que la veas más lozana en unos cuantos días, pues los desechos salen de tu sistema y se mejora el flujo de la circulación y los nutrientes hacia la misma.

Sin duda, a tu cabello le tomará más tiempo recobrar su salud y belleza naturales. Según el largo, esto puede llevar entre tres y seis años. En promedio, cada mes crece un centímetro o incluso la mitad. Puedes comenzar a nutrir los folículos para que estén más sanos y se produzca un cabello más saludable, aunque pasará más tiempo para observar mejorías drásticas, ya que necesita crecer. Si hoy realizas los cambios adecuados, ten la seguridad de que el cabello hermoso viene en camino.

¿Tu piel está seca?

La piel seca puede indicar una deshidratación profunda que requiere atención desde el interior, al hidratarte con líquidos y alimentos a una temperatura adecuada (busca más al respecto en la página 133), así como con los productos correctos para su cuidado. Quizá tampoco estés obteniendo las grasas nutritivas adecuadas ni en las cantidades suficientes. Y de igual forma podrías tener problemas digestivos de mala absorción y desnutrición.

¿Tu piel está grasosa?

La acumulación excesiva de grasa en la piel puede indicar que tu hígado está sobrecargado y necesita un mayor cuidado, o que no estás metabolizando ni asimilando los alimentos de modo correcto. ¿Te sientes estreñida? Quizá estés ingiriendo demasiadas grasas, sobre todo de las malas —cocinadas y fritas, así como aceites vegetales calentados—, o bien alimentos congestivos o alérgicos. O quizá no estés digiriendo por completo.

¿Tu piel tiene granos?

Los granos pueden indicar una acumulación tóxica en el sistema. Quizá tus órganos excretores estén sobrecargados, lo cual promueve que las impurezas salgan a través de tu piel. Es posible que haya una mucosidad excesiva por ingerir demasiados alimentos congestivos y difíciles de digerir —como los lácteos—, o tal vez tu sistema digestivo padezca problemas importantes.

¿Tu piel está roja o con sarpullido?

La piel roja, inflamada o con sarpullido puede indicar que ingieres en forma consistente algo que detona una respuesta alérgica o inflamatoria. Por otra parte, quizá consumas alimentos demasiado "calientes" para tu sistema. En Ayurveda, el sobrecalentamiento interno, conocido como *Pitta* excesivo, se considera una de las causas principales del envejecimiento.

Si tu piel experimenta cualquiera de estas condiciones, ¡no te preocupes! Te las describimos para que tengas una base de evaluación honesta, conforme empezamos a profundizar en los remedios alimenticios. Estos problemas de piel se pueden balancear, comenzando con el establecimiento de nuevos y poderosos ritmos nutricionales para tu estilo de vida a largo plazo. Sumerjámonos en el tema.

Estimula tu circulación

La circulación óptima es crucial. Imagina un manzano enorme y majestuoso. Las raíces del árbol, enterradas muy profundo, deben absorber minerales y agua de la tierra para llevarlos hacia el tronco y las ramas, a fin de nutrir cada minúscula rama y, por último, el fruto; en este caso, las manzanas. Sin la circulación adecuada a lo largo del árbol, las manzanas no obtendrían la nutrición que necesitan y no serían tan jugosas, deliciosas ni hermosas.

Lo mismo sucede con tu cuerpo. La circulación asegura que los nutrientes fluyan por él con eficiencia, incluyendo tus folículos capilares, para que nutran cada cabello en tu cabeza. También permite que el oxígeno llegue a todas tus células para que se transformen y las nuevas crezcan saludables. La sanación de tejido es un proceso intrincado asimismo regulado por la circulación.[5] La grasa almacenada en tus células grasas necesita ser accesible para que sea eliminada y te ayude a mantener tu peso ideal. Este proceso elimina de tu cuerpo toxinas del envejecimiento, contaminantes, químicos y aditivos.

Volvamos a la analogía del árbol. En tu caso, los "frutos" de tu belleza incluyen las partes externas y visibles. Sin embargo, no se puede esperar que tu cuerpo haga crecer un cabello saludable o una piel lozana sin una excelente circulación que cubra todas sus necesidades y elimine con eficacia el desperdicio que se acumula en tu sistema de modo continuo.

TEST RÁPIDO DE CIRCULACIÓN DE BELLEZA

Observa las uñas de tus manos. ¿Hay una media luna blanca en la base de cada una? Esto puede indicar que tienes una buena circulación y vitalidad a través de tu cuerpo. Si falta toda o parte de la media luna, quizá tu circulación necesite estimularse. De todas formas hay muchas cosas que puedes hacer para mejorar tu circulación y permitir que tu belleza resplandezca. En el futuro, conforme tomes las medidas para mejorar tu circulación de la belleza, observa de nuevo tus uñas y revisa si la media luna emerge o se vuelve más prominente.

El exceso de toxinas, mucosas, placa arterial y acumulación de desechos puede congestionar tu sistema y reducir tu circulación. Los vasos capilares, que son muy pequeños y estrechos, llevan a través de sus delgadas paredes nutrientes y sangre rica en oxígeno a los tejidos aledaños. También permiten que los desechos celulares regresen a la sangre para que el cuerpo los excrete. Si en tu sistema circulatorio hay acumulaciones u obstrucciones, la nutrición y el oxígeno para la belleza son bloqueados y afectan tu cabello, piel y uñas. Una toxicidad acumulada en tu sistema también le cobra la factura al cuerpo entero y contribuye al envejecimiento prematuro. Por ejemplo, las investigaciones demuestran que los metales pesados, uno de los muchos tipos de toxinas a que estamos expuestos en los alimentos y el agua, así como el entorno, contribuyen al envejecimiento.[6]

Tu belleza externa no es el único elemento de la Belleza Radical que requiere de una excelente circulación. La energía magnética es de una belleza cautivadora y depende de este proceso. ¿Has conocido a alguien tan lleno de pasión y vida que te sentiste atraído hacia esa persona de manera irresistible? Sus ojos y su sonrisa de auténtica alegría emiten una luz especial. Sus gestos y movimientos, e incluso la forma en que camina, parecen fluidos y llenos de vitalidad. Todos nos sentimos atraídos por ese tipo de energía. La energía proviene de la quema de combustible, la cual requiere oxígeno. *Prana,* o tu energía de fuerza vital, circula a través de la sangre, o *rakta*. Entre mejor sea tu circulación, mayor oxígeno habrá disponible para todas las células de tu cuerpo, y te sentirás con más energía de manera natural. Esto te volverá aún más energético y, por lo tanto, más atractivo.

De hecho existen dos sistemas circulatorios diferentes que trabajan en conjunto para mantener saludable a tu cuerpo: el sistema circulatorio cardiovascular y el sistema circulatorio linfático. Más adelante hablaremos en detalle acerca del linfático (página 172). Aquí nos enfocaremos en usar los alimentos para estimular tu sistema cardiovascular. Sin embargo, ambos deben estimularse para maximizar tus resultados de belleza.

Estimula tu sistema cardiovascular para un flujo de oxígeno y de nutrientes más embellecedor

Tal vez sólo hayas pensado en tu sistema cardiovascular en términos de cómo impacta en tu salud, aunque también ejerce un gran efecto en tu belleza. Éste bombea nutrientes a lo largo del cuerpo para nutrir la piel lozana, así como las uñas y el cabello fuertes que deseas. Con cada latido del corazón se distribuye a cada célula la sangre rica en nutrientes y oxígeno. Para estimular tu belleza necesitas que esta acción de bombeo alcance con eficacia todas tus células y lleve la máxima cantidad de oxígeno y nutrientes.

Alimentos a incorporar para una circulación óptima

A continuación encontrarás una lista de los alimentos más efectivos para estimular tu sistema cardiovascular. Al consumirlos no experimentarás cambios de un día para otro. No puedes comer un puñado de moras y esperar que a la mañana siguiente amanezcas con un pelo drásticamente más fuerte. No obstante, se trata de excelentes alimentos a incorporar para observar cambios graduales y a largo plazo en tu cabello, piel y energía. Sigue tu propio ritmo y comienza a incorporarlos en tu rutina cotidiana.

Moras azules, fresas, uvas y cerezas

Estas suculentas frutas son regalos deliciosos de la naturaleza y contienen flavonoides que protegen tus vasos sanguíneos y corazón de los radicales libres que dañan las células.

Frutas cítricas

Los cítricos tienen alto contenido de vitamina C, que ayuda a prevenir la formación de placa en tus arterias. Son alcalinos para el metabolismo (para mayor información, consulta la página 82) y tienen propiedades purificadoras que ayudan a eliminar desechos del sistema. Los limones son y siempre serán una de las principales frutas de la Belleza Radical con muchos usos versátiles. Tan sólo exprímelos en el agua o úsalos como base para el aderezo de ensaladas. Entre otras frutas cítricas maravillosas están la toronja, la lima, la naranja y el pomelo. (Asegúrate de buscarlos cuando viajes por la India y el resto de Asia, de donde son originarios y extradeliciosos.)

Polen de abeja

Además de rico en proteínas, antioxidantes y minerales, el polen de abeja contiene un compuesto llamado “rutina”, un bioflavonoide antioxidante que fortalece los vasos capilares y sanguíneos y mejora la circulación. Tiene un leve sabor a miel, pero no es dulce. Lo mejor es adquirirlo con un apicultor local —busca en tu mercado más cercano—. Reserva cantidades adicionales en tu congelador. El polen de abeja es perfecto para agregarlo en licuados. También puedes tomar una cucharadita y masticarla muy bien. *Nota:* como con cualquier otro alimento, asegúrate de comenzar con una probadita para observar cómo reacciona tu cuerpo. Si tienes alergia al polen o las abejas, quizá éste no sea adecuado para ti.

Aguacate

El aguacate aporta grasas monoinsaturadas que suavizan y embellecen la piel y fomentan la circulación. También contiene mucho ácido fólico, vitaminas B y fibra. Todo esto ayudará a estimular un flujo sanguíneo saludable.

LICUADO VERDE BRILLANTE

Beber el licuado verde brillante en la mañana es parte de las bases de la filosofía de Desintoxicación de Belleza de Kimberly. Sí, es verde... ¡y delicioso! Su sabor se equilibra entre verduras, limón y otras frutas. Está lleno de fibra, antioxidantes, minerales, vitaminas y un sinnúmero de nutrientes que te darán una gran energía prolongada. También es el mejor combustible de salud y belleza para una piel radiante, el sistema inmune, un cabello fuerte, ojos brillantes y la vitalidad en general. Al mezclar todo, en esencia estás "predigiriendo" los alimentos y tu cuerpo no necesita trabajar para descomponerlos ni gastar energía innecesaria en la digestión.

Este licuado usa las frutas y verduras completas, incluidos el jugo y la fibra, de modo que en verdad consumes alimentos enteros. La fibra no tiene calorías extra, pero es una aliada de la belleza y la desintoxicación porque de manera natural controla el apetito, elimina los desechos y equilibra los niveles de azúcar en la sangre. Si no tienes tiempo de tomarlo a diario, prepara varias porciones y guárdalas en el refrigerador por dos o tres días, o incluso congélalas para más adelante en la semana. ¡Lo más importante es que este licuado se vuelva parte de tu vida cotidiana!

Licuado verde brillante

RINDE ALREDEDOR DE 2 LITROS (DE 3 A 4 PORCIONES)

Nota: Mezcla y combina tus verduras y frutas para lograr una variedad nutricional, según lo que se vea fresco y sea de temporada. Es mejor evitar los melones, que se digieren mejor solos. Asegúrate de siempre incluir limón. Y de ser posible utiliza productos orgánicos.

INGREDIENTES

2 tazas de agua fresca filtrada
7 tazas de espinaca picada
6 tazas de lechuga romana picada
1½ tazas de apio picado (unos dos tallos)
1 pera, sin centro y picada
1 manzana, sin centro y picada
1 plátano maduro, pelado
2 cucharadas de jugo fresco de limón
½ taza de cilantro picado (opcional)
½ taza de perejil picado (opcional)

INSTRUCCIONES

1. Añade el agua, la espinaca y la lechuga a la licuadora.

2. Enciéndela a baja velocidad hasta que se licúen.
3. Añade el apio, la pera, la manzana, el plátano y el jugo de limón, además del cilantro y el perejil si lo deseas.
4. Licúa a alta velocidad hasta mezclar por completo.

Semillas de chía

Son una gran fuente de ácidos grasos omega-3, que contribuyen a una mayor y más saludable circulación sanguínea. Es muy importante consumirlas cuando estén completamente hidratadas —sumérgelas en agua, en una proporción de una parte de chía por cada nueve de agua, leche de almendras o leche de coco, durante al menos media hora— para obtener todos sus beneficios de belleza. También contienen fibra soluble e insoluble. El pudín de chía es una buena opción no sólo porque sabe delicioso, sino también porque tiene una forma gelatinosa perfecta que es purificadora y llenadora.

Chocolate oscuro

Contiene flavonoles que mejoran tu circulación sanguínea. Compra un poco de polvo de cacao orgánico y puro, y añádelo a tu licuado preferido. Al elegir barras de chocolate, opta por las que tengan un alto porcentaje de cacao y un bajo porcentaje de azúcar. Asegúrate de evitar el chocolate con leche y el blanco, pues no contienen flavonoles. El chocolate oscuro es una gran fuente de minerales para la belleza, y una pequeña cantidad te ayudará a calmar tu antojo de algo dulce.

Suplementos de ácido docosahexaenoico (ADH)

Estas grasas saludables provenientes de algas ayudan a reducir los triglicéridos, disminuyen la presión arterial, adelgazan la sangre y aseguran una circulación óptima. Tu cuerpo puede crear ADH de los ácidos grasos omega-3, pero también puedes tomar un suplemento para asegurarte de consumir lo suficiente. Los peces obtienen su ADH de las algas, así que en vez de tomar una cápsula de aceite de pescado, que podría estar rancio, ve directo a la fuente originaria y toma un suplemento de algas (para mayor información acerca del ADH, consulta la página 80).

Especias calientes

El jengibre y la pimienta de cayena son fantásticos para ayudar a despejar la congestión e incrementar la circulación sanguínea. También estimulan el metabolismo y ayudan a fortalecer tus arterias y vasos sanguíneos. Asegúrate de tener a la mano pimienta de cayena para espolvorear en los alimentos, como los sándwiches. Guarda en el refrigerador jengibre fresco, quizá en un frasco a la vista, para que recuerdes usarlo a menudo. Rállalo sobre salteados de verduras o rebánalo y añádelo a sopas y tés.

Ajo

El ajo contiene un compuesto llamado alicina que ayuda a abrir la circulación y a liberar la congestión a lo largo del cuerpo. Es un anticoagulante natural y mejora el flujo de la sangre a las extremidades.[7] Crudo resulta especialmente potente, así que intenta añadirlo a cremas y aderezos de ensaladas. También es benéfico cuando se calienta, de modo que puedes añadirlo a los alimentos que cocines. Los rábanos, las cebollas y los poros ayudan de la misma forma.

Semillas de calabaza y almendras

Ambos tienen altos niveles de vitamina E, que es maravillosa para que la sangre fluya con libertad por tu cuerpo. También son excelentes fuentes de minerales de belleza, como calcio y zinc.

Granos enteros

Los granos enteros sin gluten y altos en fibra, como el arroz integral, ayudan a reducir los niveles de colesterol, al unir dos ácidos biliares y llevarlos fuera del cuerpo. (Los ácidos biliares, manufacturados por el hígado usando colesterol, se emplean para digerir la grasa.) Como la fibra ayuda a remover los ácidos biliares de la circulación, el hígado debe manufacturar nuevos ácidos y entonces recurre a más colesterol. Este proceso reduce la cantidad de colesterol que circula en el cuerpo. Remoja todos tus granos —y nueces— durante la noche para que sean más fáciles de digerir y los nutrientes se absorban de la mejor manera.

Alimentos a evitar para una circulación óptima

Mientras que los alimentos mencionados arriba estimulan la circulación, otros alimentos ejercen el efecto contrario, pues desaceleran la circulación y fomentan el envejecimiento en todo el cuerpo. Para los mejores resultados estimulantes de belleza, intenta limitar u omitir de tu dieta lo siguiente:

Aceites vegetales

Al calentarse, los aceites vegetales producen grandes cantidades de radicales libres que destruyen la belleza.[8] En esencia, los radicales libres son átomos o moléculas "dañadas" con electrones disparejos que, según se cree, causan y aceleran el envejecimiento y el daño de tejidos. Cocina y hornea con aceite de coco, formado en gran medida por ácidos grasos de cadena media que soportan altas temperaturas sin volverse rancios y se digieren bien, además de que aportan energía e incluso estimulan el metabolismo.

Lácteos

En las dietas veganas, así como en algunas sociedades asiáticas, los lácteos están ausentes. En el veganismo se sostiene que estos generan mucosa, carecen de fibra y para muchas personas es difícil digerirlos. El Instituto Nacional de Diabetes y Enfermedades Digestivas y del Riñón estima que entre 30 y 50 millones de estadounidenses son intolerantes a la lactosa.[9] Muchas personas experimentan un alivio en la digestión después de eliminar los lácteos de sus dietas por diversos motivos. Como declara la Harvard School of Public Health: "Claramente, aunque es necesario realizar más investigaciones, no podemos confiar en que la ingesta de leche… sea segura".[10]

Kimberly, coautora de este libro, tiene la fuerte sensación de que la leche de vaca no está en sintonía con el cuerpo humano y sus requerimientos nutricionales. Resulta debatible que la gente haya sido condicionada a creer que es saludable consumir leche, pero de todas formas es cierto que en términos biológicos no es buena para todos. Muchas personas se preocupan de que, si no consumen suficiente calcio, entonces tendrán problemas de densidad en los huesos. Esto no es verdad. Las investigaciones clínicas demuestran que los lácteos aportan pocos o ningún beneficio para los huesos. Numerosos estudios respaldan esto, incluido un análisis publicado en 2005 en la revista *Pediatrics,* donde se concluyó que el consumo de leche no mejora la integridad de los huesos en los niños.[11] En cuanto a las mujeres, el Harvard Nurse's Health Study dio seguimiento a 72 000 mujeres durante 18 años, y los resultados demostraron que el riesgo de fracturas por el aumento en el consumo de leche no disminuía.[12] La ingesta de lácteos también se ha vinculado con un mayor riesgo para contraer varios tipos de cáncer. El Iowa Women's Health Study descubrió que las mujeres que consumían más de un vaso de leche al día tenían 73% mayor probabilidad de desarrollar cáncer de ovarios que aquellas que tomaban menos de un vaso al día.[13]

Además, existe una gran variedad de fuentes de calcio en plantas para integrar a tu dieta, como col de Bruselas, berza, mostaza de hoja, col, apio, naranja, ajonjolí, tahini, espinaca, acelgas y hojas de nabo. Estos alimentos contienen calcio benéfico y ninguno de los riesgos asociados con beber leche de vaca.

Deepak respeta la investigación, pero siente que la leche ha formado parte de la dieta tradicional en la India y en las sociedades occidentales durante siglos. Para mantener nuestra política en el libro de que ningún alimento se debe satanizar, nuestra postura es que la experiencia personal constituye la mejor guía si te mantienes receptiva e intuitiva acerca de cómo reaccionas a ciertos alimentos después de comerlos. Es verdad que, en términos médicos, no hace daño dejar los lácteos, siempre y cuando mantengas una ingesta adecuada de vitamina D tanto en tu dieta como mediante la exposición a la luz del sol. Intenta dejar los lácteos por dos semanas y fíjate si experimentas cualquier mejoría en tu digestión y nivel de energía.

Soya procesada

En Estados Unidos, hoy en día la soya está genéticamente modificada. También es uno de los principales alérgenos que mucha gente no digiere bien. Aunque tal vez tu primera reacción sea pensar en la soya en forma de tofu, los derivados de la misma y sus formas altamente procesadas se encuentran en todo tipo de alimentos empacados. Por ejemplo, si lees la etiqueta de la mayoría de las barras energéticas o de proteínas, verás que el "aislado de proteína de soya" aparece enlistado como ingrediente. Se trata de un derivado de soya fragmentado y muy procesado. Si no consigues soya orgánica, que por definición no está modificada genéticamente o derivada de un organismo modificado genéticamente, entonces debes evitarla por completo. No obstante, el *miso, tempeh* y *natto* orgánicos son grandes opciones para rotar en tu dieta. Son formas fermentadas, y ese largo proceso permite que la soya sea más fácil de digerir y de asimilar de manera adecuada.

Gluten

El gluten es la proteína dominante en el trigo, la cebada y el centeno. Al igual que la soya, se trata de los principales alérgenos alimenticios. Las personas con enfermedad celiaca no lo toleran, pero muchas otras son sensibles al mismo pese a no padecer este mal.

La sensibilidad al gluten llega a derivar en hinchazón e inflamación en el tracto intestinal, y también puede exacerbar o contribuir a los trastornos autoinmunes.[14] El trigo es uno de los cultivos que más se rocían con pesticidas y que por lo regular se siembra en suelos carentes de minerales. Intenta eliminar el gluten por dos semanas y fíjate si notas una diferencia en la hinchazón o en los problemas digestivos, o si mejora tu energía en general. Asegúrate de evitar los productos libres de gluten procesados o de baja calidad, y mejor consume opciones de grano entero.

Cigarro, cafeína y alcohol

No, los cigarros no son un alimento, pero vale la pena mencionarlos aquí por su terrible efecto en tu belleza y tu salud. Junto con la cafeína y el alcohol, constriñen el flujo de la circulación y contribuyen en gran medida al envejecimiento acelerado.

Grasas animales

Intenta reducir tu ingesta diaria de carne roja, lácteos y, en especial, de grasas artificiales trans como la margarina. Aunque hoy en día se debate si el colesterol es malo o no, como se nos ha hecho creer en las últimas décadas, aún es una buena idea que te muestres conservadora en tu consumo de grasas animales. Además, las toxinas e impurezas como los medicamentos basados en arsénico,[15] la bacteria *Escherichia coli*[16] y las hormonas[17] se pueden almacenar en la grasa de los alimentos de origen animal. Elige cortes magros y evita las pieles grasosas.

ELÍXIR LÍQUIDO DORADO PARA LA CIRCULACIÓN

Ésta es una forma deliciosa de incorporar a tu rutina el embellecedor polen de abeja. Recuerda que debes añadirlo a tu dieta poco a poco, tan sólo unos cuantos gránulos cada vez, para asegurarte de que tu cuerpo lo tolera. (Si tienes alergia al polen, evítalo.) Bébelo a media mañana o media tarde como bebida energética.

INGREDIENTES

1½ taza de agua de coco
1 plátano maduro, pelado
1 cucharada de polen de abeja (más o menos, a tu gusto)
1 cucharada de gel de chía (semillas de chía remojadas en agua por al menos 30 minutos)

INSTRUCCIONES

1. Licúa todos los ingredientes.

Digestión y envejecimiento

Además de una circulación eficiente, la digestión óptima resulta clave para la nutrición adecuada de las células y los tejidos. Esto conduce a una salud, vitalidad y belleza excepcionales. El cuerpo expulsa desechos sólidos por medio del tracto digestivo, pero si existe un bloqueo o un flujo ineficaz de eliminación, se llega a dar una sobrecarga tóxica que incluso puede llevar a la reabsorción de toxinas al torrente sanguíneo y hacer que se filtren por la pared del colon —un problema conocido como "intestino permeable".

Tus riñones, pulmones, hígado y piel son otros órganos de eliminación y purificación que completan sus funciones con mayor eficiencia si no hay un atasco en el colon. El binomio intestino-hígado se refiere a la cercana relación anatómica y funcional entre el tracto gastrointestinal y el hígado. Existe una interacción e intercambio entre los dos órganos.[18] Un estudio publicado por el *World Journal of Gastroenterology* descubrió que tomar probióticos y nutrir el intestino ayudan al hígado.[19] Muchas personas han reportado que el alivio del estreñimiento las ha ayudado a combatir el acné y la piel grasosa, que puede ser producto de un hígado sobrecargado.

Existe una fuerte conexión entre la salud de tu intestino y la calidad de tu piel. Un estudio encontró que la sobrecarga bacteriana en el intestino delgado (SBID), un síndrome en el que ocurre un crecimiento inapropiado de las bacterias en este intestino, es 10 veces más prevalente en personas con rosácea, y al corregir la SBID se produjeron marcadas mejorías clínicas en su piel.[20] También observamos la evidencia de la conexión entre el intestino, la digestión y la piel, ya que los probióticos ayudan a mejorar los problemas de esta última. El primer caso que investigó lo anterior data de 1961, cuando el médico Robert Siver rastreó a 300 pacientes a quienes les administraron un probiótico comercial, y descubrió que 80% de quienes padecían acné mostraron mejorías clínicas.[21] En estudios más recientes, incluido uno en Italia, se demostró que cuando los pacientes con acné tomaron probióticos, además de su cuidado estándar, obtuvieron mejores resultados clínicos que sólo con el cuidado estándar.[22]

Incluso si consumes suplementos de vitaminas aisladas como biotina (B_7), vitamina C o zinc, que por lo general se recomienda contra el acné— para mejorar tu complexión o tu cabello, en realidad nada funcionará si tienes problemas digestivos. La digestión es el proceso integrativo de absorber y asimilar las vitaminas y otros nutrientes, así como de expeler cuanto el cuerpo no necesita. Tiene sentido que la digestión óptima ayude a nutrir y a crear una piel hermosa y saludable.

Una digestión más eficiente asimismo te permitiría eliminar las toxinas de una manera más productiva y facilitar la restauración y el mantenimiento de tu peso natural. Está bien documentado que las personas obesas sufren problemas intestinales significativos en comparación con los de la población en general.[23] Se ha demostrado que los individuos obesos tienen problemas con la digestión efectiva y la absorción de alimentos, enfermedades gastrointestinales, un microbioma intestinal inestable o patológico, un estatus inmunológico deficiente y un bienestar general menor. Lo anterior sugiere con fuerza una ausencia de salud intestinal.[24] Las dietas altas en vegetales o fibra provocan que el colon funcione de modo saludable y disminuyen el riesgo de enfermedades.[25]

Si te encuentras estreñida, resulta esencial que hagas algo de inmediato al respecto, por el bien de tu salud y tu belleza. Otro síntoma de digestión lenta es una sensación que a nadie le gusta: la hinchazón. No hay nada hermoso en intentar levantarte de tu asiento durante la cena sintiendo que la barriga te romperá el vestido, tratar de concentrarte en una reunión de trabajo o estar presente para ayudarle a tus hijos con la tarea cuando tu abdomen se aprieta contra las costuras de los pantalones, gritando en tu interior que le pongas atención a eso y a nada más.

La hinchazón es más que algo incómodo. Se trata de un signo de que tu digestión sufre algún problema. Por fortuna hay muchas recomendaciones de Belleza Radical para ayudarte a reducir la hinchazón de una vez por todas. Los consejos que enlistamos a continuación te ayudarán a aumentar el poder de tu digestión, aliviar la eliminación irregular, incómoda e incompleta, desvanecer la hinchazón para siempre y amplificar tu energía. Todo esto contribuirá a que se despliegue la expresión de tu propia belleza natural.

QUIZÁ PADEZCAS DESHIDRATACIÓN CRÓNICA (AUNQUE NO LO CREAS)

Muchos de nosotros no nos damos cuenta cuando sufrimos una deshidratación crónica. Esto es un gran problema porque muchos padecimientos crónicos de belleza, como cabello débil y piel seca, son provocados o exacerbados por esa causa. La deshidratación puede ocasionar que los riñones y el resto de tu cuerpo retengan agua, y conducir a que los desechos metabólicos no se eliminen en forma adecuada, lo cual provoca estreñimiento y contribuye al envejecimiento prematuro.

Quizá necesites consumir más agua de la que crees para asegurarte de que tu sistema está bien hidratado, sobre todo si vives en un clima seco, si sudas mucho al hacer ejercicio, si consumes alcohol, si bebes cafeína en exceso o si llevas una dieta alta en proteínas. (El cuerpo necesita más agua para eliminar el nitrógeno en la proteína.)

Entonces, ¿cuánta agua necesitas en realidad? Depende de tu talla, tu actividad física, tu estado de salud y dónde vivas. Si buscas una cantidad específica, una recomendación muy general sería tomar tu peso en libras y dividirlo en dos; más o menos ésa será la cantidad de onzas de agua que necesitas al día. Por ejemplo, si pesas 140 libras (alrededor de 64 kilos), entonces necesitas alrededor de 70 onzas (alrededor de dos litros) de agua por día. Monitorea tu orina y asegúrate de que siga transparente o de color amarillo pálido, y siempre evita llegar al punto de sentir una sed extrema antes de beber más agua.

También asegúrate de mantener un poco de agua a temperatura ambiente en tu escritorio, en tu bolsa o en el auto. Si bebes licuados o jugo verde, también te estás hidratando. Las frutas jugosas y las verduras como los pepinos y el apio son buenas fuentes de hidratación. Si bebes alcohol, que es un deshidratante, aumenta la ingesta de agua al día siguiente y asegúrate de beber mucha mientras te emborrachas (¡y también antes y después!).

Pasos de acción radical para mejorar tu digestión y eliminar la hinchazón

Ahora que sabes lo importante que es la buena digestión para tu belleza, a continuación presentamos los pasos más efectivos que puedes dar para mejorarla:

Probióticos

Un suplemento de probióticos de alta calidad ayudará a equilibrar las bacterias en tus intestinos y promoverá una mejor digestión. Al elegirlo, recuerda que no todo se trata de números: no sólo busques en la etiqueta el conteo más alto de cultivos; más bien localiza un producto con la mayor variedad de organismos del suelo, que son los tipos de bacterias que sobreviven por completo al ácido estomacal y habitan en tu intestino a largo plazo. Esto pavimenta el camino para una salud intestinal y belleza constantes. También es maravillosa una fórmula que contenga tanto prebióticos como probióticos, ya que los primeros sirven como el "alimento" para nutrir a los probióticos intestinales.

Fibra

Para incrementar la ingesta de fibra, consume más verduras en general e inclúyelas en todas las comidas, ya que sólo las plantas comestibles tienen fibra —mientras que la carne y los lácteos no—. También es importante diversificar. Las bacterias que digieren tu comida, conocidas como flora intestinal, consumen la fibra que no podemos digerir. Existen entre 500 y 2 000 especies de estos microorganismos en el tracto digestivo, y se alimentan de cualquier tipo de fibra. Por lo tanto, la variedad es esencial y hay que cubrir toda la variedad del reino vegetal en tu dieta, lo cual significa fibra de granos enteros, frutas y verduras. Para maximizar el efecto de cualquier fibra, utiliza el alimento completo; por ejemplo, elige frutas enteras en vez del jugo. Compra arroz integral en vez de blanco, y avena entera en vez de cereales azucarados y procesados. Esta diversidad natural resulta mucho más saludable para ti que los suplementos alimenticios comerciales. Debes tener cuidado con el salvado en bruto de los cereales ricos en salvado, ya que puede raspar e incluso lastimar las paredes intestinales. Consulta la página 60 para consejos sobre cómo aumentar tu ingesta de fibra y evitar los gases en exceso.

Agua caliente

Beber agua caliente por la mañana —con un poco de jugo de limón— estimula tus intestinos para soltar y permitir una eliminación más eficiente. Esta práctica matutina contribuye a la buena hidratación que, como ya mencionamos, es muy importante. También resulta una buena idea levantarte más temprano. Tus intestinos no responden bien cuando se les apresura, así que ¡permítete un amplio tiempo en el baño después de beber el agua caliente para dejar que tu cuerpo se relaje y haga lo suyo!

Evita alimentos difíciles de digerir

Alimentos procesados, fritos y lácteos son en particular duros para tu sistema digestivo.

Entre más desintoxicado esté tu cuerpo, más hermoso te volverás.

Programa tus comidas con sabiduría

Intenta esperar al menos tres horas entre comidas en vez de picar de modo constante a lo largo del día. Esto permite que los alimentos se digieran mucho mejor. La hinchazón (página 55) puede ocurrir si tu sistema digestivo siempre está lleno y apilas cada vez más comida que no le da tiempo de procesar. También intenta simplificar tus alimentos al usar menos componentes.

Usa las especias de manera estratégica

Estimula la digestión lenta, o *agni* en Ayurveda, con especias como cúrcuma, comino, pimienta negra y jengibre. Espolvoréalas en salteados de verduras, sopas y aderezos de ensaladas, o añádelos en agua caliente y prepárate tu propio té de especias.

Prueba algún suplemento de magnesio-oxígeno (como Detoxy +)

Este suplemento, que no es laxante ni forma hábito, ayuda a eliminar los desechos acumulados en tu sistema. El estreñimiento y la acumulación de desechos también contribuyen a la hinchazón.

Toma enzimas digestivas antes de las comidas

Son cápsulas que ayudan a que los alimentos se descompongan con mayor facilidad y así tengas una mejor digestión y asimilación. Existen varios tipos de enzimas incluidas en fórmulas diversas, pero en esencia la peptidasa descompone las proteínas, la lipasa descompone las grasas y la amilasa, los carbohidratos.

Evita bebidas gaseosas

El dióxido de carbono con que se fabrican los refrescos y hasta el agua mineral puede causar una hinchazón exacerbada.

Cuece tus verduras al vapor

Si te estás hinchando, intenta cocer tus verduras al vapor en vez de comerlas crudas. Esto ayuda a descomponer la fibra y facilita su digestión.

Come más despacio y nunca de más

Quizá lo segundo parezca más obvio, pero si devoras tus alimentos frente a la computadora o te atragantas con un enorme plato en tiempo récord en cuanto vuelves a casa después de un largo día de trabajo —tal vez porque te saltaste la comida—, verás que comer deprisa contribuye en forma engañosa a comer de más. Ingiere más lento y así dejarás el espacio necesario en tu estómago para descomponer los alimentos, lo cual abatirá la hinchazón.

Limita la cantidad de grasas densas en cada comida

La grasa toma más tiempo para digerirse que la proteína o los carbohidratos, y te hace sentir incómodamente pesada si consumes demasiada de una sola vez. Evita la hinchazón al limitar las grasas en tu dieta diaria. (Necesitas la cantidad y el tipo adecuados, sin sobrepasarte. Consulta la página 78 para mayor información.) Un poco de aceite está bien al cocinar. Obtén un sartén de cerámica y antiadherente —que no sea de teflón—, con el que cocinarás y limpiarás más fácil y usarás menos aceite.

Remoja toda la noche frijoles, legumbres y granos

Estos alimentos contienen azúcares llamados oligosacáridos, inhibidores enzimáticos y ácido fítico, que se adhieren a minerales esenciales e inhiben su absorción. Al remojarlos, es posible desactivar tales sustancias, prevenir la hinchazón y mejorar la absorción de nutrientes.

Elige tus verduras con sabiduría

Los vegetales crucíferos, como el brócoli, la coliflor, la col de Bruselas y las verduras de hoja verde son muy altos en nutrientes, aunque provocan muchos gases por los azúcares y almidones que contienen. Si sufres hinchazón severa o si estás cambiando tu dieta, intenta evitar el brócoli, la coliflor y las coles de Bruselas de modo temporal, y consumir ensaladas de hojas verdes en vez de ensaladas de berza, ya que esta última —un “superalimento” popular rico en minerales, vitaminas y aminoácidos— también se encuentra en estos vegetales.

Come piña

La piña contiene la enzima bromelina, que ayuda a descomponer las proteínas en tu cuerpo y contribuye a la digestión. Intenta usarla como el componente de fruta del Licuado verde brillante (página 42) o come un plato de piña picada a media mañana.

CÓMO AUMENTAR TU INGESTA DE FIBRA (¡Y PREVENIR LOS GASES!)

La Nutrición Interior consiste en consumir una gran cantidad de vegetales y alimentos naturales, así que al comer más de éstos, además de bebidas saludables como el Licuado verde brillante (página 42), aumentarás en forma natural tu ingesta de fibra. Ésta es importante para purificar y ayuda a eliminar las toxinas del cuerpo para que brille tu verdadera belleza. Si aumentas de modo abrupto la ingesta de fibra de poco a mucho, acaso te sientas con más gases y más hinchada conforme tu cuerpo se ajusta.

La clave es beber más agua para prevenir los gases. La fibra es un carbohidrato no digerible. Por eso resulta genial para aumentar el volumen de las comidas sin añadir calorías extra, y por eso, cuando comes muchas verduras superembellecedoras, te sientes más llena. La fibra también absorbe una gran cantidad de agua, y si no tienes suficiente líquido en el cuerpo, demasiada fibra causará un movimiento más lento en el sistema digestivo, lo cual provocará hinchazón y gases. Asegúrate de beber mucha agua a temperatura ambiente entre comidas —y no durante— para que tu sistema digestivo la use cuando necesites procesar toda esa fibra. Beber demasiada agua durante las comidas puede diluir las enzimas digestivas y volver más lenta la digestión, lo cual también contribuye a la hinchazón.

Cocinar al vapor los vegetales en vez de consumirlos crudos también ayuda a descomponer la fibra, sobre todo si estás haciendo cambios en tu dieta. Masca un poco al beber tu Licuado verde brillante en vez de tomártelo de un trago, pues está hecho de alimentos enteros. Muy pronto te acostumbrarás a comer más fibra. ¡Estarás más purificado y tu estómago se verá más tenso y firme!

Evita alimentos condimentados y picantes

Sobre todo si tu sistema es sensible, las salsas picantes y especias como el chile, el ajo y las cebollas, así como el vinagre, irritan el estómago y causan hinchazón. Intenta usar hierbas aromáticas frescas como albahaca, orégano y perejil.

Evita los popotes

Beber con popote facilita que tragues un exceso de aire, el cual provoca hinchazón. En esta misma línea, evita mascar chicle, pues atrapa el aire y el gas en tu cuerpo y asimismo contribuye a la hinchazón. Mascar es una señal para que tu cuerpo comience a descomponer el alimento y comenzar la digestión. Por lo tanto, ¡mascar chicle resulta inútil y confunde a tu cuerpo, pues no está acompañado de nada nutritivo que digerir!

Desintoxicación diaria

Casi todos hacemos lo posible por enfocarnos en qué metemos a nuestro cuerpo, y la verdad es que lo que eliminamos resulta igual de importante. Para tener belleza, debes apoyar de modo constante la eliminación de toxinas de tus células.

Hay dos tipos de toxinas: las exógenas, que provienen de contaminantes y químicos en el medio ambiente, y las endógenas, que son el resultado del metabolismo y se generan en tu cuerpo. Tus células se renuevan a diario por dos procesos opuestos, ya sea al acumularse (anabolismo) o descomponerse (catabolismo). Como resultado, tu cuerpo debe eliminar una enorme cantidad de restos celulares cada día. Si esto sucede de modo ineficiente, puede sobrecargarte y contribuir a la acumulación de toxinas.

La desintoxicación sucede de manera natural, aunque puedes contribuir a elevar el nivel de eficiencia. Es vital promover tu proceso cotidiano de desintoxicación para mantener una piel limpia y brillante, así como una apariencia rozagante.

¿ESTÁS DEMASIADO INTOXICADO?

¿Cuál de las siguientes condiciones aplica en tu caso?

__ Una mente poco clara y opacidad mental
__ Malestar estomacal frecuente o hinchazón
__ Dolores y molestias crónicas
__ Estreñimiento y problemas digestivos
__ Mal olor
__ Mal aliento
__ Cansancio constante
__ Piel cetrina y envejecida

__ Una fuerte adicción a los dulces
__ Amanecer con la nariz congestionada
__ Lengua blanquecina

Si tres o más aplican en ti, tu desintoxicación podría necesitar ayuda extra. Asegúrate de poner atención y aplicar los consejos en este pilar para ayudar a mejorar los mecanismos de limpieza de tu cuerpo.

El hígado hermoso y embellecedor

El hígado es crucial para la belleza. Pesa alrededor de un kilo y medio y es el órgano primario para la desintoxicación. Trabaja sin descanso para purificar tu sangre de toxinas y bacterias, y neutralizar los contaminantes. De hecho, filtra alrededor de un crucial litro de sangre por minuto, y lidia con los agroquímicos, toxinas, contaminantes, aditivos en los alimentos, preservativos, residuos, pesticidas y un sinnúmero de residuos y químicos sin nombre que introduces en tu cuerpo sin saberlo —¡o a sabiendas, en el caso de esas margaritas que te tomaste en la hora feliz del viernes pasado!—. Después de procesar estas toxinas, tu hígado los secreta en el tracto digestivo para expulsarlos del cuerpo, o bien en una forma soluble en agua para filtrarla por los riñones y excretarla como orina.

Resulta de extrema importancia que ayudes a tu hígado si deseas mantener la piel, los ojos y el cabello hermosos. Además de su rol en la desintoxicación, este órgano es el guardián de algunos bienes sagrados de belleza. Almacena vitaminas A, B_{12} y D, así como hierro, cobre y glucosa, y libera estos nutrientes en el torrente sanguíneo conforme se necesitan.[26]

También es uno de los principales quemadores de grasa, ya que produce bilis y ácidos biliares, los cuales emulsionan las grasas. Un tema que destaca la importancia del hígado es el colesterol. Durante décadas ha sido controversial el vínculo entre el colesterol y los ataques cardiacos, que ahora son la principal causa de muerte en mujeres y hombres.

¿Te sorprende? Hemos dado por sentado que el colesterol es malo para ti. De hecho, la mayoría del colesterol es manufacturado por el propio cuerpo y constituye una parte necesaria para la construcción de las células. No hay controversia acerca de este hecho ni del riesgo del colesterol "malo", la lipoproteína de baja densidad (LBD). El tema espinoso es el colesterol que comes *versus* el que genera tu cuerpo. Existe una amplia evidencia de que el colesterol alto en la sangre presenta el riesgo de cardiopatía. Sin embargo, no se ha demostrado lo mismo del colesterol en la dieta. Esto es gracias al hígado, una especie de planta procesadora para convertir la grasa que comes en aquella que utiliza tu cuerpo.

La manera en que el hígado procesa la grasa se determina a escala genética. Algunas personas llevan una dieta alta en colesterol y aun así cuentan con bajos niveles de colesterol en la sangre: corren con suerte en lo que respecta a su hígado. Otras no tienen la misma fortuna y exhiben altos niveles de colesterol en la sangre, aunque lleven una dieta baja en grasas. La mayoría de la gente está en medio de estos dos extremos. Su hígado procesará el colesterol en su dieta en un moderado nivel de colesterol en la sangre. Este índice natural se considera saludable, pero debe notarse que el envejecimiento provoca que se eleven los niveles de colesterol. Esto puede estar programado genéticamente, aunque es más probable que el hígado falle si llevas una dieta alta en grasas durante décadas. Por el momento quizá lo mejor sea la prudencia y comer con regularidad los alimentos ricos en ácidos grasos omega-3 que recomendamos en la página 81, como las semillas de chía, que ejercen un efecto benéfico en las grasas en la sangre, y evitar o reducir sobremanera las "grasas duras" localizadas en la carne roja.

Después de ser producida por el hígado, la bilis se almacena en la vesícula biliar y se secreta en el intestino delgado para descomponer esas grasas de belleza y darles un buen uso. En la medicina tradicional china, el hígado se considera un órgano primario responsable de hacer circular la sangre y el *qi* por todo el cuerpo, por lo que si es saludable y tiene un buen funcionamiento es importante para la menstruación saludable y la fertilidad.[27]

Cuando el hígado está maltratado o sobrecargado de toxicidad se vuelve disfuncional y no completa estas importantes tareas —desde desintoxicar hasta quemar grasa y purificar la sangre— de manera tan eficiente como debería. Esto conduce al envejecimiento prematuro y a una disminución de la energía y la belleza. Cuando tu hígado procesa la toxicidad con eficacia, tu piel se vuelve más brillante y hermosa, más nutrientes llegan a tus folículos capilares y tiene más energía hermosa en general. La gran noticia es que se trata de un órgano resistente con poderes superregenerativos. Salvo que tengas un hígado extremadamente dañado o una enfermedad como cirrosis, puedes hacer muchas cosas para ayudarlo a reconstruirse y regenerarse, incluso si abusaste de él en el pasado. Cuidarlo es una tarea esencial para la belleza. Además de los consejos para estimular tu digestión, a continuación presentamos algunas de las mejores técnicas y alimentos para nutrir tu hígado y aumentar la desintoxicación de tu cuerpo de manera cotidiana.

Aléjate de las dietas altas en proteínas

Estas dietas se han convertido en formas populares para perder peso, aunque también contribuyen al envejecimiento acelerado y las enfermedades.[28] Hoy en día la mayoría de las personas consumen mucha más proteína de la que su cuerpo necesita en realidad. Valter Longo, director del Instituto de Longevidad en la Universidad del Sur de California, declara: "La mayoría de los estadounidenses consumen más del doble de las proteínas que deberían comer".[29] Las investigaciones han demostrado que la alta ingesta de proteínas a largo plazo deriva en un aumento de riesgo de cáncer, una progresión precipitada de la enfermedad de las arterias coronarias, trastornos de los huesos y de la función renal, así como de la función hepática.[30] Resulta claro que ingerir demasiadas proteínas ejerce efectos negativos en tu sistema (página 106). La lección: está claro que puedes sobrepasarte, así que sé consciente de cuánto consumes.

El hígado juega un papel en el metabolismo de las proteínas, incluido el procesamiento de aminoácidos,[31] al convertirlos en glucosa para la energía y remover del torrente sanguíneo el amoniaco, un desecho natural del metabolismo proteínico.[32] También sintetiza aminoácidos no esenciales. Una excesiva presencia de proteínas lo sobrecarga. Intenta reducir la ingesta de proteína animal —sobre todo— y comer alimentos vegetales más nutritivos para ayudar a que tu hígado permanezca en la cumbre de sus funciones para tu salud y estimulación de tu belleza.

Limita los medicamentos

Usa medicinas sin receta sólo cuando sea absolutamente necesario. Esto incluye el acetaminofeno, también conocido por la marca

Tylenol, del cual se ha demostrado que tiene un efecto en particular fuerte sobre el hígado.[33] Aunque los medicamentos pueden resultar cruciales en emergencias y accidentes, así como muy útiles en el tratamiento de muchas enfermedades, tu hígado necesita desintoxicarlos. Ten esto en mente cuando elijas cuáles tomar. Si tienes dolor de cabeza, el descanso y la hidratación son mejores para tu hígado, en vez de tomar una pastilla de inmediato. A menudo un dolor de cabeza se aliviará, sin necesitad de medicamento alguno, con tan sólo beber agua, restaurar las vitaminas B al comer un plátano o recibir un masaje. Habla con tu médico acerca de los medicamentos con receta que sean estrictamente necesarios.

Limita la ingesta de comida procesada y, en lo posible, consume alimentos orgánicos

Todos los preservativos, pesticidas, colorantes artificiales y químicos presentes en los alimentos empacados distorsionan los procesos metabólicos en el hígado. Come de manera pura y tendrás una piel pura y hermosa.

Consume más plantas

Aumenta tu ingesta de frutas y, sobre todo, de verduras, que son muy nutritivas para el hígado. Esto es fácil de lograr al beber el Licuado verde brillante (página 42), comer ensaladas más grandes en las comidas y tener vegetales frescos y cortados a la mano para picar.

Comienza el día bebiendo agua caliente con limón

El agua contribuye a sacar los desechos y ayuda al hígado, así como al funcionamiento del cuerpo entero. Caliente y con limón purifica y estimula el hígado y licúa la bilis mientras inhibe el flujo excesivo de la misma. Auxilia a la digestión e incluso tiene una composición similar a la saliva y al ácido clorhídrico, los cuales participan en el proceso digestivo.[34]

Bebe té para el hígado con cardo mariano

Diversos estudios sugieren que las sustancias en el cardo mariano —en especial un flavonoide llamado silimarina— protegen al hígado de toxinas, aunque tales investigaciones han sido limitadas, mixtas y preliminares.[35] Si esta hierba es nueva para ti, asegúrate de consultar a tu médico antes de tomarla.

Evita los alimentos fritos

En particular, esto incluye a los alimentos hechos con aceites vegetales calentados —como las papas fritas—. Los aceites cocinados, reutilizados y rancios sobrecargan el hígado y la digestión en general.[36] En la investigación en laboratorio, incluso el aceite de oliva cocinado a altas temperaturas ha demostrado inducir estrés oxidativo en este órgano.[37] Es mejor cocinar con aceite de coco, que también soporta altas temperaturas.

Adopta el enfoque de la medicina tradicional china

En esta tradición, si alguien sufre una deficiencia hepática *yin,* significa que el hígado está enfermo, lo cual deriva en la pérdida de cabello y una piel cetrina. Para fortalecer el hígado, este antiguo sistema médico asiático recomienda comer calabacita, calabaza, papa, camote, ejote, betabel, hongos, jitomate, espinaca, zanahoria, perejil, manzana, plátano, zarzamora, mango, coco, durazno, lichi, melón, avena, *tempeh* y ajonjolí negro.[38]

Evita el *foie gras*

La Belleza Radical se trata más de crear un estilo de vida equilibrado que adherirse a absolutos, pero una norma estricta es mantenerse alejado del paté *foie gras,* pues disminuye la belleza. El *foie gras* suena elegante y algunas personas afirman que es delicioso, aunque literalmente es el hígado tóxico de gansos y patos que de seguro fueron alimentados con una dieta no natural de maíz modificado genéticamente, la cual provoca una enfermedad de hígado graso en estos animales. La grasa excesiva hace que su hígado sepa rico y grasoso, pero es mucho menos tentador cuando te das cuenta de que así sabe debido a una enfermedad, ¿no es cierto? Aunque consumir vísceras se ha vuelto un fenómeno *gourmet* de moda, lo mejor es evitar consumir hígado animal de cualquier tipo, incluido el de pescado. Ahora que comprendes que el hígado es el centro de la desintoxicación del cuerpo, quizá prefieras evitar comer un órgano lleno de toxinas sin motivación extra alguna.

Come más toronja

La toronja posee un alto contenido de vitamina C y antioxidantes que ayudan a tu hígado a eliminar carcinógenos y toxinas. También le da un empuje para lidiar con varios medicamentos. En un estudio de laboratorio se descubrió que su jugo previene el daño de las moléculas de ADN que estuvieron expuestas a medicamentos anticancerígenos.[39]

Come betabel

El betabel tiene un alto contenido de flavonoides vegetales y fibra purificadora, y mejora el funcionamiento general del hígado.

Eleva tu ingesta de hojas verdes

Las hojas verdes como la espinaca y la lechuga romana contienen clorofila y miles de fitonutrientes que ayudan a neutralizar los metales, químicos y pesticidas que se encuentran en tus alimentos, y por ende protegen el hígado.

Bebe té verde

Esta bebida se encuentra llena de antioxidantes vegetales conocidos como catequinas, que asimismo mejoran el funcionamiento del hígado.

Come más aguacate

Los aguacates son una gran fuente de un antioxidante llamado glutatión, usado por el hígado para filtrar las toxinas y los desechos dañinos.

Aumenta poco a poco tu ingesta de verduras crucíferas

Las verduras crucíferas como el brócoli y las coles de Bruselas aumentan la cantidad de glucosinolatos (compuestos orgánicos) en nuestro cuerpo, y por lo tanto las enzimas digestivas que eliminan del cuerpo las toxinas y contaminantes. (Si en la actualidad eres propensa a hincharte o si estás cambiando de dieta, retrasa por un tiempo la ingesta de estos vegetales o comienza poco a poco.)

Prueba la cúrcuma

La cúrcuma no sólo es una aliada antiinflamatoria fantástica, pues también ayuda a desintoxicar el hígado, al estimular la producción de bilis para ayudar a tu cuerpo a digerir mejor las grasas. Comienza a incorporarla a tu régimen de cocina (revisa la receta del Tónico de Belleza Radical para el hígado —abajo— y el Guisado cremoso *masala* de verduras, en la página 414).

TÓNICO DE BELLEZA RADICAL PARA EL HÍGADO

En cualquier momento puedes preparar esta bebida tónica, purificante y antiinflamatoria para ayudar a nutrir y estimular tu hígado.

INGREDIENTES

1 pieza de jengibre de 3 cm, en rebanadas finas
Agua filtrada (la suficiente para llenar una taza de té)
½ limón (en jugo)
2 cucharadas de miel pura (o azúcar de coco o néctar)
¼ de cucharadita de cúrcuma en polvo
1 pizca de pimienta de Cayena
1 pizca de pimienta negra

INSTRUCCIONES

1. Coloca las rebanadas de jengibre en una taza de té.
2. Calienta el agua en una tetera o pocillo, y luego viértela sobre las rebanadas de jengibre.
3. Permite que se remojen por unos tres minutos.
4. Añade el resto de los ingredientes y mezcla bien.
5. Disfruta de inmediato.

Come nueces

Al igual que los aguacates, las nueces tienen alto contenido de glutatión y ácidos omega-3, que apoyan las funciones de limpieza del hígado.

Desintoxicación de alcohol

Quizá para ahora resulta obvio que, si deseas estar libre de toxinas lo más posible, debes evitar el alcohol. Nadie sugeriría que el alcohol potencia la belleza. Sin embargo, ¡el trecho entre la teoría y la realidad puede ser enorme! Tal vez suene poco realista que pienses que nunca más volverás a tomar una bebida alcohólica. Esto puede funcionar así para algunas, aunque para otras es posible que consuman una bebida —o varias— de repente, así como algunas noches en las que tengan el plan de salir. (Si tomas en serio el asunto de preservar tu belleza, estas bebidas cada vez serán menos frecuentes.)

El alcohol es una toxina hepática; es decir, daña tu hígado de manera particular y perjudica la habilidad de tu cuerpo para desintoxicarse. También es un deshidratante y provoca que tu piel se vea menos fresca y suave, sobre todo el día después de beberlo. Tampoco hay duda de que el alcohol te drena. Si en un momento dado decides satisfacer tus ganas de consumirlo, existe cierta información importante a tener en mente cuando elijas tu veneno.

Limita los congéneres

De seguro nunca has oído hablar de los congéneres, pero si bebes alcohol los has consumido sin saberlo. Se trata de sustancias producidas durante la fermentación que incluyen pequeñas cantidades de químicos como éster, taninos, acetona, metanol y aldehídos. Son las que dan casi todo el sabor y el aroma a las bebidas alcohólicas destiladas y contribuyen a los síntomas de la cruda.[40] Los licores más oscuros como el whisky de malta o el escocés contienen más congéneres que los licores claros. Las investigaciones sugieren que el whisky y los licores oscuros producen resacas más fuertes debido a sus altos niveles de congéneres.[41] Esto significa que, por sus impurezas de más, los licores más oscuros golpean más duro tu cuerpo y quizá sean más dañinos y te envejezcan más. Si vas a beber licor duro, apégate a las variedades claras como el vodka o la ginebra.

Toma bebidas simples

Las bebidas más simples son, por supuesto, los *shots,* pero en definitiva no son la mejor idea, ya que los bebes demasiado rápido y eso te puede llevar a consumir más de lo que crees. Una mejor opción es tomar una simple bebida hecha de vodka, agua mineral y limón. Evita los mezcladores azucarados, que además de los efectos tóxicos del alcohol inflaman, a la larga envejecen tu piel y le dan una apariencia cetrina, y provocan ojeras y bolsas debajo de los ojos. Olvídate de los mojitos y otras bebidas mezcladas con caña pura de azúcar. También evita los mezcladores azucarados como el jugo de naranja, refrescos, bebidas energéticas, margaritas embotelladas y otros similares. Para tu pobre cuerpo resulta demasiado aguantar tanto de un trago. Si en verdad quieres una bebida dulce, toma jugo de arándano sin endulzar y dilúyelo, añade vodka y luego algo de stevia, xilitol, un poco de azúcar de coco o miel. Claro que será difícil encontrar esto en un bar, aunque puedes hacerlo para ti y tus amigos en una reunión o fiesta en casa.

Elige tinto en vez de blanco

El vino tinto contiene más antioxidantes que el blanco, así que en general es la mejor opción. Sin embargo, en algunas personas —sobre todo en descendientes de asiáticos— el tinto también llega a inflamar la piel y a detonar una liberación de histamina. Esto provoca enrojecimiento y que se reavive la rosácea preexistente. Por desgracia, a menudo el vino incluye sulfitos añadidos, y los azúcares en el mismo fomentan la cándida y problemas de desequilibrio del azúcar. De todas formas, si no padeces ninguno de estos problemas, el vino tinto —en moderación— no es una mala opción.

Evita la cerveza

La cerveza no debería ser tu opción al beber alcohol —tal vez sólo cuando vayas a una fiesta y debas manejar de regreso—. Debido al lúpulo que se usa para fermentarla, produce efectos estrogénicos, y esto significa que puede alterar tus hormonas.[42] También es susceptible de inflamar mucho y a menudo contiene gluten.

Sobrecarga tóxica: cómo lidiar con una resaca

De acuerdo: así que sucedió. Te levantas sintiéndote terrible por haber bebido demasiado. Ya es demasiado tarde para tomar bebidas alternativas con agua o negarte a ese último trago. (¡Quién iba a saber que regresaría para morderte tan feo!) ¿Qué deberías hacer?

Una buena manera de comenzar consiste en beber mucha agua al tiempo para rehidratar tu sistema. También puedes dar traguitos de agua caliente con limón para limpiar tu hígado. Añade un poco de jengibre, que estimulará la digestión y contribuirá a procesar el exceso de alcohol que permanece en tu cuerpo. El agua de coco también te puede ayudar, pues contiene potasio, electrolitos y algunas vitaminas B que combatirán la deshidratación y repondrán tu cuerpo.

Si desayunas alimentos altos en fibra, te sentirás más equilibrada. Un sencillo sándwich de pan libre de gluten y aguacate te estabilizará, y los carbohidratos en el pan absorberán el exceso de alcohol en tu sistema y aligerarán el dolor de cabeza. Come un plátano, que contiene potasio y vitaminas B, para restaurar lo que perdió tu cuerpo debido a tu pequeña borrachera; de hecho, una opción genial sería un poco de avena con un plátano.

A la hora de la comida puede ser muy reconfortante comer un sándwich de *hummus* y vegetales —de preferencia con pan libre de gluten—, y se digiere bien en ese momento "delicado". Otras buenas opciones son un gran plato de lentejas, sopa de verduras con algo de arroz integral o rollos de *sushi* vegetariano. Prueba un poco de col picada en una ensalada con un poco de *tahini* como base. La col te ayudará a estabilizar los niveles de glucosa en la sangre. Evita los alimentos grasosos —aunque sean muy tentadores— o el enfoque erróneo de que más alcohol cura la cruda, pues tan sólo representará una mayor carga digestiva y te dificultará más volver a sentirte normal. No te preocupes: esto también pasará.

CAMBIO 3

ÍNDICES DE BELLEZA RADICAL Y EQUILIBRIO DE MACRONUTRIENTES

Ya sea que provengan de Irlanda, Japón o Namibia, nuestros ancestros no medían la belleza a través de calculadoras ni aplicaciones para el conteo de calorías. Es cierto que no tenían la intención de descubrir hasta el más mínimo miligramo de cuánto era necesario de cada nutriente y macronutriente. Analizar los números, que a menudo deriva en obsesionarse con ellos, no es natural, y tu meta consiste en acercarte más a la inteligencia natural de tu cuerpo para que expreses más de tu propia belleza natural.

Saber qué contiene cada alimento requiere demasiado tiempo y esfuerzo, que es mejor invertir en alcanzar una sola meta: conocer sólo unos índices esenciales. Éstos bastarán para que tu cuerpo optimice su propia habilidad de mantenerse saludable y hermoso. Por fortuna es mucho más simple persistir de esta manera. Comienza hoy y observa tu comida desde una perspectiva amplia que te permitirá adherirte a pautas generales en vez de convertirte en un esclavo de los números. He aquí algunos de los índices de la Belleza Radical que debes conocer para ayudarte a generar tu belleza máxima.

Índice 1 de la Belleza Radical: ácidos grasos esenciales

Muchas personas que intentan perder peso o conservarlo se enfocan en evitar el consumo de grasas. Sin embargo, es esencial consumir el tipo correcto de grasas y en las cantidades justas para una belleza óptima y prolongada. Todos necesitamos grasas para nutrir la piel en forma adecuada, mantener los niveles de energía adecuados, regular las hormonas y tener uñas brillantes y fuertes.

Los ácidos grasos esenciales realizan funciones muy diferentes en el cuerpo, vitales para la salud y la belleza. En particular ayudan a generar una piel hermosa y radiante. Estas grasas fomentan la integridad de las paredes celulares, las cuales colaboran a mantener el agua y los nutrientes vitales mientras permiten la salida de los desechos. Lo anterior es crítico para la salud de la piel. Cuando ésta se encuentra completamente hidratada y es capaz de retener el agua en las células, se ve flexible y joven. Aquí es donde los ácidos grasoso esenciales resultan clave, porque son los componentes que contribuyen a mantener sanas las células de tu piel y su membrana funcionando de manera óptima. Una estructura celular más flexible y joven también reduce la celulitis.

La carencia de estas grasas fundamentales deriva en una piel seca que no mantiene su estructura firme y saludable, y termina por colgarse como un globo de helio que se desinflara poco a poco —obviamente no te quieres ver así—. Las paredes celulares saludables, reforzadas por los ácidos grasos esenciales, ayudan a eliminar los desechos de modo continuo. Esto también es muy útil para erradicar el acné; cuando piensas en éste quizá creas que es mejor evitar todas las grasas, pero de hecho ayuda ingerir algunos ácidos grasos esenciales. Éstos mantienen un nivel ideal de grasas para que tu piel no produzca sebo en exceso. El desequilibrio de grasas y la deficiencia de las grasas buenas produce desequilibrios en el sebo y provoca granos.[1]

En esta sección nos concentramos en las dos familias principales: ácidos grasos omega-6 y ácidos grasos omega-3. Se cree que un exceso de ácidos grasos ingeridos por medio de aceites vegetales incide en la inflamación del cuerpo —al actuar como "mediadores proinflamatorios"—, y se les ha asociado con padecimientos específicos como el desarrollo del acné inflamatorio.[2] Con el equilibrio adecuado, los ácidos grasos esenciales contribuyen a asegurar que los desechos salgan de la piel de modo saludable, lo cual previene que los poros se tapen. Asimismo nutren la piel que ya está dañada por manchas —¡y por apretarte los granos!

La palabra "inflamación" debería ser la preocupación de todos. En 2015, los Institutos Nacionales de Salud estadounidenses hicieron de la inflamación una prioridad médica y asignaron cientos de millones de dólares a descubrir qué es en realidad el daño oculto de la inflamación crónica y cómo prevenirlo. Para la mayoría de la gente es un tema nuevo, porque no se da cuenta de que en la sociedad se ha generalizado la inflamación crónica de bajo nivel. Cuando te quemas o te cortas, la respuesta inflamatoria es una parte natural de la sanación. El área afectada se pone caliente, roja e hinchada. Sin embargo, la inflamación también puede existir no como un mecanismo de sanación, sino a causa de la irritación constante por aspectos como el estrés, el síndrome de intestino permeable y toxinas residuales en los tejidos.

En los próximos años escucharás mucho acerca de la inflamación crónica. Incluso sin las señales de calor, enrojecimiento e hinchazón —de hecho es posible que no haya síntomas— la inflamación contribuye a problemas serios de salud como cardiopatías y enfermedades autoinmunes,[3] pero también genera radicales libres[4] que exacerban las arrugas y forman nuevas,[5] lo cual envejece la piel y el cuerpo en general.

Los ácidos grasos juegan un papel clave en la inflamación, tanto del lado positivo como del negativo. Los ácidos grasos omega-3 facilitan al oxígeno su circulación a lo largo del cuerpo, al asegurarse de que la actividad celular sea saludable y de que los glóbulos blancos y rojos de tus órganos funcionen en forma adecuada. Esto es esencial para un excelente nivel de energía. Asimismo son importantes para abatir la inflamación[6] y nutrir la piel. La carencia de los suficientes ácidos grasos omega-3 provoca una variedad de problemas como eccemas, alergias y depresión.[7]

La mayoría de los ácidos grasos omega-3 se convierten en otros dos —ácido eicosapentaenoico (AEP) y ácido docosahexaenoico (ADH)—, que también son importantes para un corazón y cerebro saludables —tu cerebro está conformado de 60% de grasa—,[8] así como para balancear el estado de ánimo.[9] A veces la conversión de ácidos grasos no es óptima. Si esto te preocupa, prueba suplementos de algas. Los peces obtienen la mayoría de sus ácidos grasos omega-3 por medio de éstas, las cuales son suplementos que no presentan la posible contaminación ni el riesgo de rancidez de las cápsulas de aceite de pescado.

El otro tipo de ácidos grasos esenciales, los omega-6, también es importante. Como los omega-3, se convierten en otros dos ácidos: ácido linoleico (AL) y ácido gama-linoleico (AGL). Los ácidos grasos omega-6 son precursores de una sustancia parecida a las hormonas llamada prostaglandina, que incide en varias funciones del cuerpo, incluidos el movimiento del calcio, el crecimiento de las células, el índice de filtración del riñón y la constricción y dilatación de las suaves células musculares de tus venas.

Ya sea que tu dieta esté balanceada o llena de comida chatarra, acaso tengas suficientes —o incluso más que suficientes— ácidos grasos omega-6, debido a que se encuentran en aceites vegetales como el de maíz, canola y soya, empleados en casi todas las papas, galletas, postres y panes empacados. De igual modo se encuentran en gran medida en semillas, nueces, vegetales, granos, huevos y aves. En realidad no necesitas aumentar el consumo de este nutriente en tu dieta, pues ya está en todas partes. Sin embargo, los omega-3 son mucho menos comunes en la dieta occidental estándar. Éste es un problema, porque el índice entre estos dos tipos de ácidos grasos puede implicar un impacto crucial en tu salud y belleza.

El índice ideal de ácidos grasos omega-6 y omega-3 está entre 1:1 y 4:1, pero debido a la gran cantidad de productos de origen animal, comida rápida, alimentos procesados, aceites vegetales y frituras que comen los estadounidenses, tienden a contar con entre 17[10] y 30 o incluso 35 veces más omega-6 que omega-3.[11] El resultado de este índice desproporcionado es una contribución a esa silenciosa asesina de la belleza llamada inflamación, la cual no sientes cómo se va colando en ti aunque daña tu piel al provocar arrugas y envejecimiento prematuro.

No te preocupes: ¡hoy mismo puedes comenzar a balancear tu índice de ácidos grasos esenciales! Para mantenerlo en equilibrio, consume más ácidos grasos omega-3 en formas de alimentos enteros de las siguientes fuentes:

- Semillas de chía
- Linaza
- Nueces
- Alga *chlorella*
- Semillas de cáñamo
- Ajonjolí y *tahini* (hecho de ajonjolí molido)
- Coliflor

- Verdolagas (así como otras hierbas)
- Coles de Bruselas
- Suplementos de ácidos grasos de omega-3 hecho de algas
- Hojas verde oscuro como la espinaca

Y elimina, o consume menos, las siguientes fuentes de omega-6:

- Aceites vegetales de girasol, cártamo, algodón y genéricos
- Margarina
- Comida chatarra como papas fritas, galletas y palomitas, que contienen los aceites mencionados arriba, cuya mezcla a menudo se describe como "aceites vegetales" en la lista de ingredientes
- Alimentos fritos como pollo, papas, *tempura* y demás

Índice 2 de la Belleza Radical: el índice ácido/alcalino

Si fueras químico y observaras el mar de químicos del cuerpo, una de las primeras pruebas que realizarías consistiría en ver qué tan ácido o alcalino es el cuerpo de una persona. Esa prueba busca el valor del pH, una escala simple que va desde muy ácido hasta muy alcalino.

- 0 a 7 pH = ácido
- 7 pH = neutro
- 7 a 14 pH = alcalino

Ésta es la misma medición que se puede hacer con papel tornasol, el cual se pone rosa al sumergirlo en una solución ácida, azul en una solución alcalina y morado cuando es neutro. Tu cuerpo tienen zonas que necesitan ser ácidas o alcalinas, y no hay un sólo pH para todos. La sangre debe mantenerse un poco alcalina, mientras que el estómago necesita mantenerse altamente ácido para digerir la comida. En áreas como la boca demasiada acidez origina que la persona sea vulnerable a las caries —los caramelos y otros dulces se convierten en ácidos por la actividad digestiva de la saliva.

Tu cuerpo es increíblemente preciso para mantener los niveles adecuados de pH, y cuando están mal los compensa al recurrir a micronutrientes específicos, en particular los minerales. El calcio, el magnesio y el potasio son los principales minerales alcalinos, y lo bueno es que restaurar estos "minerales traza", sobre todo por medio de una dieta rica en frutas y vegetales frescos, representa un tratamiento muy rápido y efectivo para restaurar el equilibrio corporal, así como para prevenir muchos padecimientos de salud y belleza.

Cada alimento que comes ejerce un efecto ácido o alcalino en el cuerpo, y aunque los dos autores de este libro no adoptamos una dieta alcalina, el índice entre alimentos alcalinos y ácidos es otro punto clave para alcanzar la verdadera belleza. Los alcalinos ayudan a neutralizar los ácidos dañinos,[12] y el pH de tu cuerpo tiene un gran impacto en tu belleza y la rapidez con que envejezcas.

Un estudio fascinante del *Journal of Environmental and Public Health,* presentado en un artículo titulado "The Alkaline Diet: Is There Evidence That an Alkaline pH Diet Benefits Health?", descubrió que una dieta alcalina, conformada por abundantes frutas y vegetales, tiene muchos beneficios para la salud y la belleza, incluida la prevención del desgaste muscular —mantener tu cuerpo hermosamente tonificado—, el aumento de la hormona del crecimiento —que promueve que tu piel se mantenga suave y joven—, la mejoría del dolor de la espalda baja y un aumento de magnesio necesario para activar la vitamina D,[13] lo cual contribuye a que tus dientes y huesos se mantengan bellos y fuertes. Una dieta que genere ácido en forma crónica llega a provocar una fuga de calcio a través de la orina, huesos más débiles y la pérdida de otros minerales alcalinos, como potasio y magnesio. La pérdida y el desequilibrio de minerales clave deriva en una piel seca y quebradiza, la cual da comezón y envejece prematuramente.[14]

El ácido disminuye el suministro de oxígeno disponible para todos los tejidos y células. La falta de oxígeno interfiere con la función mitocondrial. Entonces se perjudica la capacidad de la célula para repararse y restaurarse a sí misma. El resultado es un envejecimiento general mayor de todas tus células y mayor fatiga, lo cual puede conducirte a buscar ayuda externa para elevar la energía, como el café y las bebidas energéticas, que a menudo son ácidos y empeoran este desequilibrio.

El aumento de acidez también envejece de muchas otras formas. Un ambiente ácido puede destruir tu equilibrio bacteriano y hacer que predominen las bacterias "malas" sobre las "buenas", además de crear más microorganismos dañinos que contribuyen a la inflamación. Debido a que los ácidos son corrosivos, provocan un daño mayor del tejido e inflamación. Y los radicales libres pueden volverse abundantes dentro de tu cuerpo, al desatar su potencial destructor de belleza sobre tus preciadas células.

Cómo el pH afecta tu belleza

Gran parte de tu potencial de belleza se determina a este nivel celular. Cuando tu cuerpo es más alcalino, aumenta el flujo de oxígeno y nutrientes hacia tus paredes celulares, y se vuelve más fácil la eliminación de residuos celulares.[15] Pero si estás crónicamente ácida, entonces llegan menos oxígeno y nutrientes a tus células. Esto conduce a una acumulación de desechos en las células, lo cual contribuye a una amplia variedad de problemas de salud y belleza, como una disminución en la energía, piel cetrina y arrugas. Sólo con ciertos niveles de pH tu cuerpo absorbe y utiliza por completo los nutrientes claves de belleza, de modo que una menor absorción de nutrientes es la precursora para una piel opaca y un cabello sin vida.

Nuestros ancestros comían frutas, vegetales, nueces y semillas en abundancia y en forma natural. Sus dietas también eran altas en compuestos minerales orgánicos, en especial magnesio, calcio y potasio. Todos éstos son alimentos alcalinos. En la actualidad, debido a la disponibilidad generalizada de productos menos saludables, tanto el tipo de comida como el tamaño de las porciones se han vuelto peligrosamente desequilibrados.

Al cambiar tu dieta para que consista en 80% de alimentos alcalinos, corregirás los problemas de energía y belleza que te han molestado durante años. Este cambio en tu forma general de comer te dará los siguientes beneficios:

- Circulación de más oxígeno sanador en tu cuerpo.
- Aumento de la absorción de nutrientes.
- Cambio de una piel cetrina a una piel radiante.
- Transición de un cabello débil a uno fuerte.
- Creación de energía sin límites.

Algunos alimentos como la quinoa y las almendras son algo alcalinos o formadores de ácido —según varios factores; por ejemplo, si fueron remojados—, pero no generan demasiado como otros, así que incluso en su forma más ácida está bien incluirlos en ese 80%.

Es importante que la mayor parte de tu dieta se conforme por los más alcalinos, es decir, frutas y vegetales. El otro 20% de tu dieta puede componerse de alimentos generadores de ácido. Por desgracia, la dieta occidental común es en esencia "acidogénica", es decir que tiene un efecto general de acidificación en el cuerpo que promueve la acidosis crónica y deriva en la pérdida de minerales empleados para amortiguar los ácidos metabólicos.

Recuerda que tu cuerpo posee mecanismos complejos para mantener el equilibrio ácido/alcalino adecuado. Nos referimos a aquellos desbalances potenciales que la dieta puede corregir: tú mismo juzgarás los beneficios que observes al cambiar a una dieta más alcalina. Si te apegas a consumir alrededor de 20% o menos de alimentos generadores de ácido, los ácidos quedarán balanceados por los alimentos alcalinos en tu dieta. La buena nueva es que no debes sentirte presionada para comer "a la perfección": puedes permitirte algunos de estos alimentos en tu dieta. Los problemas surgen cuando el índice se sale del balance y más de 20% de tu comida resulta altamente generadora de ácido. Por desgracia, es el caso de la mayoría de los occidentales o de cualquiera que siga una dieta occidental. Tan sólo mira alrededor. La fatiga crónica, el rostro "cansado", la mala calidad de la piel y los ojos turbios indican que el cuerpo de una persona está en desequilibrio, excesivamente ácido.

Una vez que sepas cuáles alimentos son alcalinos y cuáles ácidos, será más fácil de lo que crees implementar este índice (consulta algunos ejemplos de menús en el Pilar 5, en la página 331). Recuerda que esto no significa que nunca puedas volver a comer alimentos ácidos o que debas convertirte en vegana si no quieres hacerlo por el momento. Sin embargo, la proteína animal es ácida por naturaleza, de modo que, si decides comerla, asegúrate de ingerir una porción menor que la de frutas y verduras en tu plato.

Esfuérzate en aplicar este importante índice de la Belleza Radical en un sentido amplio en cada plato de comida que te sirvas, tanto en tu consumo general diario como en el semanal. De igual modo evita ingerir muchas comidas o colaciones compuestas al ciento por ciento de alimentos generadores de ácido. Busca el equilibrio cada vez que comas. Si algunas de tus comidas son muy alcalinas y otras por completo ácidas, no resultan tan efectivas para balancear tu pH. Por ejemplo, un plato de huevos solos es muy ácido e incide en todo tu sistema, de manera muy diferente a que si comieras un huevo sobre una gran ensalada verde. Si al menos hay algunos alimentos alcalinos presentes cada vez que comas, tu cuerpo amortiguará con mayor eficiencia los ácidos que se producen mientras se digieren y metabolizan tus alimentos. Esto prevendrá una acidez futura y ayudará a tu cuerpo a expeler las toxinas ácidas acumuladas.

De los alimentos que consumes, 80% deben ser de distintos niveles de alcalinidad, con énfasis en los alimentos de esta lista:

- Vegetales verdes
- Tubérculos (calabazas, nabos, camotes, etcétera)
- Todos los demás vegetales
- Frutas
- Granos libres de gluten (la quinoa, el arroz integral y la avena entera son opciones maravillosas) remojados toda la noche (éstos son un poco más ácidos que otros alimentos de la lista, pero comparados con los muy ácidos enlistados abajo, constituyen opciones muy buenas y sustanciosas)
- Hierbas (perejil, cilantro, albahaca, etcétera)
- Germen
- Vinagre de sidra de manzana
- Semillas (sobre todo chía)

- Nueces, en especial almendras y nuez de Castilla (idealmente remojadas durante la noche)
- Jengibre, cúrcuma y otras raíces que pueden fungir como especias
- Legumbres como lentejas (en moderación e idealmente remojadas durante la noche)
- Especias (paprika, comino, etcétera)

De los alimentos que consumes, 20% o menos deberían provenir de estas fuentes altamente ácidas:

- Carnes rojas
- Aves
- Pescado
- Lácteos (en todas sus formas, incluyendo el yogur)
- Huevos
- Café
- Alcohol (reduce tu ingesta lo más posible)
- Alimentos procesados (minimiza su ingesta lo más posible), incluida cualquier cosa empacada, desde barras de proteína hasta papas fritas. De vez en cuando puedes disfrutar de estos productos, pero recuerda que caen en el grupo de 20%. Claro que la comida chatarra como los caramelos y los Twinkies se deben evitar por completo (consulta nuestra "no lista" más abajo).

Una forma fácil de buscar este equilibrio consiste en asegurarte de que casi todo tu carrito de compras esté lleno con alimentos enteros, sobre todo de las orillas del supermercado, con alimentos a granel o vegetales del mercado. Los alimentos enteros son mucho más alcalinos por definición que aquéllos procesados y convertidos en productos comercializados.

Los "no" de la Belleza Radical

Los siguientes productos son demasiado ácidos y dañan en extremo tu belleza. Jamás deberías consumirlos. Si en la actualidad comes cualquiera de ellos, intenta dejarlos de tajo ¡o haz lo necesario para eliminarlos de tu dieta por el bien de tu belleza y salud!

Edulcorantes artificiales

Los edulcorantes sintéticos, fabricados por el ser humano, son tóxicos y ácidos, ocasionan efectos neurotóxicos en tu cerebro y derivan en dolores de cabeza, mareos y otros problemas. El término "excito-toxicidad" significa que estos productos tienen la capacidad de, literalmente, excitar las células hasta su muerte[16] e incluso fomentar la producción de radicales libres que dañan órganos y tejidos, incluida la piel, que envejece más rápido.

Todos los edulcorantes artificiales se deben evitar, así como cualquier producto que los contenga. Esto incluye el aspartame —que se encuentra en el NutraSweet y en el Equal—, la sucralosa —que se encuentra en el Splenda— y la sacarina —que se encuentra en el Sweet'N Low—. Si quieres un edulcorante con un bajo índice glicémico y sin calorías, intenta la stevia o el eritritol. Aunque ciertamente se procesan, al menos son derivados de plantas y carecen de efectos secundarios tóxicos asociados con los edulcorantes artificiales mencionados arriba.

Bebidas gaseosas y procesadas

Evita las bebidas gaseosas y procesadas de cualquier tipo, incluidas las variedades de dieta con edulcorantes artificiales.

Azúcar refinada y harina blanca

Quizá deberías eliminarlos por completo de tu dieta, al principio en forma experimental, si es que tienes síntomas que expresen un desequilibrio ácido/alcalino. Los estadounidenses consumen grandes cantidades de azúcar refinada y granos, de modo que es bueno para todos una restricción razonable. Kimberly cree con firmeza que la maldición de estos polvos blancos que arruinan la belleza es una amplia variedad de desórdenes comunes, como la inflamación, el aumento de peso y una energía baja.

Comida chatarra y botanas procesadas

Redúcelas lo más posible y relégalas a antojos aislados que te permitas de vez en cuando. Nadie es perfecto, pero los productos chatarra no deberían estar en tu alacena.

Productos enlatados

A menudo éstos contienen conservadores artificiales y altos niveles de sal y sodio. Además, el proceso de enlatado destruye nutrientes valiosos que se encuentran en el pescado. Es mejor comer fresco.

A algunos defensores de la salud les preocupa que los químicos en la parte externa de la lata se filtren a la comida. Consigue frijoles precocidos empacados en cartón en vez de enlatados, o cocina porciones más grandes y congela el resto. ¡Debes mostrarte muy estricta en evitar los vegetales enlatados! Si te encuentras en un verdadero aprieto y no consigues vegetales frescos, la mejor opción son los congelados.

Bebidas deportivas comerciales

Contienen ingredientes que disminuyen la belleza, como colorantes artificiales, jarabe de maíz alto en fructosa, aceite vegetal bromado y edulcorantes artificiales.

Como observas, la lista no es muy larga, ¿cierto? La mayoría de los alimentos, incluso los menos ideales, pueden formar parte de ese 20% del índice general. Incluso el alcohol, si te gusta beber de vez en cuando, puede formar parte del mismo (por supuesto, ¡sólo una pequeña parte!). Está claro que no es lo mejor para tu cuerpo, aunque la Belleza Radical propone un plan realista que se puede incorporar a tu estilo de vida.

Índice 3 de la Belleza Radical: equilibrio de macronutrientes

Existen tres macronutrientes, los elementos principales que conforman cualquier comida: grasas, carbohidratos y proteínas. Históricamente hemos visto que las filosofías alimenticias proscriben alguno de éstos como la raíz malvada del aumento de peso, después están de moda un tiempo y luego desaparecen. En realidad no tiene sentido que uno de los principales componentes de los alimentos contenga defectos inherentes y deba ser rechazado. Eliminar cualquiera de estos macronutrientes de tu dieta e ingerir más de los otros dos genera un desequilibrio inevitable en tu cuerpo. Y nuestra meta principal aquí es el equilibrio natural.

El equilibrio es una faceta clave en la naturaleza, al crear la belleza óptima. El desequilibrio en cualquiera de sus formas es una forma infalible de disminuir la belleza.

Si rastreas las dietas de moda hasta la década de 1980, encontrarás un periodo en que se culpaba a la grasa como la única causa del aumento de peso. La mentalidad extendida entonces enfatizaba que se debía rehuir a cualquier forma de grasa como estrategia para perder peso y mantener una buena salud. Por desgracia, la campaña condujo a un consumo excesivo de carbohidratos, incluidos los refinados, como el pan de caja, galletas y botanas empacadas, y variedades de queso libre de grasa y superprocesado. Una etiqueta que dijera "sin grasa" o "bajo en grasa" era el estándar dorado para la pérdida de peso; sin embargo, la gente siguió aumentando, el fenómeno de la inflamación creció en forma generalizada y las enfermedades como las cardiopatías y la diabetes continuaron elevándose, en vez de disminuir.

Ahora, unas décadas después, miramos en retrospectiva y vemos cómo satanizar todo el macronutriente de la grasa ha tenido consecuencias desastrosas en la salud y la belleza. Resulta claro que una mayor comprensión de las grasa buenas *versus* las malas es necesaria para determinar cómo incorporar la cantidad adecuada de las correctas en tu dieta a fin de alcanzar el equilibrio para la belleza.

Ahora presenciamos la misma proscripción de otro macronutriente, salvo que ahora "los malos" son los carbohidratos. En la actualidad, a menudo se les considera enemigos de la pérdida de peso, y muchas personas eligen una dieta alta en proteínas y baja en carbohidratos sin comprender del todo sus implicaciones. Sin embargo, evitarlos en todas sus formas también te desequilibra y te orilla a comer demasiada proteína y grasas. Esto vuelve a tu cuerpo más ácido, lo cual acelera el envejecimiento y disminuye la belleza. La respuesta es equilibrar los tres macronutrientes en tu dieta, en vez de eliminar alguno de ellos, y adherirte a índices adecuados entre cada macronutriente y las formas específicas de cada uno.

Grasas

Como mencionamos en la página 78, comer algo de grasa es esencial para la belleza y la salud, pero no necesitas ingerir demasiada. Aunque no debería ser satanizada como en la década de 1980, la dieta estadounidense común incluye demasiada grasa y del tipo incorrecto. Algunas personas alrededor del mundo gozan de la mejor salud y longevidad, y muchas prefieren comer vegetales y un consumo de grasa y proteína más bajo. Esto ocurre así en las dietas más tradicionales en Asia, así como en las de los hunzas de Pakistán, los okinawanos de Japón[17] y la gente de Vilcabamba, en Ecuador.

La fuente de grasa en tu dieta es de suma importancia. Deberías obtener la mayoría del reino vegetal, como semillas ricas en nutrientes, nueces y aguacates. El aceite de coco en pequeñas cantidades es muy bueno para cocinar, y los aceites naturales como el de oliva se pueden emplear en pequeñas cantidades sobre alimentos ya cocinados o crudos, como ensaladas —si quieres cocinar con un poco de aceite de oliva, hazlo a baja temperatura—. Evita las grasas congestivas, como las trans, que se encuentran en la margarina y otros productos procesados, aceites vegetales —en especial a la hora de cocinarlos, como ya mencionamos— y grasas animales en exceso. Incluso los cortes magros de proteína animal tienen hasta 50% de sus calorías provenientes de la grasa. Por ejemplo, el Departamento de Agricultura de Estados Unidos define que la carne de res molida magra contiene más de 10% de grasa, aunque se refiere al peso del producto y no al porcentaje de calorías provenientes de la misma.

Para evitar entrar en la mentalidad estricta de los números, imagínalo así: un aguacate entero, una cucharada o dos de chía o linaza y un poco de aceite de oliva cuando cocines tu comida son formas maravillosas para obtener grasa de la dieta. A manera de guía, entre 15 y 30% de tu dieta debe provenir de grasas saludables. Acaso suene demasiado amplio, pero es aquí donde entra en juego la personalización individual.

En Ayurveda, los diferentes tipos de cuerpo se categorizan según tu principal tipo de *dosha: Kapha*, *Vata* o *Pitta*. Si, por ejemplo, eres *Vata* y tiendes a ser más delgada y esbelta, te resultará mejor un índice más alto de grasas en tu dieta. Si posees una complexión *Kapha* fornida y de estatura más baja, y aparte tiendes a subir de peso más fácil, te sentirás más balanceada y manejarás mejor tu peso con un menor índice de grasas. A los tipos *Pitta,* con una complexión mediana, fuerte y fornida, se les aconseja evitar los alimentos aceitosos y fritos, pues se cree que el aceite contribuye a su naturaleza fiera, así como moderar los niveles de grasa en general.

Ya sea que creas en la teoría del *dosha* o no, de todos modos puedes intuir cuál es tu tipo de cuerpo y qué te funciona mejor. Escucha a tu cuerpo, observa cómo te sientes, experimenta con diferentes niveles de grasa saludable —primariamente de alimentos enteros y fuentes vegetales—, y determina el mejor índice específico para ti.

Carbohidratos

Los carbohidratos proveen energía para tus músculos, el cerebro y el sistema nervioso central. De hecho, el cerebro humano depende en exclusiva de los carbohidratos debido a su energía. Si te sientes con dificultades para pensar o te irritas o malhumoras con facilidad —¡seamos honestos!—, puede ser debido a que no estás comiendo suficiente de los carbohidratos correctos. Continúa leyendo.

ALTA FRUCTOSA *VERSUS* FRUCTOSA CRISTALINA

Por fortuna, los medios han comprendido que el jarabe de maíz de alta fructosa, el ingrediente principal en la mayoría de los refrescos en todo el mundo, es un elemento terrible para la salud y la belleza —aunque su consumo no ha sido muy reducido por la mala prensa—. Se trata de un líquido altamente procesado que afecta en demasía el hígado[18] y se metaboliza en grasa con extrema rapidez. El hecho de que sea líquido y se absorba casi al instante en tu cuerpo magnifica sus cualidades dañinas. Existe una cantidad pequeña de fructosa en frutas y vegetales, pero estos alimentos enteros son fuentes vitales de fibra y nutrientes para la belleza y no aportan la suficiente como para preocuparte, como lo afirma *Diabetes Care*.[19]

Pero ¿qué hay con la fructosa cristalina? Tiene una especie de nombre misterioso que no ha sido satanizado entre la gente, al menos no todavía. No obstante, si comienzas a investigar un poco, la verás enlistada como un ingrediente popular en "bebidas saludables"; por ejemplo, varias aguas con sabor y ciertas bebidas deportivas. Lo que es de temer es que contiene un porcentaje de fructosa incluso más alto que el jarabe de maíz de alta fructosa. Así es: más alto. El jarabe de maíz de alta fructosa está hecho de almidón de maíz —léase de manufactura barata—, el cual consiste por completo de glucosa. Después de que se extrae el almidón, pasa por un proceso con enzimas que convierten parte de la glucosa en fructosa. Según los mecanismos del proceso de extracción, el jarabe de maíz de alta fructosa contiene 42, 55 o hasta 90% de fructosa. Un proceso adicional cristaliza el jarabe y, una vez seco, se obtiene la fructosa cristalina con un escandaloso 99 o 100% de fructosa pura.

Claro que esto resulta maravilloso para los productores de alimentos, pues un edulcorante compuesto casi de fructosa pura es hasta 20% más dulce que la sacarosa,[20] lo cual significa que pueden ahorrar dinero en edulcorantes. Si de casualidad tomas un paquete de comida o bebida que incluya fructosa cristalina en la lista de ingredientes, suéltalo de inmediato.

Las investigaciones han descubierto que comer carbohidratos aumenta la liberación de serotonina.[21] Como probablemente sepas, la serotonina eleva tu estado de ánimo, te ayuda a sentirte equilibrada y regula tu apetito, en especial en el sentido de hacerte sentir satisfecha. Los niveles normales de serotonina también son importantes para tener patrones de sueño regulares y saludables.[22] Quizá esto explique por qué alguien que elimina de manera drástica los carbohidratos de su dieta se vuelve muy enojón o temperamental. El desequilibrio emocional a menudo es un indicio serio de un desbalance alimenticio.

Volvamos por un momento a las enseñanzas antiguas: la medicina tradicional china y la Ayurveda recomiendan el consumo de carbohidratos para nutrirse por medio de granos, tubérculos y frutas de temporada, los cuales son valorados en ambos sistemas por sus propiedades sanadoras, equilibradoras y de mejoría en la salud. De acuerdo con la Ayurveda, una dieta alta en proteínas y sin granos genera un desequilibrio del *dosha* y un aumento del *Pitta*. Un desbalance del *Pitta* puede manifestarse en "fuego excesivo", que presenta problemas de personalidad como irritabilidad, mal humor, impaciencia y enojo, cualidades que no conducen a la belleza ni la paz. Si comes muy pocos carbohidratos, tus antojos por lo dulce se saldrán de control, pues tu cuerpo busca consumir de forma natural los carbohidratos para los que está diseñado.

Cuando las personas intentan restringir los carbohidratos para perder peso, digieren las grasas de manera incompleta y se produce un derivado llamado cetona. La acumulación de cetonas provoca un desequilibrio que origina una producción excesiva de ácido,[23] el cual a su vez es susceptible de generar acidosis en tu cuerpo. Las dietas excesivamente bajas en carbohidratos te pueden ayudar a perder peso, al menos de modo temporal, pero asimismo te provocarán cansancio, deshidratación, estreñimiento y mal aliento.

Existen tres tipos básicos de carbohidratos, y ciertamente no inciden en tu belleza de la misma forma:

1. *Carbohidratos simples y refinados*

Éstos se digieren muy rápido en tu sistema y disparan los niveles de azúcar en la sangre y la liberación de insulina. Un gran consumo de carbohidratos refinados, que hoy en día es una epidemia en Estados Unidos, puede derivar en inflamación crónica,[24] y ésta produce enzimas que descomponen el colágeno y la elastina, que a su vez crea o exacerba las arrugas, contribuye a la piel caída y envejece la piel con severidad.[25] La ingesta excesiva de azúcar causa la proliferación de bacterias "malas" en la boca y los intestinos, lo cual es un hervidero potencial para el desequilibrio de cándida, por ejemplo, que contribuye al acné, la hinchazón y el estreñimiento.

El azúcar que añades a tu café o que horneas en los *brownies* con tus hijos no es el único carbohidrato simple que acaso consumas en exceso. El *bagel* que comiste en una reunión en la sala de juntas, el panqué del desayuno y esas galletas saladas en tu alacena también son fuentes de carbohidratos simples. Quizá lo hayas escuchado antes, pero las harinas blancas entran casi directo al torrente sanguíneo, así que intenta pensar en ambos como lo mismo. Imagina un terrón de azúcar que se disuelve en una taza de café. Se derrite casi de inmediato hasta volverse invisible. Lo mismo sucede con las harinas blancas. Parece que tienen una forma distinta, aunque después de consumirlas se derriten y se convierten de inmediato en azúcar en la sangre.

Éstos son los tres tipos de carbohidratos que desearás evitar o al menos reducir en tu dieta:

- Azúcar refinada
- Harina blanca refinada y productos relacionados, incluidos los cereales, pasteles, bagels, galletas y demás (si haces un recuento de los productos en el supermercado, existe un sinnúmero que entraría en esta categoría. Tan sólo aléjate de los anaqueles de botanas y alimentos procesados, y así los evitarás en su mayoría)
- Gelatinas y jaleas
- Bebidas gaseosas y procesadas
- Jugo de frutas (en especial si está pasteurizado, pues se dañan algunos nutrientes)

2. *Carbohidratos complejos (es decir, almidones)*

Tienen una estructura más compleja y tardan más en descomponerse y ser digeridos. Debido a que entran en el torrente sanguíneo más despacio y no ocasionan un salto drástico en los niveles de insulina, tienen un efecto estabilizador en el cuerpo y proveen energía duradera. Muchos de los beneficios del vegetarianismo y las dietas basadas en alimentos enteros provienen de comer carbohidratos complejos, ya que la naturaleza los ha "empacado" en un balance entre fibra, vitaminas y minerales del modo más saludable para su digestión y asimilación.

A continuación encontrarás buenas fuentes de carbohidratos complejos para incorporar a tu dieta.

¿QUÉ HAY DE LA FRUTA?

Las frutas enteras contienen una mezcla de carbohidratos simples y complejos. Son de los alimentos más embellecedores y una corona de gloria de la naturaleza. Es obvio que no están refinadas ni procesadas, pues crecen en los árboles y llegan a nosotros en un paquete completo nutricional de vitaminas, antioxidantes, minerales, fibra y mucho más. Si comes fruta en su forma entera, su fibra natural ayuda a que la digestión del azúcar sea más lenta.

Sería un enorme error de belleza evitarla por completo debido al temor al azúcar que contiene: ésta crece en la naturaleza, y una creencia fundamental de la Belleza Radical es que, si te alineas con la naturaleza y comes de modo cercano a ella, experimentarás más tu belleza natural. En el sitio de internet de Harvard Health Publications se hace referencia al trabajo de Robert H. Lustig, un especialista en obesidad de la Universidad de California en San Francisco. Lustig afirma que la fructosa que aparece en cantidades más pequeñas en las frutas no es dañina, porque uno también obtiene fibra de la fruta, la cual "afecta el resultado bioquímico".[26]

Conforme te esfuerces en equilibrar tu dieta, encontrarás que cada vez se te antojará menos la comida chatarra, así como los azúcares y alimentos refinados. La fruta que comas reemplazará en gran medida aquellos alimentos y satisfará tus antojos naturales de algo dulce. Las altas cantidades de vitamina C, antioxidantes e innumerables fitonutrientes en la fruta —muchos de los cuales no han sido identificados— superan al azúcar que contiene.

Algunos dicen que todo el azúcar es el mismo en el cuerpo, pero no es verdad si lo miras desde la perspectiva holística del impacto general de un alimento determinado. La fruta tiene beneficios fantásticos sobre la belleza: no puedes asumir el enfoque reduccionista y compararla con el azúcar refinada. Es mejor consumirla sola, con el estómago vacío, para ayudar a que se digiera por completo y con facilidad. Esto asimismo contribuye a disminuir la hinchazón.

Si tienes problemas de azúcar en la sangre —como diabetes— o un desequilibrio de cándida, necesitas evitarla, con la posible excepción —si el médico lo permite— de frutas no dulces, como limones y pepinos, y ácidas, como los arándanos y las manzanas verdes —bajos en azúcar—, hasta que logres un balance más saludable. Un cuerpo saludable será más capaz de lidiar con alimentos naturales que incluyen lo mejor de la belleza de la naturaleza: la fruta.

¡No temas comer de este grupo de alimentos! Te ayudarán a sentirte bien y a digerir mejor la comida, además de que son energizantes y sustanciosos. Contienen muchos minerales y otros nutrientes embellecedores. Con ellos puedes balancear porciones de carbohidratos complejos al aumentar el consumo de ensaladas y vegetales sin almidón, pero los siguientes son alimentos energéticos y embellecedores fundamentales, con muchos beneficios para la belleza y la salud:

- Vegetales almidonados: tubérculos como camote, nabo, calabaza de invierno de todo tipo y calabaza regular
- Frijoles y legumbres (remojados durante la noche)
- Granos enteros, sin refinar y sin gluten, como arroz integral, mijo, trigo sarraceno (manejado en instalaciones libres de gluten), avena y quinoa. (Como ya mencionamos, el gluten puede ser difícil de digerir para muchas personas)

3. *Fibra*

Estos carbohidratos indigeribles no se descomponen del modo suficientemente fino para que nuestro cuerpo los absorba, y por lo tanto no son una fuente de energía ni calorías. Sin embargo, como mencionamos en las páginas 55 y 56, la fibra es muy importante para tu dieta diaria, ya que te hace sentir llena y satisfecha, te ayuda a mantener la energía y ejerce efectos estabilizadores. Además, la de los vegetales y las frutas, de licuados verdes y avena, por ejemplo, es en extremo importante para la belleza, dada su capacidad de eliminar las toxinas. Se trata de un increíble purificador natural que obliga a los desechos y las toxinas a moverse para que brille tu verdadera naturaleza.

Encontrar el equilibrio

Entonces, ¿cuántos carbohidratos debes comer? Calcula el balance. Como índice general, entre 50 y 70% de tu dieta se puede conformar por carbohidratos embellecedores, que incluyen carbohidratos complejos, vegetales, legumbres —incluidos frijoles, chícharos y lentejas— y frutas. Al igual que con la grasa, personaliza este porcentaje hasta la cantidad correcta para tu cuerpo. Los carbohidratos refinados no tienen lugar alguno en este índice. Y al igual que con la grasa, experimenta y observa qué te funciona mejor a ti y a tu tipo de cuerpo, así como a su constitución. Come en forma ilimitada vegetales, sobre todo verdes, a lo largo del día. Puedes ingerirlos en ensaladas, licuados verdes y hervidas o ligeramente salteadas. Los tubérculos almidonados también se digieren bien y pueden acompañarse con verduras y otros vegetales no almidonados. Los frijoles y granos no necesitan consumirse a diario —aunque algunas culturas y personas lo hacen muy bien—, aunque se pueden integrar a tu rotación semanal unas cuantas veces y en cantidades de una taza —cocinada— o más, según tu constitución, nivel de actividad y el modo en que digieras ciertos alimentos. Pon atención a las necesidades de tu cuerpo y a cómo te sientes. Tu cuerpo es único para ti.

Proteínas

Las proteínas están hechas de aminoácidos, los bloques constitutivos de cada célula. Éstos se encuentran en todos los alimentos naturales en diversas cantidades, desde la lechuga romana hasta la col rizada y las almendras. Son como bloques del alfabeto: se pueden combinar desde unidades más pequeñas y convertirse en proteína completas, como las letras que se agrupan para formar palabras enteras. Por lo tanto, una dieta totalmente vegetariana o vegana, al combinar grupos de aminoácidos, puede alcanzar el complemento entero de proteínas necesarias para la salud y la belleza.

Como el cuerpo no usa la proteína como fuente de energía, necesitamos mucho menos de lo que la gente cree al consumir carnes y hamburguesas. Sólo se necesitan unos gramos. En las sociedades desarrolladas no hay mucha deficiencia de proteínas, excepto entre los pobres y los desnutridos. Si tu dieta contiene suficientes calorías, será casi imposible no obtener las proteínas suficientes, incluso sin que lo intentes. Jamás fue cierta la vieja creencia de que el vegetarianismo era peligroso debido a una deficiencia de proteínas. No existen inconvenientes inherentes a una dieta de origen vegetal.

La fuente de proteínas más completa en el mundo vegetal es la soya, y durante décadas las hamburguesas de soya, el tofu y suplementos y barras de soya fueron un pilar de las dietas vegetarianas, sin mencionar las dietas tradicionales regulares en China y Japón. No obstante, las investigaciones actuales arrojan dudas en cuanto al consumo excesivo de soya como una parte principal de la dieta, y las preocupaciones más recientes son el riesgo de la soya genéticamente modificada y la inflamación —como mencionamos en la página 49, las formas orgánicas de soya fermentada, como el *tempeh,* el *natto* y el *miso* son opciones más fáciles de digerir y puedes incluirlas con moderación en tu dieta, si es que no eres alérgica a la soya—. Casi todos los alimentos contienen diversos niveles de proteínas, y puedes obtener una muy buena cantidad de ellas en una dieta de origen vegetal. Por ejemplo, una taza de lentejas cocidas cuenta con alrededor de 18 g de proteínas, y una taza de espinaca cocida tiene unos 5 g de proteína vegetal. Las coles de Bruselas, los hongos… Todos los alimentos enteros contienen aminoácidos que forman proteínas y que son asimilables en tu cuerpo con facilidad. (Mucho antes de que la combinación de aminoácidos fuera descubierta científicamente, las dietas tradicionales completaban las proteínas al servir granos y legumbres juntos, la clásica combinación de arroz y frijoles o arroz y lentejas, aún esencial entre miles de millones de personas en el mundo.)

¿QUÉ HAY DE LA DIETA DEL PALEOLÍTICO (LA DEL HOMBRE DE LAS CAVERNAS)?

Una de las nuevas modas de la dieta alta en proteínas y baja en carbohidratos es la llamada dieta Paleo, delineada por primera vez por Loren Cordain, un profesor de fisiología en la Universidad Estatal de Colorado. Las consideraciones de este plan alimenticio se fundamentan en los hábitos por completo hipotéticos de la gente del Paleolítico —la Edad de Piedra— y de los cazadores-recolectores de la actualidad. Cordain sugirió que estos hábitos se podían estudiar para hacer suposiciones de los hábitos alimenticios del Paleolítico.[27] Sin embargo, como señaló el doctor T. Colin Campbell en su libro *The Low-Carb Fraud*, Cordain "confiesa, en distintas partes de sus reportes de investigación,[28] que los estimados de las ingestas alimenticias en ambos grupos son 'subjetivos por naturaleza'", y aún más: "Reconoce que las puntuaciones que intentan calificar estas presuntas ingestas de un compendio muy amplio de 862 de las sociedades del mundo 'no son precisas'".[29] Cordain afirma que el verdadero "estilo de vida de cazador-recolector", desprovisto de la influencia occidental, "quizá ya esté extinto".[30]

Históricamente, los antropólogos alcanzaron un consenso de que sólo 33% de los alimentos consumidos por las sociedades de cazadores-recolectores provenían de fuentes animales.[31] No obstante, en el año 2000 Cordain añadió un gran número de sociedades y cambió algunas definiciones. Esto resultó en un estimado mucho más elevado: afirmó que entre 66 y 75% de estas dietas "Paleo" se conformaban por alimentos derivados de animales.[32] La literatura científica y los antropólogos han desafiado tales conjeturas, entre ellos la antropóloga Katherine Milton, quien afirma que la suposición de Cordain de que los cazadores-recolectores modernos son representativos de los cazadores-recolectores del Paleolítico es una exageración.[33]

Los alimentos vegetales dejan pocas huellas o ninguna en los restos arqueológicos, y por eso es difícil evaluar con precisión los hábitos alimenticios antiguos, si es que pretendemos usar esto como una guía para nuestra dieta moderna. Podemos ver con certeza que con nuestros parientes más cercanos genéticamente, los chimpancés, compartimos una anatomía intestinal muy similar —ácido estomacal simple, un intestino ciego pequeño, un intestino pequeño y un peculiar colon con saculaciones—, así como una carencia de herramientas anatómicas —colmillos filosos y garras— para matar y comer animales más grandes. Al analizar su dieta natural, se revela que los chimpancés comen básicamente plantas, y quizá sólo obtengan entre 4 y 6% de su dieta de alimentos de procedencia animal, en la forma de hormigas y termitas.[34]

Las suposiciones y la "evidencia" sumamente especulativa de la historia antigua no deberían usarse para imponer las pautas de comer hoy en día una dieta alta en proteínas y grasas —entre 30 y 50% de cada macronutriente—. Existen investigaciones superiores que refutan de manera directa la ingesta de altos niveles de proteína y grasa, fomentada por dietas como la Paleo. Por ejemplo, se ha demostrado con amplitud que, al comparar la correlación entre la dieta y las enfermedades de distintas poblaciones, dietas como la Paleo, altas en proteína y grasa animal, se correlacionan con fuerza con niveles más elevados de cardiopatías y cáncer de pecho, colon y próstata,[35] por nombrar algunos problemas graves de salud. También se ha demostrado que llevar una dieta con alimentos vegetales de manera esencial —o por completo—, con niveles menores de proteína animal, previene e incluso revierte enfermedades serias como determinados cánceres,[36, 37] cardiopatías[38] y diabetes.[39] Y eso es algo en verdad hermoso.

Hasta ahora, la proteína es el macronutriente que jamás se ha satanizado en las dietas convencionales, aunque encontrarás evidencia contra el consumo excesivo de proteínas en movimientos incitados por *The China Study* y otras investigaciones. El estudio de China, publicado en el libro arriba, fue dirigido por el doctor T. Colin Campbell, profesor emérito en la División de Ciencias Nutricionales de la Universidad de Cornell, financiado por prestigiosas organizaciones como los Institutos Nacionales de Salud de Estados Unidos, la Sociedad Estadounidense de Cáncer y la Sociedad Estadounidense para la Investigación contra el Cáncer. La investigación halló evidencias contundentes del rol de la dieta en la propagación del cáncer y una correlación entre una alta ingesta de proteína y el crecimiento de este mal.[40]

Por desgracia, en la actualidad observamos, sobre todo en las sociedades modernas occidentalizadas y las grandes ciudades alrededor del mundo, un enorme y excesivo consumo de proteínas animales, el cual es un cambio peligroso. Diversos estudios en Túnez,[41] Beijing,[42] y Suecia[43] han demostrado que, conforme las dietas tradicionales ricas en alimentos vegetales comenzaron a cambiar para incorporar más alimentos animales, ocurrió un aumento de muertes por ataques al corazón y problemas cardiovasculares. Recuerda que el cardiovascular es uno de nuestros sistemas circulatorios, y la circulación óptima contribuye de manera clave a la salud, así como a tu mayor belleza. Un estudio reciente descubrió que aquellos que llevaban dietas altas en proteínas tenían 75% de mayores probabilidades de morir por cualquier causa,[44] y las recomendaciones que éste generó —reducir las proteínas animales y consumir más alimentos vegetales— concordaban con aquéllas para el consumo de proteínas de la Organización Mundial de la Salud y el Instituto de Medicina.

El exceso de proteínas carga en demasía la digestión, pues digerirlas es exhaustivo y requiere muchas enzimas. Resulta en especial demandante para el hígado y los riñones, cuya capacidad para excretar el ácido úrico es limitada. Esto conduce a un aumento de la probabilidad de acumulación de ácido úrico en el cuerpo. Los alimentos altos en proteína también son altos en purinas, que se descomponen en ácido úrico.

Asimismo, los niveles elevados de ácido úrico en el torrente sanguíneo provocan la formación de cristales puntiagudos del mismo en las articulaciones, y la gota es su doloroso resultado. Además, es mucho más probable que las piedras en el riñón se formen en alguien con una dieta alta en proteínas. Dado que las dietas excesivamente altas en proteínas forman ácido después de que se metaboliza la proteína, pueden provocar la pérdida de calcio, ya que se filtra de los huesos y se excreta por medio de la orina. Ingerir estos niveles de proteína, que es densa en diversas grasas y colesterol y requiere mucha energía para digerirse, también aumenta el riesgo de sufrir problemas circulatorios, los cuales impiden el surgimiento de la belleza. El porcentaje de proteína en tu dieta debe oscilar entre 10 y 20%. Como ya mencionamos, quizá te entrenaron para creer que necesitabas más, pero experimenta con tu propio cuerpo e intenta mantenerte dentro de este rango; observa cómo florece tu energía y tu belleza. Más adelante, en el Pilar 5: Movimiento Hermoso (página 330), hablaremos con mucho mayor detalle de las necesidades específicas de proteína para optimizar tus rutinas de ejercicio y desarrollar el tono muscular.

Tu cuerpo recicla las proteínas. Esto significa que no necesitas ingerirlas completas en cada comida.[45] Al obtener suficientes calorías y comer una amplia variedad de alimentos enteros ricos en nutrientes, obtendrás la proteína suficiente. Recuerda que la meta es el equilibrio. Disfruta un poco de proteína animal si así lo decides, pero intenta consumir más comidas de alimentos vegetales, las cuales te aportarán bastantes proteínas pero cargarán menos tu sistema digestivo y no te dañarán de manera colateral. Fíjate la meta de limitar la proteína animal a unas cuantas veces por semana, o como máximo una vez al día, para alcanzar la Belleza Radical. Permite que tu belleza brille con muchas comidas y alimentos vegetales, que son nutritivos y embellecedores. A continuación enlistamos algunas excelentes fuentes vegetales de proteínas:

- Alga espirulina
- Semillas y polvo de proteína de cáñamo
- Chía, girasol y otras semillas
- Almendras y otras nueces
- Vegetales verdes (tienen una cantidad sorprendente de proteínas, así que continúa bebiendo tu Licuado verde brillante, cuya receta está en la página 42)
- Lentejas y frijoles (remojados durante la noche para una mejor digestión)
- Quinoa, mijo, *teff* (un cereal originario de Etiopía) y otros granos libres de gluten
- *Tempeh* (una forma de *tofu* fermentado y más difícil de digerir, que puede ser orgánico y puro y se encuentra relativamente libre de aditivos, a diferencia de los productos de carne falsa que imitan cierto tipo de alimento animal)
- Hongos, coles de Bruselas y otras verduras enteras.
- Polvos veganos de proteína

CARNE *VERSUS* CIGARROS

Todos sabemos bien que a millones de personas las atraen las dietas altas en proteína y grasas, sobre todo la Atkins, que es partidaria de la pérdida de peso mediante la eliminación total del azúcar y los carbohidratos, así como del consumo libre de mantequilla, queso, huevos, aves, carne y pescado. La Paleo es una moda más reciente de este tipo de dietas, aunque evita el consumo de lácteos. Si bien el cuerpo humano puede adaptarse al proceso especial que convierte la proteína y la grasa en azúcar en la sangre —conocido como cetosis—, el hecho es que nuestros ancestros no evolucionaron con esta dieta tan extrema. Comparados con nosotros, ellos comían muchas más nueces, frutas, bayas y verduras, siempre enteras y sin procesar. Resulta extraordinario que el cuerpo humano obtenga el azúcar que necesita (glucosa) de una manera normal y rápida al ingerir azúcares y carbohidratos naturales, que se convierten con rapidez en glucosa o, de manera indirecta, al usar calorías extra para digerir grasas y proteínas, macronutrientes que por lo general se almacenan y usan para la construcción celular.

La forma indirecta, o cetosis, deriva en una pérdida de peso gracias a las calorías extra que quema, pero no existen estudios holísticos que nos hablen acerca del efecto en la salud general de esta dieta cuando se practica durante años por adultos que acaso tengan todo tipo de riesgos de enfermedades. Aun más, como ya mencionamos, el aumento de cetonas puede provocar un desequilibrio que deriva en una producción excesiva de ácido,[46] la cual a su vez genera acidosis en tu cuerpo y acelera el envejecimiento.

Ninguna dieta extrema, en especial una que excluya un macronutriente por completo, forma parte de la Belleza Radical. Aunque estas dietas pueden ser efectivas para ayudarte a perder peso, al menos a corto plazo, el efecto general de comer carne implica depositar en tu cuerpo derivados metabólicos ácidos y toxinas de la misma carne —sobre todo si el animal fue criado en condiciones artificiales y tratado con hormonas y antibióticos—. Ésta no es la dirección en la que deseas que se dirijan tu cuerpo ni tu dieta.

La forma en que cocines la carne puede volverla aún más tóxica. Los asados y las parrilladas implican convertir —quemar— las grasas animales en residuos químicos preocupantes. Diversos estudios han precisado que la cantidad de benzopireno —un agente estimulador de cáncer— en la carne a la parrilla es de unos 4 nanogramos por gramo,[47] mientras que el contenido de benzopireno en los cigarros está entre 4 y 30 ng por gramo.[48] En los restaurantes, el tamaño de un filete de res promedio es de 250 g. Esto significa que cada filete puede tener el equivalente carcinógeno de fumar entre 33 y 250 cigarros –según el cigarro.

Una investigación documentada en *Proceedings of the National Academy of Sciences* muestra que los productos de glicación avanzada (PGA) se generan en forma natural en nuestro cuerpo en niveles bajos, pero se encuentran presentes en altas cantidades en productos animales calentados, como las carnes a la parrilla o asadas.[49] Estos PGA pueden dañar tu cerebro[50] y destruir el colágeno y la elastina, necesarios para mantener tu piel mullida y resistente. Cuando tu piel se daña debido a los PGA, envejece y se arruga más rápido. Imagina un pavo de Navidad después de ser asado por un rato en el horno. Su piel está marchita y crujiente, y es obvio que ésa no es la piel que te gustaría tener.

Un estudio publicado en la revista *Cell Metabolism* descubrió que una persona con un consumo alto de proteína animal —más de 20% de calorías provenientes de la carne— tiene cuatro veces mayor probabilidad de morir de cáncer, que es un índice similar al de la muerte por fumar.[51] El mismo estudio halló que el alto consumo de proteínas provoca un riesgo mayor de desarrollar diabetes y de mortalidad en general, y que las proteínas derivadas de alimentos vegetales se asocian con niveles más bajos de mortalidad que las proteínas animales.[52] Un factor que contribuye pueden ser las aminas heterocíclicas (AHC), producidas durante la cocción de la carne y que pueden ser carcinógenas,[53] así como los compuestos carcinógenos nitrosaminas, presentes en las carnes procesadas[54] —sí, leíste bien: compuestos carcinógenos en alimentos que puedes encontrar en la tienda *deli* o en el mercado). Y cocinar la carne a altas temperaturas, aunque sea orgánica o no tenga preservativos, puede aumentar la formación de nitrosamina.[55]

No tienes que volverte vegano si no lo deseas ahora para alcanzar la Belleza Radical, pero tampoco te excedas con la carne roja. Elige comidas más embellecedoras de alimentos enteros y vegetales. Limita la carne roja para que su ingesta sea ocasional —unas cuantas veces al mes como máximo— y elige la orgánica cuando quieras consumirla.

CAMBIO 4

CONÉCTATE CON TUS ALIMENTOS

Es muy fácil llevarnos comida a la boca y disfrutar el sabor momentáneo sin pensar en lo que sucederá. Corazón que no ve, corazón que no siente, ¿no es cierto? Sin embargo, este enfoque no te ayudará a alcanzar la meta de crear tu Belleza Radical. Para lograrlo, debes ser capaz de conectarte con lo que te comes y volverte consciente de cómo te hace sentir, tanto a corto como a largo plazo.

Un buen punto para comenzar es conectarte a lo que sucede cuando comes mas allá de lo que veas con los ojos. En otras palabras, intenta visualizar lo que sabes que sucede sin verlo de manera literal, y conectándolo con la experiencia en tu cuerpo que no puedes evitar sentir. Haz la prueba ahora. Piensa en tu último atracón de comida: quizá un día de "romper la dieta" en las vacaciones o de salida con tus amigos; cualquier momento en que hayas decidido soltarte y comer esa pizza o helado o papas fritas, y luego un panqué o una dona. Tal vez fue durante aquella resaca de un domingo cuando te serviste por tercera vez un plato de macarrones con queso que sabías que no debías comer, pero se te antojó tanto —y te sentías tan mal— que no opusiste mucha resistencia. Imagina cómo sabían, cómo se sentían y cómo se veían los alimentos que te permitiste comer en esa ocasión de descuido.

Ahora intenta llevar la visualización a tu interior. Imagina qué sucede en tu estómago después del atracón. Observa cómo tu estómago se expande hacia fuera en su intento de lidiar con la pesada carga digestiva al que lo acabas de someter. Imagina un volcán agitado. Ahora crea la imagen de la toxicidad congestiva y visualízala creciendo en el interior de tus intestinos.

Acto seguido visualiza cómo la inflamación golpea tus células, causando fricción y daños graves. Piensa en la disminución de la circulación por todo tu cuerpo, el aumento de toxinas, nutrientes que pasan sin ser absorbidos, tus células sufriendo y, finalmente, tu piel volviéndose más opaca y arrugada como una pasa. Quédate ahí por un momento e internaliza esas imágenes y los sentimientos evocados por tu estrés digestivo. Compara tales sentimientos con las sensaciones físicas de tu cuerpo cuando te has dado un atracón.

El propósito del ejercicio no es hacerte sentir terrible ni que veas imágenes perturbadoras sin motivo. La idea es ayudarte a fomentar una conciencia más profunda de lo mucho que influye en tu cuerpo, tu energía y tu belleza el alimento que comes.

Ahora visualiza que consumes algo saludable. Por ejemplo, una sopa de calabaza y jengibre. La comida se siente cálida conforme entra y notas que llena tu estómago, pero no te sientes atiborrada. Piensa en esta comida en dirección a tus intestinos y en varios nutrientes que fluyen a tu torrente sanguíneo, circulando por tu cuerpo en una corriente limpia y saludable. Tu piel es radiante y brillante, y terminas de comer sintiéndote de maravilla.

Cuando decides qué comer, resulta inevitable que a veces elijas algo no ideal. Está bien. No necesitas ser perfecto. Aun así, intenta guardar estas imágenes en algún lugar de tu mente para que la próxima vez que te cueste trabajo decidirte por una opción de alimento o un menú, o en que estés al borde de que un antojo se convierta en un atracón, lleves estas imágenes al frente de tu mente. Con suerte este ejercicio de conciencia —que puedes hacer en tan sólo unos segundos— te traerá de vuelta al lado de los alimentos enteros y que nutren tu belleza, de modo que tomes la mejor decisión más a menudo.

Nútrete a ti mismo como nadie más puede hacerlo

La mayoría de las personas se sienten más saludables y conectadas con sus alimentos y energía cuando cocinan por sí mismas la mayoría de las comidas. También es algo maravilloso desde la perspectiva de la belleza, pues cocinar tus propios alimentos te pone en control de los aceites y otros ingredientes que consumes. Asegúrate de usar productos orgánicos embellecedores y de cocinar con aceite de coco, especias no irradiadas y hierbas frescas. Cuando cocinas por ti mismo, siempre conocerás la fuente de tus alimentos sin importar qué elijas.

Ciertamente no requiere ser algo elaborado ni que implique enormes cantidades de tu tiempo. Las comidas caseras pueden ser simples, y es fácil rotar una y otra vez determinados platillos con los que te sientas cómoda, al mezclar diversas verduras e ingredientes. Comer fuera puede ser algo social, festivo y muy divertido, aunque no necesita ser la norma. Guarda esto para las ocasiones especiales, o al menos intenta salir a comer menos y hacerlo más en casa; te sentirás más aterrizado y con mayor poder no sólo en tu dieta, sino acaso también en tu vida entera.

Consejos para ahorrar tiempo al cocinar platillos saludables de la Belleza Radical

Tal vez en este punto te sientas muy inspirada por toda la información sobre cómo aplicar cambios en tu vida. En verdad hay mucho que puedes hacer para alimentarte y expresar con mayor plenitud tu belleza natural. Es comprensible que sea emocionante, aunque tal vez una nube negra pase por tu mente: ¿cómo tendrás tiempo para comer de modo saludable? Tal vez sientas que de por sí no tienes tiempo para acomodar en tu agenda todas tus labores profesionales y actividades personales, así que ¿cómo añadirás a la ecuación el elemento de comer para una Belleza Radical?

No te preocupes. No necesitas invertir demasiadas horas preparando comida para lograr estos cambios alimenticios, pero tendrás que ser algo estratégica y planear con anticipación. De hecho, el tiempo que empleas para comprar cosas al por mayor y preparar otras en casa, en vez de salir corriendo a restaurantes y establecimientos de comida para llevar, quizá te ahorre más tiempo en general, sobre todo cuando te sientas más cómoda con platillos principales y estrategias más simples.

A continuación enlistamos algunos trucos geniales para ahorrar tiempo y ayudarte a que comiences a comer para la Belleza Radical.

Hornea tubérculos

En cuanto llegues a casa después del trabajo, enciende el horno y mete algunas calabazas o camotes enteros en un sartén. Sí, así es, ¡enteros! Practica algunas hendiduras con un cuchillo, pero no te agobies en cortar una calabaza muy dura, pues toma demasiada energía. Meter enteros estos tubérculos durísimos al horno te ahorrará mucho de tu preciado tiempo, que de otra forma gastarías en intentar cortarlos. Deja que se suavicen mientras te cambias de ropa, te relajas y pasas tiempo con tu esposo e hijos, o tan sólo descansas. Luego de unos 45 minutos, sácalos del horno, pícalos o rebánalos, y saltéalos con un poco de aceite de coco o déjalos hornear por más tiempo. Rocíalos con sazonadores sencillos como paprika, cúrcuma y un poco de sal de mar, y cómetelos con ensalada o con otras verduras. Muy fácil y delicioso. La clave es permitir que el horno trabaje por ti mientras te relajas después de un día de trabajo.

Ten a la mano *tempeh* orgánico

Éste es el equivalente de una comida rápida saludable: sustancioso, con altos niveles de proteínas y fermentado, por lo que tiende a digerirse mejor que otros productos de soya. Además, se cree que la fermentación desactiva algunas de las características potenciales de los productos de soya que no son muy agradables, incluidos los problemas digestivos. Y la característica clave: la rapidez. Abre un paquete de *tempeh,* córtalo en cubos o tiras, caliéntalo en un sartén y listo. Cómelo con algunas verduras ligeramente cocidas, como calabacita o brócoli, o sobre una ensalada de hojas verdes. Experimenta con especias y condimentos. El *tempeh* va bien con todo, desde salsa de soya y pimienta de Cayena hasta paprika, comino o salsa *marinara.* ¡Literalmente puedes cocinarlo en menos de cinco minutos!

Toma un licuado en la noche

Si llegas tarde a casa y te sientes exhausto, para la cena prepara un licuado sencillo cargado con nutrición para la belleza. No hay nada más fácil, y si tienes una licuadora potente apenas te tomará unos minutos limpiar. De cualquier forma, comer muy tarde en la noche, sobre todo cuando estás agotada, no es bueno para digerir los alimentos pesados. Los licuados resultan geniales para estos momentos, porque son fáciles de digerir. Como los ingredientes ya entran a tu cuerpo descompuestos, para tu sistema resulta increíblemente sencillo absorber la nutrición. Si usas leche de almendra como base, resultará mucho más sustancioso. Otros ingredientes muy buenos para los licuados que debes tener en casa son el plátano, agua de coco, maca, alga espirulina, polen de abeja, stevia, extracto de vainilla, polvo de proteínas de germen vegetal, canela, cacao puro y *açai*.

Prepara comidas de cacerola

Éstas son populares en muchas partes del mundo, y con justa razón. Si haces una sopa o guisado, echa todo a la cazuela —¡incluso puedes invitar a tus hijos para que te ayuden!— y retírate a hacer otras cosas —cambiarte la ropa tras un largo día, ayudar a los niños con la tarea, hablar por teléfono con una amiga, etcétera—. Además, cocinar de esta manera en vez de hervir los ingredientes y luego tirar el agua implica que el líquido en tu sopa o guisado retendrá los nutrimentos de los alimentos. Haz tu propio caldo de verduras y reserva varias, o bien compra una variedad orgánica en el mercado. Cuando llegues a casa o desees preparar una comida fácil, calienta el caldo de verduras en la estufa y añade varias verduras, lentejas y aun frijoles —empacados, si tienes prisa— para una comida fácil, nutritiva y familiar. Si prefieres una sopa más suave, intenta hacer todo puré. Incluso puedes añadir arroz integral o quinoa a los guisados, además de tostar un poco de pan de grano entero y libre de gluten para que los niños y adolescentes con mucha hambre sopeen el plato con él. Invierte en una cacerola grande para sopa de buena calidad, la cual se convertirá en una excelente amiga para los años venideros.

Convierte el congelador en tu bote salvavidas

Cuando tengas tiempo de cocinar, prepara de más y congela porciones en contenedores libres de bisfenol A (BPA) —un químico que se cree que potencialmente ocasiona problemas hormonales, de desarrollo y cerebrales, entre otros—. Congela lo que sea, desde lasaña libre de gluten hasta sopas, plátanos y chocolate oscuro. (¡Las emergencias de antojos de dulce son auténticas emergencias!) Cuando estés ocupado, siéntete tranquilo no sólo de que no te morirás de hambre, sino de que no necesitarás recurrir a una taquería ni a un establecimiento de comida rápida, ya que tendrás la mejor opción de comida para aumentar tu belleza. Esto es maravilloso si llevas un horario irregular que no siempre te permite ir de compras al supermercado con regularidad. Saca algo para descongelar por la mañana, antes de irte al trabajo, o cuando llegues a casa mete el contenedor en una olla con agua caliente si es que olvidaste hacerlo en la mañana. De cualquier forma, ¡los alimentos nutritivos que cocinaste para ti estarán allí!

Compra productos al por mayor

En un buen mercado local —de preferencia orgánico—, compra grandes cantidades de quinoa, lentejas, arroz integral, avena entera y cualquier otro tipo de alimentos secos que te encanten. La quinoa resulta muy buena porque es rica en minerales y nutrientes, no tiene gluten y se cocina en unos 12 o 14 minutos: perfecta para las comidas rápidas. Contar con estos alimentos secos en casa funciona muy bien cuando estás muy ocupado, sin tiempo de salir a comprar. Es ideal remojarlos durante la noche, o al menos durante el día si estás en posibilidad de ponerlos en agua antes de irte a trabajar. Si lo olvidaste o te faltó tiempo, y la decisión está entre la quinoa sin remojar o comida para llevar con aceites e ingredientes de los que no estás del todo segura, la primera opción será la ganadora.

Sé una compradora estratégica

Comprar comida puede tomar mucho tiempo. No todos podemos adquirir verduras a diario como algunos nativos del sur de Francia. Si sólo puedes conseguir fruta y verdura una vez a la semana, asegúrate de elegir vegetales más sustanciosos y que duren hasta el final de la semana. Col roja y morada, cebolla, chalote, ajo, tubérculos como el nabo y la calabacita, la zanahoria y el rábano son excelentes en este sentido. Usa primero las verduras más perecederas, como el brócoli o los berros. Al ser estratégica con los horarios de tus vegetales, deberías disfrutar una variedad a lo largo de la semana.

Prepara tandas más grandes

Además de congelar porciones adicionales de entradas, es más fácil y conveniente hacer porciones más grandes de kale crujiente, *hummus* de calabacita y verduras lavadas y picadas que puedas comer cuando tengas hambre. Guarda todo en tu refrigerador, en frascos de vidrio herméticos o en contenedores libres de BPA, y tendrás un suministro de alimentos embellecedores incluso cuando te sientas exhausta o con poco tiempo.

Haz un Licuado verde brillante maestro

Si bebes el Licuado verde brillante (página 42), intenta hacer una tanda maestra el domingo —o el día que te resulte más fácil—; guarda una porción para el día siguiente y congela otras para descongelarlas en la semana. Esto te ahorrará mucho tiempo y te ayudará a seguir este hábito tan importante lo más posible.

ELIGE LO ORGÁNICO

Seleccionar alimentos orgánicos es otra decisión a favor de tu belleza. Estos productos contienen una nutrición superior: vitaminas, minerales, ácidos grasos esenciales y antioxidantes más benéficos para nutrir tu belleza que aquéllos convencionales para nutrir tu belleza. Por definición, los productos orgánicos no incluyen organismos modificados genéticamente (OMG) y se producen sin pesticidas artificiales, antibióticos, fertilizantes sintéticos ni hormonas que afectan tu envejecimiento y tu cuerpo, al destruir tu belleza de modo acumulativo.

En definitiva, optar por lo orgánico vale el costo adicional en beneficio de tu belleza y tu salud. Si el presupuesto es un problema, revisa los "doce del patíbulo" del Environmental Working Group, para determinar cuáles son los 12 productos que es más importante consumir de modo orgánico. Si puedes gastar en versiones orgánicas de los cultivos que por lo general están rociados con pesticidas, evitarás muchísima contaminación. Busca en los mercados locales y habla con los marchantes, que acaso no tengan certificaciones orgánicas pero aún empleen prácticas de cultivo orgánico.

Sobre todo es muy importante comprar carne orgánica, de lo cual hablaremos a detalle en su momento. Resulta esencial que sepas que la etiqueta de "criado en libertad" no necesariamente significa que sea orgánico ni que alimenten a los animales con una dieta natural. Busca siempre en la etiqueta los términos "orgánico" u "orgánico y criado en libertad". De acuerdo con el Programa Nacional Orgánico del Departamento de Agricultura de Estados Unidos, para que un productor etiquete su producto como "carne orgánica", los animales deben ser criados en tierra orgánica certificada; estar alimentados con productos orgánicos sin hormonas del crecimiento ni antibióticos, ni modificados genéticamente ni con derivados de animales; tampoco pueden crecer entre pesticidas ni fertilizantes químicos.[1]

No te dejes engañar por la palabra "natural", pues los alimentos naturales no necesariamente son orgánicos. Pueden contener algunos ingredientes orgánicos o no. Si compras productos empacados, busca el sello de "orgánico certificado", que significa que contienen al menos 95% de ingredientes cultivados de esa manera. ¡Con tus elecciones de alimentos tú mismo estás votando! Al preferir alimentos orgánicos para las recetas de este libro y de manera general, contribuyes a aumentar la demanda por lo orgánico. Con el tiempo ayudarás a que los precios de lo orgánico bajen, así como a cuidar el medio ambiente y a construir y mantener tus preciadas belleza y salud.

La cruda realidad: comes lo que tu comida come

El hecho de que básicamente ingieras lo mismo que los animales que te comes es una realidad incómoda para muchos. Sin embargo, conectarte con tus alimentos significa comprender en verdad de qué están compuestos y enfrentar lo bueno, lo malo y lo feo. La dura realidad es que los compuestos en la dieta de un animal se "bioacumulan"; esto significa que se concentran en los tejidos[2] del animal y terminan en tu tenedor, ya sea que consumas una pieza de pollo rostizado o un filete de res. Si analizas de cerca el alimento de los animales criados de manera comercial, no sólo resulta incómodo, sino también aterrador y auténticamente desagradable.

En primer lugar, si consumes animales criados en fábricas —prácticamente cualquier producto sin la etiqueta de orgánico y alimentado con hierba—, lo más probable es que estés ingiriendo maíz y soya modificados genéticamente, junto con el, en apariencia, inocente pollo rostizado o la hamburguesa en la parrillada del fin de semana. En la actualidad, Estados Unidos otorga subsidios a los granjeros que cultivan maíz y frijol de soya, y hoy en día alrededor de 90% de tales cultivos en ese país se encuentran modificados genéticamente. Los productores de ganado emplean maíz y soya como la base del alimento para sus animales, no sólo porque salen más baratos, sino porque ayudan a que los animales suban de peso más rápido.[3]

Los cultivos modificados genéticamente fueron lanzados en 1996 y comenzaron con soya, maíz y algodón —la semilla de este último se suele usar en productos como aderezo de ensalada y mayonesa— antes de diseminarse hacia otros alimentos. No se ha tenido el tiempo suficiente para evaluar las implicaciones de salud para los humanos, pero investigaciones sobre los efectos del consumo de organismos modificados genéticamente (OMG) por parte de animales —con una vida más corta que los humanos— ha revelado efectos terribles, incluidos problemas reproductivos, toxicidad en el hígado y los riñones, daño al esperma y mortalidad infantil.[4, 5] Los investigadores del Baylor College of Medicine descubrieron por accidente que las ratas alimentadas con maíz con OMG tenían problemas reproductivos, y las pruebas en el alimento revelaron dos compuestos que "detenían el ciclo sexual en las hembras en concentraciones unas 200 veces más bajas que los fitoestrógenos clásicos".[6] También se descubrió en cultivos celulares que estas dos sustancias contribuyen al crecimiento del cáncer de próstata y de seno.[7]

Los cultivos de maíz y soya con OMG usan muchos pesticidas y herbicidas —como el Roundup, producido por Monsanto y diseñado para trabajar con sus semillas de cultivos con OMG— que se acumulan en los tejidos animales tras ser consumidos, de modo que la carne de estos animales contiene tales residuos.[8] Se ha demostrado que la exposición a pesticidas tiene un impacto negativo en las funciones de los sistemas reproductivo, nervioso e inmunológico, y que aumenta el riesgo de cáncer.[9]

Y espera: hay más, muchísimo más.

En una escala global, los alimentos comerciales para animales están envenenados con una abundancia de toxinas, que incluyen micotoxinas, antibióticos, priones de proteínas, pesticidas, metales pesados y patógenos bacterianos.[10] Éstas provocan todo tipo de problemas, como disfunción reproductiva, infecciones bacterianas, un desequilibrio en la flora intestinal y una disminución en la inmunidad. Es obvio que deseas evitar consumirlas, aunque por desgracia no siempre es tan simple. Ya se están formulando leyes extensas para restringir diversos compuestos químicos y patógenos en los alimentos, pero, como hemos visto durante epidemias de carne contaminada en el pasado, es imposible ejecutar un monitoreo bacteriano total.

A continuación desglosamos algunas de las toxinas más dañinas contenidas en el alimento animal comercial:

Las **dioxinas** y **bifenilos policlorados** (BPC) son contaminantes industriales que afectan los alimentos y que se han detectado sobre todo en la leche y sus derivados. Las dioxinas son toxinas muy peligrosas vinculadas con problemas reproductivos, de desarrollo y hormonales, así como el cáncer.[11] De acuerdo con la Organización Mundial de la Salud, "más de 90% de la exposición humana a las dioxinas es por medio de los alimentos, principalmente carne y lácteos, pescado y mariscos [...] El alimento animal contaminado a menudo es la causa de origen de la contaminación alimenticia".[12]

Se ha descubierto que el **mercurio** contamina los peces empleados para alimentar a determinados animales.[13] Se trata de un metal pesado que causa un daño lento pero constante en tu cuerpo, sin que lo notes. Provoca que tus membranas celulares sufran filtraciones, inhibe enzimas clave que tu cuerpo necesita para la producción de energía y la eliminación de toxinas, y oxida tus tejidos. La oxidación es una de las razones principales por las que desarrollas enfermedades, así como la causa esencial del envejecimiento.

Algunos de los alimentos para animales estudiados revelaron muestras de variedades de la bacteria ***Escherichia coli*** (aunque no la cepa O157:H),[14] así como la bacteria de la *Salmonella entérica*.[15] Hemos visto a la cepa O157:H7 asomar su horrible cabeza de vez en cuando durante epidemias, las cuales por desgracia han causado muertes. No sólo es potencialmente mortal, sino que también provoca diarrea con sangre, deshidratación y falla renal. En la historia reciente ha habido numerosas retiradas de carne de res, incluida una de más de 30 000 kilos vendidos por la National Beef Packing Company en 2013.[16]

Existen reportes consistentes de la contaminación mundial del alimento para animales con **hongos** y **esporas**.[17, 18] Las micotoxinas son metabolitos secundarios de los hongos que perjudican la salud[19] y provocan una variedad de enfermedades y trastornos. Un estudio alemán descubrió que 94% de las muestras de alimento analizadas estaban contaminadas por seis diferentes micotoxinas *Fusarium.* [20] También se han identificado formas de la peligrosa aflatoxina en alimentos contaminados.[21] Esta toxina es preocupante en particular, ya que la exposición crónica a la aflatoxina se ha vinculado con cáncer en humanos.[22]

Otro ingrediente terrible en los productos animales es… bueno, **otros animales**, y entre éstos, miembros de la misma especie que mueren en la granja industrial. Algunos alimentos comerciales incluyen carne y huesos con priones de proteínas. Tales componentes del tejido animal pueden transformarse en agentes que causan lesiones neurológicas fatales en un gran número de especies.[23] Las vacas no deben comer otras vacas. Punto.

Y luego están las cantidades enormes de **antibióticos** que se añaden de manera intencional a los alimentos comerciales para animales. Con frecuencia, los productos animales están contaminados con residuos de medicamentos añadidos a propósito a su comida para controlar las enfermedades y mejorar el rendimiento del ganado. En otras palabras, se requiere mantener a los animales vivos y lo bastante sanos para que crezcan demasiado antes de ser sacrificados. Muchos de los medicamentos añadidos a los alimentos animales no están declarados, y sus residuos se encuentran en la carne. Un estudio que examinó alimento animal en Irlanda del Norte demostró que, de 247 alimentos con medicamentos, 35% contenía antimicrobianos no declarados. Los contaminantes identificados con mayor frecuencia incluyen la clortetraciclina, las sulfonamidas, la penicilina y los ionóforos.[24] Sí, leíste bien: penicilina. ¿Cómo saber que en tu desayuno dominical de huevos y tocino te estás comiendo uno de los antibióticos más fuertes que existen?

Las granjas industriales también emplean una variedad de antibióticos para que sus pollos ganen peso más rápido, y se ha vinculado el uso de dosis bajas de antibióticos en animales con el desarrollo de cepas bacterianas resistentes a los mismos. Esto en verdad puede arrasar con tu flora intestinal, y con tu salud entera.[25] En 2011, la compañía farmacéutica Pfizer suspendió en forma temporal el uso de la roxarsona, un medicamento para aves, después de que los reportes de la Administración de Alimentos y Medicamentos de Estados Unidos (FDA, por sus siglas en inglés: Food and Drug Administration) mostraron que los compuestos en este medicamento se descomponen en arsénico inorgánico, una toxina que ocasiona lesiones en la piel, irritación respiratoria y diversos tipos de cáncer. El arsénico inorgánico se estaba filtrando a los suministros locales de agua y permanecía en el tejido de los pollos después de que los sacrificaban.[26]

Los efectos de la baja exposición crónica al arsénico no se conocen del todo, aunque varios estudios han identificado que aun la exposición de bajo nivel contribuye a deficiencias cognitivas y endocrinas.[27] Si bien se ha suspendido el uso de la roxarsona, otros medicamentos similares se usan en la producción animal, los cuales exponen a los consumidores a formas tóxicas de arsénico. Algunas personas han formulado la hipótesis de que esta sustancia tiene que ver con el aumento en los índices de autismo.[28]

Está claro que no hay nada lindo acerca de la carne comercial. Si decides consumir productos animales, busca aquéllos orgánicos, alimentados con hierbas y libres de esteroides y hormonas. De manera ideal, localiza a quien venda estos productos en el mercado local y pregúntale cómo alimenta y trata a los animales en general.

EL IMPACTO AMBIENTAL DE LA AGRICULTURA ANIMAL

Comer carne orgánica aún no resolverá los principales problemas de deterioro ambiental ocasionados por la agricultura animal, que es la causa primaria de deforestación, consumo de agua y contaminación; también es responsable de una mayor cantidad de gases de efecto invernadero que la industria del transporte. La agricultura animal para producir carne, pollo, huevos y pescado es la causante primaria de la destrucción de los bosques tropicales, la extinción de especies, la pérdida de hábitats, la erosión de la capa superior del suelo, las "zonas muertas" en el océano y más.[29] Resulta asombroso que esto no se discuta más, pero esperemos que comience a cambiar.

Si en verdad nos importa el medio ambiente, lo más determinante que podemos hacer es permanecer conscientes de nuestras opciones de alimentos y su impacto sobre la Tierra. La opción de dejar la carne, o al menos reducir su consumo en gran medida, te convertirá en una persona más hermosa y saludable, y hará lo mismo con nuestro planeta.

CAMBIO 5

INCORPORA ALIMENTOS Y RUTINAS DE BELLEZA RADICAL

Las rutinas y los ritmos diarios son fuerzas estabilizadoras con un efecto de equilibrio en tu vida. En el sentido alimenticio, la rutina es importante para establecer una excelente digestión y buenos patrones. Estos ritmos cotidianos nos brindan una sensación de estabilidad, del mismo modo en que contamos con que el sol saldrá al despertarnos y comenzar el día, y que se pondrá cada tarde al disponernos a descansar. Tal estabilidad genera un ambiente de seguridad para tu mente que ayuda a reducir la ansiedad y el estrés. En un cuerpo que no envejece tan rápido y es más bello de manera natural, se manifiesta hacia el exterior una mente más tranquila y pacífica.

Ahora que tienes información acerca de los cambios generales, aquí aprenderás algunas rutinas diarias específicas que te darán los máximos resultados de Belleza Radical para mejorar tu auténtica expresión. A continuación encontrarás algunas cosas que debes recordar, así como ideas nuevas.

Comienza el día con agua caliente con limón

Ya sabes que maravilloso es esto para tu sistema digestivo e hígado, y para ayudar a la purificación. ¡Siempre ten limones en casa y haz que este hábito sea cotidiano! Para tener beneficios digestivos todavía mayores, en especial si vives en un lugar con inviernos muy fríos, añade un poco de jengibre rebanado a este brebaje nutritivo matinal.

Bebe a diario un Licuado verde brillante

Éste es un componente esencial para el programa de Desintoxicación de Belleza de Kimberly y se encuentra perfilado en gran detalle en sus libros al respecto. Los licuados son una forma muy efectiva de obtener nutrientes, y mezclar cantidades abundantes de verduras y frutas embellecedoras facilita la digestión y la absorción de esos minerales, vitaminas y antioxidantes, mientras cargas tu sistema con fibra. Empieza a convertirlo en parte de tu rutina matutina (consulta la receta en la página 42), luego de beber el agua caliente con limón.

Toma a diario un excelente suplemento probiótico

Los probióticos fomentan una digestión óptima, lo cual deriva en una mejor absorción de nutrientes y una eliminación de desechos más eficaz. Es un suplemento muy importante para la belleza. Visita los sitios de internet de los autores para leer las recomendaciones al respecto (deepakchopra.com y kimberlysnyder.com).

Conviértete en "vegecéntrico"

Como parte de tu rutina, incluye estos componentes clave y llenos de fibra en cada alimento, ya sea una ensalada, verduras cocidas, picadas o sobre cualquier cosa que consumas. Ya no más comidas de sólo pan y carnes frías o huevos y pan tostado. Añade los vegetales para un equilibrio alcalino.

Come semillas a diario

Cada día espolvorea semillas recién molidas de linaza en tus ensaladas o come algunas de chía, remojadas, en pudines, aderezos de ensaladas o licuados. También puedes tomar un suplemento de algas ADH y AEP. Esto te asegurará el nivel adecuado de ácidos grasos omega-3 para una piel hermosa, un estado de ánimo balanceado y un corazón saludable.

Haz que la cúrcuma forme parte de tu vida

Si apenas la conoces, es el momento de comenzar a hacerte su amiga: añade cúrcuma orgánica en polvo en el té de la tarde, sopas calientes, platillos vegetarianos o en aderezos de ensaladas (consulta la receta del Guisado cremoso *masala* de verduras en la página 414).

Haz una pausa antes de cada alimento

Tómate tiempo antes de la comida y la cena para preguntarte a ti mismo qué necesita tu cuerpo en realidad. Al principio puede resultar difícil escucharte a ti mismo. Quizá sientas que deberías optar por lo que normalmente has comido en el pasado, pero conforme te mantengas receptiva y practiques preguntar y oír a tu cuerpo, lo "escucharás" de manera más intuitiva para saber qué necesitas y te sentirás más satisfecha después de comer.

Aliméntate más despacio

Tómate tiempo para nada más comer. No comas mientras lees, escribes correos electrónicos ni durante una llamada. Trata al momento de alimentarte como un acto sagrado para una mejor digestión de belleza. Incluso si sólo son unos cuantos minutos, aprovecha ese tiempo para ti mismo.

Practica la gratitud

Tómate un momento para agradecer antes de cada comida e incluso antes de cada refrigerio. Al crear un sentimiento de gratitud, tu cuerpo y tu mente entran en un estado de mayor calma y felicidad, lo cual pavimenta el camino para una digestión óptima.

Bebe té de hierbas por las noches

Esto resulta confortante y muy bueno para la digestión, y le envía la señal a tu mente de que es momento de comenzar a prepararte para dormir y rejuvenecerte. El té de *tulsi* es una opción particularmente buena. Se trata de una hierba importante en la Ayurveda, empleada en la India por más de cinco mil años, y se dice que ayuda a reducir el estrés y la ansiedad. También es un adaptógeno que equilibra el cuerpo y lo protege de los efectos de diferentes tipos de detonantes de estrés.

Intenta un ayuno diario: sólo come alimentos alcalinos hasta la hora de la comida

Algunas investigaciones acerca del ayuno intermitente, que significa pasar periodos prolongados de tiempo sin comer, demuestran que permitir que tu cuerpo se repare y rejuvenezca a sí mismo ayuda a prolongar la vida y aminora enfermedades relacionadas con la vejez.[1] Esto respalda el plan propuesto en *The Beauty Detox Solution*, que estimula a consumir el Licuado verde brillante (página 42) y agua caliente con limón por las mañanas. Esto es en esencia una especie de "ayuno", el cual consiste en ingerir hasta el mediodía sólo alimentos alcalinos muy fáciles de digerir. Al restringir los alimentos más pesados por unas cuantas horas en la mañana, añades las horas desde la cena de la noche anterior y le das a tu cuerpo periodos más largos de descanso digestivo. Esto es más suave para tu cuerpo que algunos ayunos intermitentes que prescriben alternar días de comer normal con otros días de ayuno total, en forma semanal.

Aunque algunas escuelas de pensamiento favorecen comer con frecuencia, el problema con ese enfoque es que tu estómago no tiene tiempo de vaciarse de modo adecuado ni de descomponer ciertos alimentos antes de que le des algo más para digerir. Esto contribuye a la sobrecarga digestiva. Dale más descanso y llena tus mañanas de comida alcalina como licuados, jugos, fruta y quizá algo de avena, sin la carga digestiva de alimentos muy pesados o ácidos justo al inicio del día. Si bien debes comer un refrigerio a media mañana o a media tarde, según tu constitución, intenta no comer de manera constante todo el día —a menos que tengas un problema médico específico como hipoglicemia—. Asegúrate de tomar la cena al menos tres horas antes de irte a la cama —idealmente—, a fin de que la digieras por completo antes de caer rendida.

Come en forma ordenada

Si vas a tomar una sopa líquida, lo mejor es que la ingieras al principio de la comida. El estómago primero procesa y remueve los líquidos antes de que trabaje en descomponer los alimentos sólidos. Beber muchos líquidos con alimentos sólidos no es bueno para la digestión y llega a provocar hinchazón, pues los líquidos diluyen las enzimas digestivas y hacen más lenta la digestión. Cuando comas, asegúrate de ya estar hidratada y bebe un poco de líquido conforme lo necesites. Comienza con alimentos crudos, ricos en fibra y enzimas, como las ensaladas, y continúa con otros platillos. Evita la fruta de rápida digestión al final o a manera de postre. Para saber más al respecto, revisa el libro *The Beauty Detox Solution.*

Mantén simples tus comidas

En vez de tener muchos elementos distintos en tu plato, intenta usar menos tipos de alimento y porciones más grandes de cada uno. Es más fácil para tu cuerpo digerir comidas simples y tendrás una digestión más eficiente para apoyar tu belleza.

Cómo afecta a tu belleza la temperatura de alimentos y bebidas

La temperatura de lo que comes y bebes —y no sólo aquello que comes y bebes— ejerce un impacto en tu belleza. Primero hablaremos de las bebidas. En la cultura occidental el hielo se ha vuelto ubicuo. Si vas a un restaurante, de inmediato te servirán un vaso con agua lleno de hielo. Estamos tan acostumbrados a tomar sólo bebidas extremadamente frías que la mayoría guardamos o compramos agua embotellada y otras bebidas en refrigeradores helados. ¡Algunas personas incluso le ponen hielo al vino!

Históricamente, el hielo nunca estuvo tan disponible como hoy. Esta infusión de temperaturas muy frías en nuestras bebidas —y nuestros cuerpos— es un fenómeno moderno. El frío excesivo contrae el estómago y evita que secrete en forma adecuada las enzimas necesarias, aparte de que induce un efecto de contracción y aun de "encogimiento" a lo largo del sistema digestivo.

Los sistemas medicinales antiguos de la medicina tradicional china y la Ayurveda no están de acuerdo con el agua y las bebidas heladas. La primera sostiene que las bebidas frías tienen un efecto negativo en el metabolismo y la digestión, y que su consumo durante muchos años llega a ejercer un efecto negativo en la salud de otros órganos, con lo que se crea un ambiente donde se pueden desarrollar dolor y enfermedades crónicas.

De acuerdo con el sistema de creencias de la medicina tradicional china, tomar bebidas frías bloquea canales meridianos —o caminos por medio de los cuales fluye la energía—, reduce la velocidad e incluso congestiona la circulación sanguínea y disminuye el funcionamiento de los órganos.[2] Desde el punto de vista de la belleza, este sistema médico asiático también considera que beber agua fría de manera crónica provoca hinchazón, aumento de peso, fatiga, dolor crónico, venas varicosas, mala digestión e incluso un síndrome premenstrual doloroso.[3]

Desde la perspectiva de la Ayurveda, las bebidas con hielos y heladas, así como los alimentos fríos, pueden apagar tu *agni* o fuego digestivo. Esto reduce tu inmunidad, disminuye tu resistencia a las enfermedades y permite la acumulación de *ama* o toxinas en el cuerpo. Y todo esto disminuye tu potencial de belleza.

La temperatura interna de tu cuerpo es de 37 °C. El agua fría está cerca de la temperatura del congelamiento, es decir, un poco por encima de los 0 °C. Una bebida fría conmociona tu sistema. Entonces tu cuerpo es forzado a trabajar más duro y a gastar energía preciosa para calentar lo suficiente las bebidas frías de modo que el cuerpo esté en condiciones de usarlas. Esto le resta energía que de otra manera dirigiría a reparar el colágeno de tu piel, estimular tu energía y sistema inmune, y realizar una multitud de funciones en beneficio de tu belleza.

Desde una perspectiva occidental, en algunas dietas se promueve la idea de que beber agua fría te ayuda a quemar calorías. Sin embargo, como señala cierta información de la Universidad de Washington, esto es en esencia un mito. Cuando bebes una taza de agua con hielos, quemas unas ocho calorías más que si tomaras una taza de agua al tiempo, pues tu cuerpo eleva la temperatura del agua con hielos a la temperatura corporal normal.[4]

Esta miseria calórica no es significativa y no representa ningún tipo de ayuda para perder peso. Además, lo que en realidad importa es optimizar tu salud y belleza para el largo plazo.

Acciones de Belleza Radical

- Deja de añadir hielo al agua y otras bebidas y habitúate a pedirle a los meseros en los restaurante que tampoco le pongan hielo.
- Con el tiempo, haz la transición de tomar agua y otros líquidos al tiempo o bebe tés calientes de hierbas durante el día para mantenerte hidratada.
- Si bebes agua embotellada cuando sales o viajas —y no cuando estás en casa, donde lo mejor es invertir en un buen filtro—, deja las botellas en la repisa de la cocina o en la alacena en vez de guardarlas en el refrigerador.
- Deja que tu Licuado verde brillante o tus jugos prensados en frío se entibien un poco a temperatura ambiente antes de beberlos. Mientras te acostumbras a beber licuados de verduras, las temperaturas más frías ayudan a que sepan mejor, aunque poco a poco te adaptarás a que estén más al tiempo. Ciertamente estas bebidas no deben estar calientes, pues no serían apetecibles, pero si están frías en vez de heladas seguirán siendo deliciosas.

- Es importante que apoyes tu digestión con algo caliente en la mañana, y por eso el programa de Desintoxicación de Belleza siempre recomienda beber agua caliente con limón al despertar. Mientras la bebes, saca del refrigerador tus bebidas de verduras para que se entibien un poco.

Alimentos cocidos *versus* crudos

¿Y qué hay de la comida? Existen múltiples ideas conflictivas al respecto. La medicina tradicional china y la Ayurveda están en desacuerdo con consumir muchos alimentos fríos o crudos, pues consideran que, en demasía, predisponen a enfermedades y a una "humedad" interna excesiva, y que los alimentos cocinados se digieren con mayor facilidad. En el otro extremo del espectro se encuentra la teoría de la comida cruda, la cual sostiene que se debe ingerir sin calentar, a fin de conservar sus vitaminas, así como las enzimas naturales, las cuales pueden ser destruidas durante el proceso de cocción.

Lo mejor para preservar tu balance hermoso es una combinación de alimentos crudos y cocidos. Bebe líquidos calientes a lo largo de la jornada: agua caliente con limón en las mañanas y té de hierbas durante el día o por las noches. Obtén tus enzimas y vitaminas crudas de frutas y vegetales frescos en licuados de verduras, ensaladas y fruta entera. También incluye sopas calientes, verduras cocidas, hervidas, asadas o salteadas, así como otras entradas calientes. También es buena idea tomar enzimas digestivas antes de ingerir alimentos más pesados o cocinados.

Es importante que ajustes tu dieta en forma natural para cada estación del año (consulta el Pilar 4 para más consejos por estación). Así como tu ropa cambia en cada temporada, lo mismo debería ocurrir con tus alimentos. Por ejemplo, acaso los preferirás más ligeros y crudos en la primavera, después de un largo invierno de consumir algunos más pesados. Cuando hace mucho frío, las comidas calientes mantendrán ardiendo el fuego digestivo *agni*, y de manera intuitiva te sentirás mejor con platillos más sustanciosos. En medio de un verano muy caliente, es natural que busques frutas refrescantes y jugosas, así como agua de coco. En esa época del año está bien tomar bebidas más frías, aunque de todas formas debes evitar aquéllas demasiado heladas durante todo el año por los motivos ya mencionados.

Continúa escuchándote a ti mismo y te mantendrás increíblemente equilibrado. Eres un ser dinámico que experimenta cambios y movimientos constantes a nivel celular. Tus emociones y cuanto te sucede, así como los factores del entorno y la posición geográfica, son influencias importantes en tus cambios alimenticios. Por eso es imperativo escuchar tu instinto natural y estar consciente de los cambios e influencias en las energías de tu cuerpo, así como desarrollar cada vez una mayor sensibilidad para cuidarte mejor conforme te vuelves más receptiva de las necesidades de tu cuerpo.

Los mejores alimentos para la Belleza Radical

Aunque todos los alimentos fomentan la belleza, algunos en específico ayudan a que ésta brille:

Alimentos amargos

De acuerdo con los principios de la Ayurveda, los alimentos amargos, ausentes en la mayoría de las dietas estadounidenses, contribuyen a tonificar la piel y a purificar el cuerpo. Los más amargos por lo común contienen antioxidantes y otros fitoquímicos como flavonoides y polifenoles que no sólo son responsables de su sabor, sino que también aportan beneficios fenomenales para la salud y la belleza. También ayudan a estimular y mejorar la digestión, así como a apoyar la función del hígado. Los alimentos amargos benéficos incluyen las hojas verdes de diente de león, perejil, arándano, col silvestre y melón amargo.

Incorpora alimentos amargos para tu belleza

- Añade melón amargo a tu salteado de verduras con *curry*. Búscalo en la tienda de productos asiáticos o en la sección correspondiente del supermercado.
- Usa col como una envoltura natural para hamburguesas vegetarianas, *hummus* o tacos de verduras.
- Incluye perejil en tus licuados de verduras.
- Bebe jugo de arándano diluido con agua y sin endulzar como bebida refrescante.
- Pica un poco de hojas verdes de diente de león y añádelas a tus ensaladas de verduras.

Alimentos agrios

Los alimentos agrios son otro grupo importante que, de acuerdo con la Ayurveda, auxilia en la limpieza del hígado. Aquéllos como el jitomate, limón, carambola, tamarindo y col fermentada contienen vitaminas importantes, como la A y la C.

Incorpora alimentos agrios para tu belleza

- Exprime jugo de limón en agua.
- Usa jugo de limón como la base primaria de tus aderezos para ensaladas.
- Añade pasta de tamarindo a las sopas.
- Come media taza de col agria (o chucrut) con tu cena.

Hongos

En la medicina china antigua, los hongos se consideran tónicos. Esto significa que aportan beneficios no específicos en diversos sistemas del cuerpo. Son uno de los pocos alimentos que son fuente de vitamina D, importante para mantener tus huesos y músculos hermosamente fuertes. Algunas variedades, como el *shiitake,* mejoran tu sistema inmune.[5] Las *himematsutake* son parientes del champiñón de botón común que se encuentra en casi todas las verdulerías. Los *himematsutakes* son muy populares en Japón y se cree que mejoran la piel y el cabello.[6] ¡Comer champiñones de botón puede brindarte los mismos beneficios!

Incorpora hongos para tu belleza

- Rebana hongos crudos y agrégalos a tus ensaladas (asegúrate de que sean variedades orgánicas).
- Hornea, cocina al vapor, saltea o asa hongos *portobello* como la proteína principal de tu comida, o bien como guarnición.
- Añade a tus sopas champiñones rebanados (frescos o secos).
- Intenta cocinar una de las muchas recetas con hongos de Desintoxicación de Belleza (Kimberly en kimberlysnyder.com).

Arroz negro

Al igual que el arroz integral, el negro brinda varios beneficios para la belleza, como fibra y minerales, incluidos el manganeso y el hierro. A veces se le conoce como "púrpura" o "arroz prohibido", porque en la antigua China estaba reservado para los emperadores y los nobles, en tanto que los plebeyos tenían prohibido consumirlo. Por fortuna, ahora todos los "plebeyos" tenemos acceso a este maravilloso alimento. En verdad es delicioso y posee algunas propiedades increíbles. Quizá nunca pensarías en comparar el arroz negro con las moras o las zarzamoras, pero si los pones juntos de hecho ofrecen el mismo y hermoso color púrpura. Esto se debe a que el salvado del arroz negro contiene las mismas antocianinas antioxidantes que estas frutas. Una investigación del Departamento de Ciencia Alimenticia de la Universidad Estatal de Luisiana reportó que una cucharada de arroz negro contiene más antocianinas antioxidantes saludables que una cucharada de moras, e incluso más vitamina E y antioxidantes.[7] Por eso el arroz negro es maravilloso para estimular la belleza natural de tu piel. Como con cualquier variedad de arroz, asegúrate de remojarlo durante la noche; esto hará que sea más fácil de cocinar y contribuirá a que sus beneficios nutricionales sean mejor absorbidos por el cuerpo.

Incorpora arroz negro para tu belleza

- Añade arroz negro a sopas de frijol, lenteja, de verduras u otras vegetarianas. Así tendrás una entrada deliciosa y fácil con sólo estos dos componentes nutritivos.
- Saltea arroz negro con un poco de aceite de coco y verduras para un saludable arroz frito.

Verduras miniatura

Diminutas y poderosas, éstas no sólo te ayudan a verte mejor, sino que también hacen que cualquier platillo, por sencillo que sea, luzca más hermoso. Espárcelas sobre cualquier comida. Son de las guarniciones más saludables y hermosas que puedas usar. Estos jóvenes vegetales, incluyendo la col morada, el cilantro y el brócoli, se cosechan en menos de 14 días después de su germinación y miden entre tres y 13 centímetros de largo. Contienen hasta 40 veces más nutrientes vitales que sus contrapartes maduras. Por ejemplo, la col morada miniatura aporta 40 veces más vitamina E y seis veces más vitamina C que la col morada madura. ¿Quieres una de las formas más fáciles y más efectivas en términos de espacio para nutrir tu cuerpo? Añade un puñado de verduras miniatura a tu dieta y observa cómo brilla tu piel.

Incorpora verduras miniatura para tu belleza

- Incluye verduras miniatura en tus ensaladas.
- Añádelas a tacos y hamburguesas vegetarianas en vez de usar lechuga.
- Colócalas sobre sopas o cualquier entrada, justo antes de servir.
- Licúa un cuarto de taza de verduras miniatura en tu Licuado verde brillante.

Jugo de sábila

El Memorial Sloan Kettering Cancer Center de la ciudad de Nueva York ha estudiado la sábila, incluido el jugo que se extrae de la planta, debido a sus efectos potenciales en la piel seca, la psoriasis y otros problemas dermatológicos, así como trastornos internos como el estreñimiento y la diabetes.[8] Este centro también ha hecho estudios que indican sus efectos potenciales antiinflamatorios y antioxidantes. Su jugo es bastante diferente de las versiones tropicales del gel, así que asegúrate de que la etiqueta especifique el uso como suplemento dietético o jugo. Se han reportado algunos efectos secundarios, como malestar gastrointestinal, cuando se consume a largo plazo. Como con cualquier nuevo suplemento o alimento del que no estés segura, primero consulta a tu médico.

Incorpora jugo de sábila para tu belleza

- Dilúyelo en agua con el jugo recién exprimido de unos limones.
- Añade pequeñas cantidades a tus licuados.

Raíz de maca

La maca es una raíz peruana utilizada por más de dos milenios. Está repleta de minerales como calcio y magnesio, vitaminas B, enzimas y los aminoácidos esenciales. Contribuye a equilibrar las hormonas y a estimular y nutrir el hipotálamo y las glándulas pituitarias —las "glándulas maestras" del cuerpo—, además de brindar equilibrio a tu sistema entero. Funciona como un adaptógeno y es un alimento responsivo que ayuda a regular la producción de hormonas según las necesidades individuales de tu cuerpo. Las hormonas son importantes en muchos aspectos, como tu estado de ánimo y el funcionamiento de los tejidos. Equilibrarlas resulta crucial para tu belleza en general. Se dice que la maca mejora la piel, aumenta la fertilidad e incluso auxilia con el síndrome premenstrual y la libido. Comienza con media cucharadita o menos para ver cómo reacciona tu cuerpo, si es que la ingieres por primera vez, y llega hasta una cucharadita o más durante las siguientes semanas.

Incorpora maca para tu belleza

- Disfruta un delicioso licuado de maca mezclada con plátano y leche de almendras o agua de coco.
- Agrégala a tus tés de hierbas.
- Espolvoréala sobre avena.

Hierbas comestibles

Aunque no lo creas, las hierbas contribuyen a que te sientas y te veas mejor. Son la demostración perfecta de la abundancia de los alimentos de belleza de la naturaleza: literalmente hay hierbas a donde sea que voltees. Encuéntralas en tu jardín y en el mercado. Si no estás muy segura de cuáles consumir, siempre es mejor comprarlas en el mercado. En especial, la verdolaga de flor, las hojas verdes de diente de león y el cenizo estimulan la belleza. Las hierbas son platas sustanciosas que por lo regular tienen un alto contenido de nutrientes y antioxidantes. La verdolaga de flor es una fuente excepcional de ácidos grasos omega-3, mientras que las hojas verdes de diente de león —que también son un alimento amargo— y el cenizo —que sabe a espinaca y acelga— contienen grandes cantidades de vitaminas A, C y K, además de minerales como calcio, hierro, manganeso y potasio.

Incorpora hierbas comestibles para tu belleza

- Añádelas a tus licuados.
- Cocínalas un poco al vapor o saltéalas.
- Añádelas a tus sopas.

Alimentos ricos en MSM

El metilsulfonilmetano (MSM) aporta muchas propiedades enriquecedoras para la salud y la belleza. Contiene azufre, que contribuye al funcionamiento adecuado de las proteínas en tu cuerpo. Mantiene la salud de las articulaciones y fomenta la piel hermosa. Tiene efectos antiinflamatorios y antioxidantes e incluso se dice que auxilia a la circulación. Algunas de las mejores fuentes naturales de MSM son jitomates, frambuesas, manzanas, acelgas y germen de alfalfa.

Incorpora alimentos ricos en MSM para tu belleza

- Cuando estén de temporada, come muchas frambuesas y manzanas frescas.
- Rebana jitomates y cómelos sin nada.
- Añade jitomates picados a tus sopas o guisados.
- Incorpora acelgas a tus licuados.

Té blanco

El té blanco puede ser muy bueno para mantener tu peso, y algunas personas afirman que protege del acné. Una serie de experimentos realizados en las células humanas de grasa (adipocitos) demostró que el té blanco ayuda a inhibir nuevas células de grasa mientras estimula la movilización de la grasa de las células de grasa maduras.[9]

Esto incluso puede resultar útil para combatir la celulitis. El té verde tiene muy buena fama, pero contiene un nivel bastante alto de cafeína. Todos sabemos que la cafeína puede hacernos sentir con mucha energía de manera temporal, pero de todas formas irrita el sistema nervioso. Aunque los niveles de cafeína dependen de los brotes específicos de la hierba y de los métodos de infusión que se utilicen, por lo regular el té verde contiene más cafeína que el blanco. Este último atraviesa un menor procesamiento que el verde o negro, aunque todos derivan de la misma planta (*Camellia sinensis*). Como está menos procesado, el té blanco también contiene más antioxidantes, que son geniales para mantener tu piel joven y proteger tu vitalidad.

Incorpora té blanco para tu belleza

- Compra té blanco orgánico y bébelo a lo largo del día. Deja de tomarlo después de mediodía, ya que contiene un poco de cafeína. Para mayores beneficios, añade algo de jengibre rebanado, cúrcuma o limón.

Unas palabras acerca de los suplementos

Ciertamente no debes tomar una docena de pastillas de suplementos diarios para estar sana. Y nunca alcanzarás los resultados de salud y belleza que buscas si intentas depender de las pastillas en vez de llevar una dieta superior y nutritiva, conformada en su mayor parte de alimentos enteros. Por desgracia, casi todos los suplementos en el mercado son sintéticos, por lo que son más baratos de producir y más estables.

El problema es que, con las vitaminas, algo seguro es que "más" no significa más. Las sintéticas no son ni remotamente similares a las formas de estos nutrientes en la naturaleza, los cuales obtendrías al ingerir alimentos reales. Nuestros cuerpos evolucionaron durante millones de años obteniendo estos nutrientes al unísono con incontables cofactores nutricionales presentes en la comida. Tal vez los suplementos vitamínicos no estén disponibles biológicamente en tu cuerpo, ni sean usados o absorbidos por el mismo. Aun peor, pueden ser reconocidos y tratados como toxinas, en cuyo caso deberán ser procesados y expulsados por tus órganos excretores. ¡Un estudio descubrió que los suplementos sintéticos de vitaminas incluso llegan a aumentar los índices de mortalidad![10]

Un suplemento obligatorio es un excelente probiótico, que no es un macronutriente aislado, sino que ayuda a tu cuerpo a funcionar de manera más eficiente. Recuerda que los mejores probióticos no son por necesidad aquellos con la cuenta más alta de cultivos, sino con las cepas más efectivas y diversas asimilables por tu cuerpo (consulta los sitios de internet de los autores para recursos y consejos: deepakchopra.com y kimberlysnyder.com).

¿Cuál es la mejor forma de obtener los nutrientes que necesitas? Como primer paso, asegúrate de consumir una amplia variedad de verduras, de preferencia orgánicas. También puedes comer superalimentos específicos ricos en vitaminas específicas —por ejemplo, el polen de abeja es rico en vitaminas B—. Si aún te preocupa no estar comiendo tan bien como deberías, consigue un suplemento vitamínico o multimineral de alta calidad, no sintético, y basado en alimentos enteros de alguna compañía respetada que haya realizado las investigaciones necesarias para asegurar la óptima absorción de los nutrientes. Este suplemento debería incluir vitamina D_3 —que muchas personas necesitan, sobre todo si no reciben la dosis adecuada de luz solar— y el espectro de vitaminas B, incluyendo la B_{12}. Si eres vegana, en definitiva debes tomar un suplemento de vitamina B_{12}.

Un suplemento de magnesio-oxígeno (como Detoxy +) es genial para fomentar la purificación constante (consulta la página 57). Como se recomienda en el Pilar 1, asegúrate de consumir todos los días chía, cáñamo o linaza para tu dosis diaria de ácidos grasos omega-3. Un suplemento ADH y AEP de algas es una buena protección, ya que algunas personas no convierten de modo adecuado los omega-3 en cadenas más largas de grasas ADH. Las algas son la fuente primaria de la cual los peces obtienen su ADH, y los científicos de Harvard y de la Cleveland Clinic también reportan en *The Journal of Nutrition* que el ADH de algas aumenta los niveles de colesterol bueno y disminuye los niveles de triglicéridos.[11] No se recomienda tomar cápsulas de aceites de pescado como fuente de ácidos grasos omega-3, pues a menudo se vuelven rancias y se contaminan con toxinas.

¿Cómo se lleva la sal con la belleza?

El sodio, que se encuentra en la sal, es un elemento que requieren nuestros cuerpos para funcionar adecuadamente. Ayuda a controlar la presión sanguínea y el espesor de la sangre, así como el buen funcionamiento muscular y nervioso. La mejor forma de ingerirla para la belleza es en pequeñas cantidades de sal marina de alta calidad, como la céltica o la del Himalaya. Éstas también contienen elementos y minerales traza. Se obtienen de la evaporación de cuerpos de agua salada y no mediante el proceso para producir la sal de mesa, el cual implica su blanqueamiento y dilución con agentes antiaglomerantes y otros químicos. Por este motivo, emplea sal de mar cuando cocines.

En definitiva, demasiada sal es mala para la belleza. Su ingesta excesiva aumenta el riesgo de cardiopatías, hipertensión, alta presión arterial y enfermedad del riñón. También provoca que tu piel se vea deshidratada.

El sodio en exceso genera grasa falsa, pues te hace ver hinchada y con varios kilos de más, aunque no los tengas.

Una pauta de ingesta diaria es de entre 1000 y 1500 miligramos al día o menos. Si tienes una enfermedad como las enlistadas arriba, ciertamente debes omitirla por completo. La mayoría de nosotros, acostumbrados a tantos alimentos procesados y en restaurantes con alto contenido de sodio, estamos habituados a los sabores muy salados. Cambiar tu rutina hacia alimentos más naturales y comida más simple te ayudará a volverte más sensible a ese sabor. También es buena idea añadir sal de mar a tu comida antes de ingerirla, ¡de modo que sepa más salada pero sin usar tanta sal!

PILAR 2

NUTRICIÓN EXTERIOR

Ahora que sabes cómo preparar las bases de tu belleza por medio de la dieta, hablaremos acerca de las mejores formas del cuidado externo de tu piel. Esto incluye los productos más seguros y efectivos, así como ingredientes y prácticas de cuidado de ti mismo que te ayudarán a tener uñas fuertes, cabello saludable y brillante, así como una piel limpia y resplandeciente. Al cuidarte tanto en el nivel interior como en el exterior, nutrirás tu cuerpo desde afuera y permitirás que tu belleza natural florezca lo más posible. En este pilar abordaremos los mejores y peores ingredientes y prácticas para que tu ser más hermoso se refleje de manera auténtica.

CAMBIO 6

INCORPORA INGREDIENTES NATURALES PARA EL CUIDADO DE LA PIEL

Tu piel maravillosa

Nuestro órgano más grande, la piel, es fascinante. Se trata de un órgano excretor, lo cual significa que ayuda a eliminar los desechos de tu cuerpo por medio del sudor. Tu piel recibe un tercio de la sangre que circula por el cuerpo. Así cobra sentido que, si la sangre está congestionada, esto se refleja en tu piel. Ésta es el último órgano que recibe nutrición, aunque se encuentra entre los primeros que muestran desequilibrios o deficiencias.

La piel también trabaja de manera opuesta, absorbiendo lo que se le aplica desde el exterior. Por eso es crucial que seas estratégica y te pongas los mejores ingredientes en la superficie de la piel para ayudar a reparar y respaldar su salud desde afuera hacia adentro. Esto suena obvio, pero existe demasiada mercadotecnia al respecto como para determinar qué funciona en realidad y cuáles productos no. De igual modo es fundamental evitar los múltiples ingredientes tóxicos que pueden ser absorbidos y no sólo dañar tu piel, sino además entrar al torrente sanguíneo y afectar el hígado.

Tu piel también es influida por tus emociones y tu estado mental. Diversas investigaciones demuestran que el estrés ocasiona un envejecimiento visible a nivel celular. Entre éstos se encuentra una publicada en *Proceedings of the National Academy of Sciences.*[1] Elissa Epel, una de las autoras del estudio, declara: "Ésta es la primera vez que el estrés psicológico ha sido vinculado a un indicador celular de envejecimiento en personas sanas".[2] Por fortuna, muchas de las técnicas en este pilar te ayudarán a relajar la mente y el cuerpo al tiempo que nutres tu piel desde el exterior.

La piel saludable, suave y radiante se considera el santo grial de la belleza. Si le preguntas a cualquier mujer —y a casi cualquier hombre, ¡aunque no lo digan de manera abierta!—, descubrirás que la piel hermosa está al principio de su lista de deseos de belleza. Bueno, pues llegó el momento de que cumplas tu deseo. Al trabajar con tu piel e incorporar ingredientes a tu rutina que te ayuden a nutrirla, crearás un ambiente óptimo para que crezca, se repare y se sane a sí misma. El resultado será una piel resplandeciente que reflejará tu máxima belleza.

Ingredientes naturales *versus* ingredientes químicos

Algunas personas creen que los productos caros, creados con fórmulas científicas e innovadores, son en automático las opciones más efectivas, pero esto no es necesariamente así. Los antioxidantes que se localizan en ingredientes vegetales naturales aún son considerados entre los más poderosos para el cuidado de la piel, y esto se ha demostrado de modo consistente en las investigaciones.

Como declara Richard Baxter, doctor en medicina de la Escuela de Medicina de la Universidad de Washington: "Existen suficientes trabajos publicados para convencerme de que los antioxidantes botánicos serán el siguiente gran éxito en el cuidado de la piel".[3] Quizá sea "el siguiente gran éxito", pero también han estado allí desde hace miles de años, al igual que las prácticas antiguas como el yoga y la meditación, ahora etiquetadas como *new age* o de la "nueva era". (Es irónico e ilógico, ¿cierto?) Los ingredientes sintéticos acaso tengan propiedades para estimular tu piel, pero algunos la dañan e incluso son tóxicos.[4] Esa toxicidad puede ser absorbida y viajar directamente hacia todo tu sistema.[5]

Al igual que con tu dieta, el mejor enfoque en el cuidado de la piel consiste en comprender el poder de la naturaleza, cuya belleza no tiene paralelo; si vives cerca de ella en todos los aspectos de tu vida, tu belleza natural aumentará. Elige productos no tóxicos con ingredientes vegetales naturales. Siempre y cuando no sean tóxicos, los ingredientes creados científicamente, como los péptidos aislados —que tienen el objetivo específico de minimizar la apariencia de líneas de expresión y arrugas—, pueden funcionar juntos con ingredientes naturales para crear combinaciones poderosas. La ciencia y la naturaleza casi siempre pueden trabajar juntas y en equilibrio.

Por definición, los ingredientes orgánicos están libres de pesticidas y organismos modificados genéticamente. Ten en mente que, aunque los productos contengan algunos ingredientes orgánicos, acaso no sean 100% orgánicos si hubo otros ingredientes procesados de cierto modo para hacerlos útiles o creados en laboratorio. Los minerales naturales como la mica no se consideran orgánicos porque no son vegetales. Al determinar el porcentaje de ingredientes orgánicos en los productos, también se excluyen la sal y el agua. Esto significa que algunos productos muy buenos pueden ser una mezcla de ingredientes no tóxicos derivados de la naturaleza y la ciencia, aunque no necesariamente están etiquetados como 100% orgánicos.

Literalmente existen miles de productos de belleza en el mercado, y todos ellos te gritan desde los estantes de las tiendas con sus paquetes de colores atrevidos y brillantes. Si miras las revistas, verás que cada mes aparecen ingredientes para el cuidado de la piel más nuevos y maravillosos que los anteriores. Todo esto puede ser muy confuso para determinar las mejores —y peores— opciones para tu piel.

CÓMO LEER LAS ETIQUETAS DE PRODUCTOS DE CUIDADO PARA LA PIEL (NO ES LO QUE HAS ESCUCHADO)

La FDA requiere que los ingredientes estén enlistados en la Nomenclatura Internacional de Ingredientes Cosméticos (INCI, por sus siglas en inglés: International Nomenclature of Cosmetic Ingredients). Estas etiquetas a menudo son difíciles de leer y por lo regular contienen palabras y nombres largos. Hay una afirmación sumamente simplificada y falsa que se escucha muy seguido: si no puedes pronunciarlo, no deberías comerlo ni usarlo en tu piel. No obstante, si observaras el lenguaje INCI requerido para un ingrediente natural como la manteca de karité, verías enlistado *Butyrospermum parkii*, y para el aguacate *Persea gratissima*. Estas palabras difíciles de pronunciar —que es la nomenclatura binomial de plantas— ¡asustarían a cualquiera que intentara seguir esa regla! Si no estás seguro de algún ingrediente o de un nombre en lenguaje INCI, búscalo en el directorio INCI.

Los mejores ingredientes de la Belleza Radical para el cuidado de la piel

A pesar de los ingredientes novedosos que una y otra vez lanzan las compañías para el cuidado de la piel, existen algunos elementos básicos importantes que debes incluir en tu rutina de belleza externa para el cuidado de la piel. Con el tiempo han demostrado ser los más efectivos, tanto desde el punto de vista de la investigación clínica como desde el anecdótico. Se encuentran entre los ingredientes de belleza más importantes para incluir en tu arsenal de belleza para el cuidado externo de la piel.

Antioxidantes

A menos que no hayas abierto una revista de salud o belleza en las últimas dos décadas, de seguro has escuchado acerca de los antioxidantes. Se encuentran de manera natural en la mayoría de los alimentos vegetales en diversos grados y colaboran a contrarrestar los radicales libres del envejecimiento y prevenir el daño a las células de la piel. Esto implica retrasar esos problemas molestos que todos queremos evitar, como las arrugas, la piel seca u opaca, las ojeras y las patas de gallo.

Encontrarás una muy amplia gama de antioxidantes y sus ingredientes vegetales correspondientes promocionados en diversos productos para el cuidado de la piel, desde granos de café hasta *açai*, así como una variedad de otras moras y frutas. Algunos de los ingredientes antioxidantes más poderosos se enlistan abajo.

Vitamina C

Es tan poderosa y da tan buenos resultados que ninguna rutina de cuidado de la piel debería excluirla. Está presente en muchas frutas y verduras, y se añade a los productos para el cuidado de la piel en forma concentrada. La vitamina C es considerada desde hace mucho tiempo como un ingrediente básico, cuya eficacia ha sido respaldada por investigaciones clínicas.[6] Aumenta la producción de colágeno, que con el tiempo genera una piel firme, hermosa y más gruesa, contribuye a mantenerla hidratada y disminuye las líneas de expresión y las arrugas. Como una vitamina antioxidante, ayuda a terminar con el daño causado por los radicales libres inestables y la exposición al sol,[7] y estimula la eficacia de la vitamina E. En las etiquetas, las formas concentradas de vitamina C a menudo aparecen como "ácido L-ascórbico".

Vitamina E

Hecha de tocoferoles y tocotrienoles, es otra gran vitamina antioxidante sumamente protectora de las células, y es auxiliar para que la piel retenga la humedad y se mantenga flexible y hermosa. También ayuda a revertir el daño existente, incluyendo marcas de acné y manchas. Cuando se usa en una formulación de un producto para el cuidado de la piel, también equilibra otros ingredientes como los aceites y previene que se vuelvan rancios. El acetato de tocoferol es una forma artificial de vitamina E que a menudo se enlista en las etiquetas de los productos. Está hecho de una combinación de vitamina E derivada en forma natural y otros compuestos químicos como el ácido acético. Es preferible usarla natural.

Vitamina A y sus derivados

Desde la década de 1980 se han realizado diversas investigaciones acerca de este ingrediente, las cuales han demostrado que es un tratamiento antienvejecimiento altamente efectivo. Colabora para mejorar la comunicación celular y, en efecto, le dice a las células que se corrijan a sí mismas. Esto mejora la apariencia de las arrugas y aporta firmeza para que tu piel se vea más saludable y joven. Es la precursora de los retinoides, que pueden ser aplicados en forma tópica o bien ingeridos, ya que el cuerpo humano no los produce. Estos retinoides o ácidos retinoicos vienen en varias formas, incluidos el retinol, el palmitato de retinol, la tretinoina y el tazaroteno. Para comprar algunos se requiere receta médica, pero el retinol y el palmitato de retinol se encuentran en diversos productos que se pueden adquirir sin la misma. Esta categoría de ingredientes ha demostrado ayudar a mejorar la suavidad de la piel y su brillo, además de revertir la decoloración y reparar el daño celular estructural como cicatrices, líneas de expresión, arrugas e incluso acné.

Todo esto es maravilloso, pero —y aquí hay un gran "pero"— algunas personas consideran que los retinoides son tóxicos. Esto se debe en gran medida a su habilidad de volverte más sensible a la luz solar y por la manera en que afectan el embarazo. El Environmental Working Group declara:

> Información de un estudio de la FDA indica que el palmitato de retinol, cuando se aplica a la piel en presencia de luz solar, puede acelerar el desarrollo de tumores y lesiones en la piel. La FDA y las agencias de salud noruega y alemana han expresado la preocupación de que la aplicación diaria de cremas con vitamina A puede contribuir a un exceso en la ingesta de vitamina A en mujeres embarazadas y otras poblaciones.[8]

Los retinoides también pueden ser irritantes e intolerables, así que asegúrate de platicar con tu dermatólogo y evaluar si son buenos para ti en cualquiera de sus formas. Son considerados ingredientes altamente efectivos, pero desde el punto de vista de su toxicidad no resultan del todo seguros. Una vez más, evalúa y decide qué es lo mejor para ti y para tu piel. Si eliges seguir este camino y recurres a los derivados de la vitamina A, usa una fuerte protección solar o evita por completo el sol. Y recuerda que todas las mujeres que intenten embarazarse o estén embarazadas deben evitar los retinoides por completo.

Alfa hidroxiácidos (AHA)

La exfoliación permite que tu piel se deshaga de las células viejas y dañadas de la superficie para que en su lugar crezcan células nuevas y frescas. Si no retiras las viejas células es más difícil para tu cuerpo absorber los ingredientes de tus productos para el cuidado de la piel; lo más seguro es que se queden en la superficie de las células más viejas y muertas, y no te beneficiarán. ¡Qué desperdicio! Esto es similar al concepto de desintoxicación interior. Debes hacer espacio para que los nuevos materiales puros entren y sean absorbidos y asimilados, de modo que sirvan como combustible de tu belleza.

Los alfa hidroxiácidos (AHA) exfolian sin necesidad de frotar la piel con abrasivos densos como granos, gránulos, semillas de durazno y similares, los cuales pueden romper los vasos capilares y dañar los poros. Sin embargo, si tu piel es oscura o particularmente sensible, ten cuidado de evitar la irritación. Existen diversos tipos de AHA y diferentes potencias para elegir, incluyendo el ácido málico, el mandélico, el láctico y el glicólico. Los ácidos mandélico y málico tienden a ser mucho más seguros para la piel oscura, aunque si no estás segura de cuál AHA es mejor para ti, consulta a tu dermatólogo y pídele que te indique qué potencia usar. Los AHA también pueden volver tu piel sensible a la luz solar, así que asegúrate de protegerte en forma adecuada.

Té verde

Es un ingrediente fantástico para incluir en tu rutina del cuidado de la piel debido a sus polifenoles, un tipo de flavonoide que lleva a cabo una poderosa actividad antioxidante. Al aplicarse tópicamente, el té verde reduce la inflamación de la piel y, por lo tanto, previene o retrasa la formación de líneas de expresión y arrugas, además de que reduce la piel colgada. Algunos estudios han demostrado que también puede reducir el daño por la contaminación ambiental y la luz solar.[9]

Péptidos

Son fragmentos de proteínas que han demostrado tener algunos efectos benéficos en la piel. En particular, ayudan a sanar el tejido dañado por cicatrices y arrugas, y estimulan la producción de piel saludable y normal. Algunas investigaciones han demostrado que los péptidos colaboran para mejorar la comunicación celular,[10] al regular el intercambio y los índices de crecimiento entre las capas de las células de la piel. Asimismo previenen la oxidación nociva que daña la piel y tienen propiedades antiinflamatorias que la ayudan a sanarse a sí misma.

Ácidos grasos esenciales (AGE)

Éstos reducen la cantidad de humedad que se pierde por medio de tu epidermis —la capa exterior de la piel—, y por lo tanto la mantienen suave y elástica en vez de seca. Son particularmente protectores en climas fríos o de mucho viento, los cuales llegan a despojar la barrera de lípidos de la piel y contribuir a problemas como el eczema. Las propiedades antiinflamatorias de estos ácidos grasos esenciales también son buenas contra el eczema y la psoriasis, así como para prevenir la inflamación que favorece el envejecimiento.

Existen muchas fuentes naturales de estos ácidos grasos esenciales, como manteca de karité, nuez de la India, jojoba, rosa mosqueta, ajonjolí, grosella negra, onagra, semilla de camelia, almendra, semilla de durazno, argán, semilla de cáñamo, árbol del té, *kokum* o garcinia índica, semilla de calabaza, aceitunas, semilla de comino negro, coco, bayas marinas, aguacate, borraja, *tamanu* y aceites de nueces.

Ácido hialurónico (AH)

El cuerpo usa el AH para crear nuevas células. Se trata de un compuesto natural que se encuentra en la piel. Conforme envejecemos, producimos menos cantidad del mismo, así que añadirlo ayuda a reparar la piel y reducir la inflamación. Como un ingrediente de productos para el cuidado de la misma, no sólo ayuda a brindarle humedad, sino que también la mantiene ahí, con lo que previene la pérdida de humedad para lograr una piel suave todo el tiempo, mientras la protege del polvo, los desechos y los contaminantes. No penetra demasiado profundo y permanece cerca de la superficie. Antes, el ácido hialurónico se producía a partir de la cresta de los gallos, aunque por fortuna ahora se genera en el laboratorio por medio de un proceso de fermentación que incluye materiales vegetales.

Arcilla

Existen diferentes tipos de arcilla. Éstas son un ingrediente altamente benéfico para incluir en las mascarillas, las cuales a veces se dejan de lado en la rutina del cuidado de la piel, aunque aplicarlas sea una herramienta antigua de belleza muy benéfica, si se emplea al menos una vez por semana —según tu tipo de piel—, para ayudarte a mantenerla hermosa a largo plazo. Se trata de un ingrediente con la habilidad de absorber el exceso de grasa, polvo y toxinas nocivas de la piel, conformada por diferentes minerales únicos en cada tipo de arcilla. Estos minerales ayudan a rejuvenecer la piel, ya que la arcilla exfolia y estimula la circulación de la sangre. Si la usas con regularidad, tu piel se verá más fresca. Una mejor circulación y la eliminación de desechos de tus poros lograrán que ésta brille al instante.

La arcilla rosa es blanca suave, muy buena para la piel de normal a seca, pues la limpia y exfolia con cuidado y mejora su condición. Su tonalidad clara se debe a los óxidos de hierro que contiene. La arcilla blanca, también conocida como arcilla de China, está compuesta básicamente de caolinita y es la más suave. Estimula la circulación hacia la piel y al mismo tiempo exfolia y limpia. La arcilla verde francesa consiste sobre todo en montmorillonita y es altamente eficaz para extraer grasas y toxinas de la piel. Además de nutrirla con minerales y fitonutrientes, es excelente para la piel grasosa y por lo común se incluye en los tratamientos corporales de los *spas*. No se recomienda para pieles sensibles o secas. Por su parte, la arcilla de caolinita amarilla es suave y estimula la circulación a la piel, por lo que es adecuada para usarse en aquéllas sensibles y secas.

La arcilla bentonita se deriva de depósitos de ceniza volcánica erosionada. Absorbe toxinas como metales pesados y otros contaminantes de la superficie de tu piel como si fuera una esponja de cocina. Su habilidad para unir y absorber toxinas posee un aspecto eléctrico: tiene una carga eléctrica negativa y atrae moléculas cargadas positivamente. Y como la mayoría de las toxinas están cargadas positivamente, la arcilla en su forma natural las elimina conforme las jala y atrapa desde su núcleo.[11]

AGUA DE ROSAS: UN INGREDIENTE ANTIGUO DE BELLEZA

La rosa es una de las flores más admiradas universalmente por su belleza y dulce fragancia, pero ¿qué puede hacer por tu piel? En la antigua Roma, el agua de rosas se usaba como limpiador. Algunas personas incluso se bañaban en ella. También ha sido parte del cuidado de la piel en la India durante miles de años. Al igual que los alimentos naturales, los ingredientes naturales para el cuidado de la piel te brindan sus propiedades embellecedoras. El agua de rosas pura y verdadera se crea a partir de la destilación al vapor de pétalos de rosa de Damasco. Tiene un olor delicado y delicioso, todo lo contrario de las fuertes fragancias sintéticas y nauseabundas que se usan en los aerosoles tóxicos y los aromatizantes para autos.

Se dice que el agua de rosas tiene propiedades antibacterianas y antisépticas, y se cree que contribuye a la restauración del pH de la piel y que cierra los poros. Asimismo se considera que es antiinflamatoria y que regenera los tejidos de la piel. Los azúcares y aceites naturales de los pétalos de la rosa guardan la humedad en tu piel y permiten que se vea más lisa y suave —justo como esos hermosos pétalos—. Además, su fragancia natural calma el sistema nervioso y te ayudará a reducir el estrés, otro factor clave para mantener tu piel joven y saludable.

Busca agua de rosas pura en alguna tienda de productos saludables y añade unas gotas a tu crema limpiadora o humectante. También puedes usarla como tonificante, ya sea pura o mezclada con un poco de *hamamelis*. Frótala con suavidad sobre la piel con un algodón después de la limpieza.

La seguridad de los cosméticos: crucial para tu belleza general

El hecho de que un cosmético se encuentre en un estante de la farmacia no garantiza que sea seguro o que no tendrá ramificaciones tóxicas en tu cuerpo. La FDA carece de autoridad para exigirle a las compañías que prueben la seguridad de los productos cosméticos, la mayoría de los cuales, junto con sus ingredientes, no son aprobados ni revisados antes de llegar a las tiendas. La FDA sólo lleva a cabo revisiones de ciertos aditivos de color e ingredientes activos clasificados como medicamentos sin receta antes de que salgan al mercado.[12, 13] Tampoco está facultada para exigir que se retiren cosméticos nocivos, y los fabricantes no están obligados a reportarle lesiones relacionadas con cosméticos. La FDA confía en que las compañías reportarán las lesiones de manera voluntaria[14] —sí, leíste bien: ¡de manera voluntaria!

En la Unión Europea, los cosméticos están regulados en forma mucho más estricta y más de mil ingredientes han salido de circulación. En contraste, la FDA sólo ha prohibido una fracción de los mismos, incluidos algunos aditivos de color y otras sustancias.[15] Otro hecho alarmante es que las leyes federales de Estados Unidos permiten a las compañías dejar algunos ingredientes químicos fuera de las etiquetas de los productos, como aquellos que se consideran secretos de marca y algunos componentes de fragancias y nanomateriales.[16]

Dado que la FDA no juega un papel importante en la regulación de la seguridad de los ingredientes, ha autorizado a la industria cosmética que se controle a sí misma mediante el comité de Revisión de Ingredientes Cosméticos. Hasta la fecha, a sus treinta y tantos años de historia, este comité sólo ha declarado 11 ingredientes o grupos químicos como no seguros,[17] y las empresas no tienen la obligación de cumplir sus recomendaciones en cuanto a restringirlos.[18]

De modo que no parece que se lleve a cabo una vigilancia real. ¿Eso dónde nos deja como consumidores?

Los ingredientes de los cosméticos no sólo se absorben por medio de la piel, sino que se tragan e inhalan en los aerosoles y polvos. Muchos de ellos perturban las hormonas y ocasionan daños reproductivos y de desarrollo, así como reacciones alérgicas, aparte de actuar como carcinógenos y dañar el cuerpo de otras maneras.[19, 20] Es de suma importancia comprender las etiquetas y los ingredientes, ya que, como advierte la FDA, descripciones como "hipoalergénico" o "natural" pueden "significar cualquier cosa o simplemente nada".[21] No asumas que las compañías o cualquier organización —gubernamental o de otro tipo— están velando por tus intereses. Es importante leer las etiquetas e investigar la ética de las marcas que eliges usar encima y dentro de tu cuerpo. A final de cuentas debemos cuidar a nuestras familias y a nosotros mismos, sin dejar nuestra seguridad en manos de nadie.

Ingredientes para el cuidado de la piel que debes evitar

En los maquillajes, en los productos comerciales para el cuidado de la piel y en otros de cuidado personal hay incontables toxinas y aditivos. Pero hay algunos peores que otros. Para mayor información, existen dos fuentes excelentes para consultar acerca de la toxicidad de productos e ingredientes específicos: la Campaña de Cosméticos Seguros (safecosmetics.org) y la Base de Datos de Cosméticos Skin Deep del Environmental Working Group (ewg.org/skindeep). Estas organizaciones, así como ciertos reportes, consideran que los ingredientes tóxicos pueden dañar el ADN, actuar como carcinógenos, provocar anormalidades en órganos como el cerebro, el hígado, el riñón y otros, producir reacciones alérgicas o de otros tipos, así como dañar los ojos, el sistema nervioso, el reproductivo, y provocar defectos de nacimiento.[22] La lista de estos posibles peligros continúa creciendo conforme más químicos son introducidos y estudiados.

A continuación enlistamos los ingredientes más evidentemente tóxicos y que debes evitar. De nuevo, ésta es apenas una gota en el océano y no una lista exhaustiva:

- Peróxido de benzoílo
- Colorantes y tintes sintéticos o artificiales FD&C (por la Food, Drug and Cosmetic Act de Estados Unidos)
- Propilenglicol y butilenglicol
- Dietanolamina, monoetanolamina y trietanolamina
- Metil, butil, etil y propilparabenos
- Lauril sulfato de sodio y lauret sulfato de sodio
- Dioxina
- Polietilenglicol
- Avobenzona
- Ftalatos
- Triclosán
- DMDM hidantoína e imidazolidinyl urea

MASCARILLA RADICAL ANTIENVEJECIMIENTO

Esta mascarilla nutritiva dejará tu piel humectada, suave y radiante. Si la usas con regularidad, te ayudará a evitar las arrugas y la hinchazón. Estos ingredientes son ricos en enzimas nutritivas, vitamina E y aceites y grasas embellecedoras.

INGREDIENTES

1 cucharada de miel orgánica pura
1 cucharada de aceite de almendras
1 cucharada de agua de rosas

INSTRUCCIONES

1. Mezcla los ingredientes en un tazón pequeño.
2. Aplica en rostro y cuello y deja reposar de 15 a 20 minutos.
3. Enjuaga.

Ingredientes para protección solar: navegar entro lo tóxico y lo seguro

Desde hace mucho sabemos que el bloqueador solar auxilia a proteger contra el cáncer de piel y el daño solar. El riesgo no está por completo relacionado con la cantidad de sol que toca tu piel sin proteger, pues la exposición de cuando eras una niña puede derivar en un mayor riesgo de cáncer de piel en la vida adulta, y no necesita ser drástica. Sin embargo, la mejor regla a seguir consiste en protegerte en la medida de lo posible de la radiación ultravioleta del sol (rayos UV). Los médicos también aconsejan que uses un bloqueador de número alto. Y si adoptas medidas sencillas, como usar un sombrero para el sol con visera amplia, sentarte en la sombra y usar lentes resistentes a los rayos UV, puedes evitar usar bloqueadores.

También sé consciente de que existen múltiples ingredientes tóxicos en la mayoría de los bloqueadores. Cuando elijas uno, busca productos con el ingrediente activo de óxido de zinc o dióxido de titanio, pues son protectores físicos que reflejan los rayos UV de tu piel, en vez de químicos.

A continuación presentamos algunos ingredientes para el cuidado de la piel que son tóxicos y debes evitar.

Oxibenzona (o benzofenona)

Aunque la Academia Estadounidense de Dermatología afirma que la oxibenzona es segura, el Environmental Working Group y otros expertos en toxicología creen que se vincula con problemas hormonales y un daño celular potencial que puede derivar en cáncer de piel.[23] Algunos estudios han vinculado su uso durante el embarazo con bajo peso al nacer,[24] lo cual puede ocasionar serios problemas de salud en otras etapas de la vida, así como impactar en el sistema suprarrenal[25] y reducir los niveles de testosterona en los hombres.[26]

Nanopartículas

Se trata de partículas sumamente minúsculas que se añaden a los protectores solares y que la piel absorbe con facilidad. Como son unas cien mil veces más pequeñas que el ancho de un cabello humano, pueden penetrar la barrera sanguínea del cerebro, lo cual provoca daños o cambios genéticos en las células cerebrales.[27] Asegúrate de que los ingredientes de tu bloqueador solar estén en una forma que no sea "nano". Esto también aplica para ingredientes más seguros como el óxido de zinc y el dióxido de titanio, pues este último, convertido en micropartículas, ha sido vinculado con daño celular.[28]

Palmitato de retinol

En un estudio en animales de laboratorio del Programa Nacional de Toxicología de Estados Unidos se descubrió que, cuando la piel se trata con una mezcla de palmitato de retinol —un derivado de la vitamina A— y crema para la piel, y se expone a la luz ultravioleta, la crema con esta sustancia estimuló el crecimiento de lesiones y tumores.[29] Como ya comentamos, aunque la vitamina A se considere como un ingrediente maravilloso para el cuidado de la piel en su estado natural, se debe restringir a las cremas de noche para quienes decidan usarla y nunca bajo la luz solar.

Octil metoxicinamato (octinoxato, eusolex 2292 y uvinul MC80)

Se cree que este ingrediente genera radicales libres dentro de la piel, lo cual puede ocasionar daño celular y del ADN. Es similar a la oxibenzona y funciona con otros potenciadores de penetración para entrar por la piel y acumularse en el cuerpo. Tiene el potencial de crear efectos fototóxicos; es decir, que las reacciones tóxicas sean provocadas por la luz.[30]

Padimato O (ácido paraaminobenzoico o APAB)

Como puede ser muy irritante para la piel, se ha excluido de la mayoría de los protectores solares. Sin embargo, vale la pena buscarlo en la etiqueta por si aún lo emplean algunas marcas. De acuerdo con el Environmental Working Group, éste puede liberar radicales libres, crear reacciones alérgicas, daño en el ADN e inducir actividad estrogénica, además, esa organización implicó al padimato O como una nitrosamina, una clase de compuestos que puede ser carcinógena.[31]

TRATAMIENTO SOLAR SUAVIZANTE

Los aceites de almendra, argán y oliva son particularmente buenos para reponer la humedad en la piel seca y contienen vitamina E y minerales nutritivos. Se cree que el aceite de naranja dulce es muy efectivo para rejuvenecer y revitalizar la piel dañada por el sol.

INGREDIENTES

2 cucharadas de aceite de almendra
1 cucharada de aceite de argán o aguacate
8 gotas de aceite esencial de naranja dulce

INSTRUCCIONES

1. Combina los ingredientes hasta que estén bien mezclados.
2. Frota en las áreas expuestas al sol.
3. Aplica dos o tres veces al día.
4. Para una consistencia más firme y cremosa, guarda la mezcla en el refrigerador dentro de un contenedor de vidrio o libre de BPA.

Axilas hermosas: desodorantes y antitranspirantes tóxicos *versus* seguros

Una manera hermosa que tu cuerpo ha diseñado para desintoxicarse es permitir que los desechos se evaporen a través de los poros de la piel. Un área clave donde se desintoxica es en las axilas, donde se localizan las glándulas sudoríparas y los ganglios linfáticos. El concepto moderno de usar antitranspirantes para que no suden las axilas puede contener la toxicidad. Esto es antinatural y tampoco se recomienda.

No es buena idea obstruir los canales normales del cuerpo para la eliminación de desechos. Si te preocupa la humedad excesiva, puedes limpiarte las axilas durante el día, y hay soluciones naturales para prevenir el olor. Ten en mente que, conforme transformes tu dieta y mejores tu digestión y la eliminación de los desechos de tu sistema, tu nivel de olores corporales ofensivos disminuirá de manera natural. Quizá de todas formas desees usar algo para asegurarte de que siempre tendrás un olor a fresco y limpio. De ser así, es fundamental que elijas tu desodorante con sabiduría. Los comerciales contienen algunos materiales potencialmente tóxicos que debes intentar evitar. Algunos de sus ingredientes incluyen aluminio, parabenos, propilenglicol, triclosán, TEA, DEA, colorantes artificiales, ftalatos y talco.

Se ha vinculado el aluminio con el alzheimer, cáncer y reacciones alérgicas. Algunas personas debaten el vínculo entre el tipo de aluminio que se usa en los desodorantes y estas enfermedades,[32] pero otras creen que vale la pena evitarlo. Algunos han sugerido que los compuestos de aluminio en los antitranspirantes pueden ser absorbidos a través de la piel y convertirse en un factor de riesgo para la salud, aunque se necesita mucha más investigación para asegurar que están relacionados. Con todas las alternativas que existen hoy en día en diversos desodorantes, de seguro puedes evitar el aluminio si así lo decides.

Los parabenos imitan la actividad del estrógeno en el cuerpo, y como el estrógeno fomenta el crecimiento de las células cancerígenas de los senos, y una mujer tiene ocho veces más probabilidades de desarrollar cáncer de seno en la parte del pecho más cerca de la axila, los científicos están estudiando la conexión, aunque son necesarios más estudios e investigaciones para asegurarlo.

DESODORANTE RADICALMENTE SEGURO

¡Es fácil hacer tu propio desodorante que sea seguro y eficaz al eliminar el desagradable olor de las axilas! En esta versión de hazlo tú mismo, el aceite de coco y el bicarbonato de sodio tienen propiedades antibacterianas y previenen el olor, en tanto que el extracto de toronja posee un olor fresco y radiante, así como propiedades antibacterianas y antisépticas. Por su parte, la fécula de cúrcuma espesa el desodorante en una forma sólida para aplicarlo con facilidad.

INGREDIENTES

3 cucharadas de aceite de coco
3 cucharadas de bicarbonato de sodio
1½ cucharadas de fécula de cúrcuma
40 gotas (más o menos) de extracto de toronja

INSTRUCCIONES

1. En un tazón, mezcla los ingredientes hasta que obtengan una consistencia pastosa.
2. Guárdalo en el refrigerador entre 20 y 30 minutos para que el aceite de coco se solidifique, si es que se volvió líquido durante la mezcla.
3. Coloca la pasta en un pequeño contenedor de vidrio o libre de BPA.
4. Toma un poco de la mezcla con los dedos y aplícala directo a tus axilas.
5. Para que tu desodorante conserve su estado sólido, asegúrate de guardarlo en un lugar fresco. ¡Y aunque se vuelva un poco líquido, seguirá funcionando igual de bien!

CAMBIO 7

REALIZA PRÁCTICAS PARA NUTRIR TU PIEL DESDE EL EXTERIOR

En el Pilar 1 aprendiste a estimular tu belleza desde el interior, al comer alimentos con propiedades únicas que promueven la circulación y respaldan los procesos naturales de tu cuerpo. Mucha gente no se da cuenta de que, además de usar los productos correctos para el cuidado de la piel, hay muchas cosas que se pueden hacer para mejorar las funciones del cuerpo desde el exterior.

Apoya la circulación linfática para una mejor desintoxicación y un envejecimiento retardado

La mayoría de la gente no piensa en esto demasiado, pero tenemos un sistema circulatorio secundario dedicado a la sanación y la inmunidad conocido como sistema linfático. Formado por el bazo, el timo, la linfa, los ganglios y los canales linfáticos, así como las amígdalas y los adenoides, este sistema trabaja en forma directa con el circulatorio cardiovascular para mantener en equilibrio los niveles de sangre y de fluidos linfáticos y expulsar las toxinas del cuerpo. El líquido exprimido de la sangre, llamado fluido intersticial o linfa, transporta los desechos hacia los ganglios linfáticos por medio de una serie de vasos parecidos a las venas. Allí el fluido se neutraliza, se filtra y con el tiempo es regresado al torrente sanguíneo. Estos vasos también portan células inmunológicas a través del cuerpo para la defensa contra las infecciones.

En Ayurveda, la linfa se llama *rasa* y forma parte del plasma, considerado a su vez parte del *dhatu* primario o estructura del cuerpo. La *rasa* saludable es esencial para que surja en el cuerpo el siguiente *dhatu*, que es la *rakta* saludable o sangre y, en consecuencia, los otros *dhatus*. Se dice que la *rasa* gobierna tus respuestas emocionales y de deseo: otra buena razón para mantenerla fluyendo.

A diferencia del sistema cardiovascular, el corazón no bombea el sistema linfático, que básicamente circula por sí mismo. Lo que estimula este sistema es la gravedad, las contracciones musculares y ciertas formas de movimiento y manipulación. Si tu circulación linfática se vuelve lenta, entonces se acumulan las toxinas, que son las precursoras del envejecimiento acelerado.[1] Los dolores y molestias también pueden aparecer si tu sistema inmunológico está bajo. Esto afecta en forma adversa tu glándula timo, las amígdalas y el bazo, que a su vez pueden debilitarte frente a las enfermedades. La medicina tradicional china cree que el bazo juega un papel central en tu vitalidad y fuerza.

Debido a que los dos sistemas trabajan juntos, al incorporar los alimentos recomendados en el Pilar 1 para tu sistema cardiovascular de igual modo beneficiarás al linfático. Sin embargo, dado que tu todopoderoso corazón no bombea el sistema linfático, existen métodos específicos para ayudarlo y que se aplican en la parte externa del cuerpo. A continuación te presentamos algunos métodos maravillosos que puedes incorporar para apoyar tu sistema linfático y nutrir una piel resplandeciente y saludable desde el exterior:

Date un masaje

Los masajes son increíblemente buenos para la desintoxicación. Al estimular los vasos sanguíneos y linfáticos se mueven los fluidos y se mejora la circulación. Los masajes profesionales son maravillosos, así como la práctica regular del automasaje.

Practica *abhyanga*

Esta forma antigua de automasaje es una poderosa práctica antienvejecimiento que puedes incorporar a tu rutina diaria con facilidad. El *abhyanga* te hará sentir rejuvenecido, suavizará tu piel y contribuirá a un mejor tono de la piel en general, además de fomentar el tono muscular. En Ayurveda se cree que trabajar en forma manual en la superficie de la piel ayuda a la estructura y la salud de los músculos, ya que existe una conexión entre la salud de ambos. Algunas de las propiedades más profundas y desintoxicantes del *abhyanga* son acumulativas y a largo plazo, de modo que tal vez no observes sus beneficios inmediatos, pero muy probablemente te sentirás vigorizada por el movimiento ¡mientras confías en que bajo la superficie está ocurriendo una desintoxicación más profunda! Como sabes, la importancia de mejorar la circulación y la desintoxicación —que es parte de lo que se trata el *abhyanga*— no puede subestimarse debido a su rol de mantener tu salud y belleza a largo plazo.

El *abhyanga* ha sido parte de la Ayurveda durante miles de años y acaso sea la práctica antienvejecimiento más importante que puedes aplicar en tu vida diaria. Ésta es una afirmación bastante fuerte, pero el *abhyanga* puede auxiliar a equilibrar tu mente y tu cuerpo, aliviar la fatiga, proveer estamina, mejorar el sueño, brindar una mejor complexión y brillo a la piel, aumentar la longevidad y fomentar la nutrición del cuerpo en general. Quizá te muestres escéptico y no creas que una simple práctica de automasaje en realidad brinde todos esos beneficios: conforme avances en la comprensión del sistema circulatorio y linfático, de seguro te darás cuenta de estos beneficios y valorarás qué tan bueno es el *abhyanga* para retardar el envejecimiento.

En primer lugar es importante que aprendas más acerca de tu piel. Aparte de ser uno de los órganos excretores más importantes, es el más grande de percepción sensorial. Recibe mucha información del exterior y está conectada con todas las partes del cuerpo por medio de miles de nervios a lo largo del sistema nervioso. De por sí la Ayurveda cree que tocar la parte exterior de la piel ejerce un gran impacto en el sistema nervioso, mientras que éste, a su vez, incide en el sistema endocrino y el inmunológico. Un sistema nervioso desequilibrado puede manifestarse en una preocupación excesiva, una disminución de la energía, una digestión desbalanceada, y a la larga favorecer la aparición de arrugas más abundantes y profundas, ya que uno envejece con mayor rapidez cuando este sistema se encuentra en desequilibrio.

El estrés y las toxinas se acumulan de manera constante en la mente y el cuerpo, aunque por fortuna el *abhyanga* contribuye a disolverlas en lo cotidiano. La Ayurveda afirma que al trabajar manualmente sobre la piel puedes traerte a ti mismo al momento presente y reducir el exceso de energía *Vata*, o una abundancia del elemento aire que te hace sentir voluble, ansioso y no centrado. En otras palabras, el sentido del tacto ayuda a calmar tu mente hiperactiva e inquieta mientras se recarga y te rejuvenece.

A nivel físico, de acuerdo con los textos de la Ayurveda, el *abhyanga* previene la acumulación de toxinas fisiológicas, conocidas como *ama,* y lubrica los músculos, tejidos y articulaciones, con lo que promueve la flexibilidad. Los textos antiguos de la Ayurveda afirman que asimismo mejora la suavidad y el brillo de la piel. Hacer ejercicio o tomar un baño caliente después de practicarlo contribuye a que el aceite penetre en la dermis, con lo cual se nutren el colágeno y la elastina. La penetración del aceite en la piel también permite eliminar toxinas y desechos, al mismo tiempo que mejora la salud de los vasos sanguíneos.

Respecto al aceite para los masajes, el de ajonjolí es el mejor para usar en invierno, porque se considera cálido, mientras que el de coco es refrescante y se recomienda durante los meses de verano más cálidos. De igual modo puedes usar aceites especiales ayurvédicos de hierbas, que puedes adquirir con algún proveedor ayurvédico confiable o en línea, o bien fabricar tu propio aceite para masajes. Asegúrate de que cualquiera que uses sea orgánico, sin refinar y prensado en frío.

Lo mejor es que realices tu práctica de *abhyanga* por la mañana, para liberar las toxinas que se hayan acumulado durante la noche y rejuvenecerte durante el día. Para evitar que resbales, te recomendamos sentarte en el piso o en una silla cerca de la regadera. Comienza calentando un poco el aceite que hayas elegido al sostenerlo bajo el chorro de agua por unos minutos. Luego pon en tus manos un poco y masajea todo tu cuerpo entre cinco y diez minutos, aplicando presión uniforme con la palma y los dedos de la mano. Ejerce una presión menor en las áreas sensibles, como la parte superior del torso, el pecho, el corazón y el abdomen. Al masajear este último, comienza del lado derecho —desde tu perspectiva al mirar hacia abajo— y luego haz un movimiento circular hacia arriba, luego a lo ancho, hacia abajo y al lado izquierdo. Esto ayuda al canal natural de la digestión. Dedica unos momentos a realizar este camino circular.

Después toma más aceite y masajea las plantas de tus pies, las palmas de tus manos y la base de tus uñas, donde hay muchas terminaciones nerviosas. No olvides el rostro, las orejas ni el cuello. ¡Dales un poco de amor también! No te preocupes: los aceites orgánicos y puros no deberían sacarte granos. (Si tienes una piel excesivamente grasosa y esto te preocupa, evita el aceite en el rostro.) Los días que te laves el pelo —entre una y cinco veces por semana, según tu tipo de cabello—, masajea todo el cuero cabelludo. Haz movimientos circulares sobre áreas redondeadas como tus pies, tu cuero cabelludo y tus extremidades. Si no dispones de mucho tiempo, enfócate en los pies y el cuero cabelludo, pues la Ayurveda enseña que éstas son las áreas más importantes para estimular con el tacto.

Cuando termines, asegúrate de haberte frotado todo el aceite posible, sobre todo en los pies. ¡Ten mucho cuidado y limpia todo el excedente de los pies antes de entrar a la regadera! Es común usar demasiado al principio, aunque pronto determinarás la cantidad correcta. Retíralo con una toalla limpia. Luego puedes hacer ejercicio o ir directo a darte un baño con agua caliente. El calor del ejercicio —o de la regadera— ayudará a que el aceite penetre por la dermis. Esto fortalecerá los tejidos conectivos de la piel y ayudará a que se mantenga flexible y saludablemente hermosa. En la regadera sólo usa jabón en tus partes privadas y en las axilas. El uso excesivo del mismo puede eliminar la humedad de la piel, y el aceite de coco y otros tienen propiedades antibacterianas y purificadoras. Si aún te sientes grasosa, usa un jabón natural con moderación. Después de que te seques con la toalla, encontrarás una fina capa de aceite en tu piel. Esto ayudará a que se mantenga humectada y protegida, y le dará calor a tus músculos a lo largo del día.

ACEITE DE AJONJOLÍ: SECRETO DE BELLEZA EN UNA SEMILLITA

El aceite de coco es el último grito de la moda actual —y por buenos motivos—, pero el de ajonjolí es otro aceite natural maravilloso, humectante y no grasoso. No te preocupes: no olerás como un restaurante de comida china para llevar. De hecho, los aceites que se usan en la cocina asiática no son del tipo adecuado. Necesitas aceite de ajonjolí prensado en seco, que tiene un olor suave y placentero y se absorbe con rapidez. Si compras uno con un fuerte olor, probablemente sea tostado o asado. Por otra parte, sin tostar y prensado en frío es sumamente lubricante y fantástico para tu piel y tu cuero cabelludo, y fomenta la vitalidad y el sano crecimiento del cabello. Mantenlo en refrigeración, excepto las cantidades diarias que apartes para tu masaje.

El aceite de ajonjolí es muy nutritivo y sanador, y contiene vitaminas E y B, aminoácidos y minerales como magnesio, calcio y fósforo. Suaviza tu piel y el cabello y los mantiene hidratados al encerrar la humedad. Penetra en forma efectiva y más profunda la epidermis para humectar y reparar la piel, sobre todo si se aplica calor después de ponértelo —al igual que el baño caliente después del *abhyanga*—. Asimismo protege de manera especial contra la contaminación y es efectivo para revitalizar el cabello dañado desde lo profundo.

Cepíllate en seco

Al igual que el *abhyanga*, cepillarte en seco es un tratamiento manual genial para mejorar la circulación y rejuvenecer la piel. De hecho puedes integrarlo en tu rutina de *abhyanga* durante unos cuantos minutos antes de aplicarte el aceite y comenzar el automasaje. Esto realza aún más sus beneficios.

Al igual que otras formas de frotar la piel para exfoliarla, el cepillado en seco se ha practicado en todo el mundo, desde Japón hasta Suecia. Al trabajar manualmente con la piel —que es el órgano de percepción sensorial más grande, formado de múltiples capas de células, glándulas y repleto de células nerviosas— se obtienen beneficios increíbles para todo el cuerpo. Ayuda a remover las células muertas y limpia los poros tapados, permitiendo que el cuerpo elimina los desechos y toxinas en forma más eficiente. También activa la eliminación de desechos por medio del sistema linfático, al vaciarlos por los ganglios linfáticos y el drenaje linfático. Aumentar la circulación hacia tu piel permite que los desechos metabólicos salgan de tu cuerpo de un modo más eficaz, y por eso el cepillado en seco es una gran ayuda para desintoxicarte.

Como un masaje ligero, éste brinda algunos beneficios antiestrés y acaso ayude con la hinchazón. Masajear los ganglios linfáticos ayuda a que el cuerpo elimine el exceso de toxinas y agua, con lo que se mejora la función de los riñones y se desaloja tu sistema. El cepillado en seco rejuvenece el sistema nervioso al estimular las terminales nerviosas de la piel, ¡y también eso se siente delicioso! (Bueno, se puede sentir un poco áspero al principio, mientras te acostumbras, pero te dejará sintiéndote revitalizada y con un gran recuerdo de la experiencia.) Por último, aunque no por eso menos importante, el cepillado en seco de seguro hará que tu piel brille más y esté más tersa. ¡Inténtalo y descubre cuántos beneficios experimentas!

Para hacerlo tú mismo, sólo necesitas de dos a tres minutos diarios —idealmente en conjunto con tu práctica de *abhyanga*— y un cepillo de mango largo de cerdas naturales, que por lo regular puedes comprar por menos de 200 pesos en internet, en una tienda de productos saludables o en el mercado. Comienza por los pies. Cepilla la piel en movimientos largos hacia el corazón. Cepilla las piernas, los brazos, el pecho, la espalda y el estómago. Evita zonas sensibles como el rostro y ten mucho cuidado con áreas delicadas como las várices —aunque, si lo haces con suavidad, puede ser maravilloso para las várices planas—. Cepilla con firmeza, pero no presiones demasiado. Tu piel deberá verse rosa cuando termines, pero no roja ni irritada. Después comienza tu práctica de *abhyanga* o bien aplica un humectante o aceite emoliente natural, como manteca de karité o aceite de coco o ajonjolí. Debido a que el cepillado en seco ayuda a retirar las células externas muertas, tu piel podrá hidratarse mejor y absorber mayor humedad.

MASCARILLA MINERAL DE DESINTOXICACIÓN MARINA

El *kelp* es un alga marina rica en minerales y vitaminas. Al usarse en forma de mascarilla, extraerá las impurezas de tu piel y ayudará a restaurar la nutrición a tu cutis.

INGREDIENTES

2 cucharadas de polvo de alga *kelp*
½ taza de gel de sábila
2 cucharadas de agua filtrada

INSTRUCCIONES

1. Combina el *kelp* y el gel de sábila en un tazón pequeño.
2. Agrega despacio el agua hasta formar una pasta espesa.
3. Aplica en tu rostro y cuello y deja reposar entre 15 y 20 minutos.
4. Enjuaga bien.

Brinca en un trampolín

Este tipo de movimiento es especialmente bueno para aumentar el flujo linfático, ya que la fuerza gravitacional rítmica que va de arriba abajo, creada por el rebote, estimula las válvulas del sistema linfático para abrirse y cerrarse.

Camina en medio de la naturaleza

Además de todos los beneficios de salir a la naturaleza —sin mencionar el ejercicio—, caminar es una forma genial para mover tu sistema linfático y mejorar la circulación.

Purifícate

Lleva a cabo una purificación adecuada, sobre todo en la primavera. Si está bien diseñada y la sigues al pie de la letra, puede ser una forma excelente para desintoxicar todo tu sistema y permitir que el linfático purgue los desechos y toxinas acumulados. Si te interesa, revisa el sitio de internet de la compañía de licuados y jugos orgánicos de Kimberly, a fin de que conozcas las purificaciones que diseña y que envía a escala nacional (myglowbio.com).

Usa ropa holgada

La ropa apretada restringe la circulación natural de tu cuerpo, así que salte de tus *jeans* ajustados —al menos una parte de tu tiempo— e integra a tu guardarropa prendas más sueltas. Te sentirás más cómodo y más desintoxicado. Después de desintoxicar tu sistema linfático con ropa más holgada casi todos los días, te verás aún mejor.

Practica hidroterapia

Si alguna vez has ido a un *spa* coreano tradicional, sabrás que hay una piscina con agua caliente junto a otra con agua fría. En algunas tradiciones orientales se cree que experimentar los cambios de temperatura de un lado a otro en la superficie externa de tu piel —te repetimos: ¡sin saturar tus órganos internos con líquidos helados!— es tonificante, ya que fomenta un mejor flujo sanguíneo y una gran circulación a lo largo del cuerpo. Puedes hacerlo en casa con tan sólo alternar agua caliente y fría en la regadera. Comienza tu baño con unos minutos de agua caliente y luego cambia a dos minutos de agua fría, ¡lo más fría que aguantes! Luego continúa alternando y termina el baño con agua fría. Te sentirás fresca y llena de energía, y tu cabello se verá más brillante —los días que lo laves—. Es una forma maravillosa de comenzar el día, ¡y tu piel asimismo brillará por completo!

ACEITE DE MASAJE PARA RELAJAR EL SISTEMA NERVIOSO

El aceite de jojoba es un gran portador de la mayoría de los aceites esenciales, porque la piel lo absorbe con facilidad y es rico en vitamina E. El aceite esencial de nerolí es una gran elección para esta receta, ya que las investigaciones han descubierto que reduce la ansiedad y mejora la calidad del sueño.[2] Además es tranquilizante, tiene propiedades estabilizadoras y un adorable aroma dulce y picante.

INSTRUCCIONES

1. Combina ½ taza de aceite de jojoba y 40 gotas de aceite esencial de nerolí.
2. Úsalo en tu práctica de *abhyanga* o en un masaje rápido de manos o pies al final del día, o bien cuando sientas que necesitas relajarte.

CAMBIO 8

ABORDA PROBLEMAS ESPECÍFICOS DE LA PIEL

Aunque los ingredientes que mencionamos antes mejorarán en forma natural el brillo y la vitalidad de tu piel, hay algunos problemas comunes que responderán bien a ciertos ingredientes en particular. En este cambio aprenderás maneras de resolver muchos aspectos que perjudican tu piel. También incluimos recetas para mascarillas y tónicos diseñados en específico para cada caso individual.

Acné

El acné es una enfermedad muy común de la piel que puede exacerbarse debido a las impurezas que saca tu sangre a través de la piel, provocando granos. Las siguientes son algunas de las mejores maneras de minimizarlas y gozar de una piel clara y radiante:

- Reduce el consumo de aceites en general, así como de alimentos pesados y ricos en grasas. El exceso de grasas en el sistema afecta el equilibrio de tu humedad y tapa los poros.
- Usa comino, cúrcuma y jengibre al cocinar para estimular la digestión y promover que tu sangre sea pura y saludable.

- Elimina los lácteos de tu dieta, pues algunos estudios los han relacionado con el acné.[1]
- Toma un excelente suplemento probiótico (consulta la página 52) y otro de magnesio-oxígeno (como Detoxy +), el cual es un limpiador interno que no irrita, no crea hábito, no es laxante y está libre de gluten, productos animales y maíz.

A continuación presentamos algunos ingredientes muy buenos para tratar el acné:

Aceite de árbol del té

Tiene propiedades antibacterianas y calmantes, y es una gran alternativa al peróxido de benzoílo, el cual reseca e irrita la piel.

Arcilla

En particular es muy buena para mascarillas, pues calma la piel y equilibra la producción de sebo (para mayores detalles, consulta la página 160).

Alfa hidroxiácidos (AHA)

Exfolian las células muertas, previenen los poros tapados y suavizan la piel (para mayores detalles, consulta la página 158).

MASCARILLA DE LIMPIEZA RADICAL

La arcilla bentonita de esta mascarilla ayudará a limpiar las impurezas de tu piel y a balancear los aceites, en tanto que la miel cruda posee propiedades antibacterianas y antisépticas.

INGREDIENTES

1 cucharada de agua
1 cucharadita de miel orgánica pura
1½ cucharaditas de arcilla bentonita

INSTRUCCIONES

1. Mezcla el agua y la miel.
2. Incorpora el barro y revuelve hasta que se forme una pasta.
3. Aplícala en el rostro, evitando el contacto con los ojos.
4. Déjala reposar unos 20 minutos y luego enjuaga muy bien.
5. Para una piel problemática, procura usarla una o dos veces por semana.

TÓNICO PREVENTIVO PARA EL ACNÉ

Si se usan externamente, el arándano y el orégano aportan propiedades astringentes, que limpian la piel y equilibran sus aceites.

INGREDIENTES

2 a 3 cucharadas de agua filtrada y un poco más si se necesita

1 cucharada de orégano seco
½ taza de arándanos (secos está bien)

INSTRUCCIONES

1. Hierve el agua y agrega el orégano.
2. Apaga el fuego, cubre y espera 15 minutos para que se haga la infusión.
3. Cuela y reserva.
4. Haz un puré con los arándanos en el procesador de alimentos o la licuadora (si usas frutos secos, añade las cucharadas de agua filtrada que necesites).
5. Exprime con una gasa.
6. Combina el puré de arándanos con el orégano líquido.
7. Empapa una tela en el líquido, colócala en tu cara y relájate durante 15 minutos (¡escucha algo de música tranquila para que no estés tentada a levantarte!).
8. Enjuaga con agua tibia.

Bolsas de los ojos

El drenaje insuficiente de los fluidos contribuye a las bolsas infladas debajo de los ojos. Es importante mantener la circulación funcionando de manera óptima para prevenir que se acumulen los fluidos, lo cual lograrás si ingieres alimentos con electrolitos balanceados —minerales esenciales que afectan el equilibrio de los fluidos corporales, entre otros procesos críticos— y si evitas un exceso de sodio. Las bolsas en los ojos también pueden significar que has acumulado muchas impurezas a causa de una digestión lenta y porque las glándulas suprarrenales se encuentran sobrecargadas, de modo que asegúrate de incorporar mucho limón —y agua de limón— para limpiar tu sistema y llenar tu cuerpo de vitamina C. Antes de hablar de algunos remedios para aplicar alrededor de los ojos, te ofrecemos algunos consejos que evitarán o aminorarán estas bolsas:

- Aumenta tu tiempo de descanso y tus horas de sueño, en especial si eres mujer y estás en tu ciclo lunar o menstrual; la falta de sueño exacerba la visibilidad de las bolsas de los ojos.
- Evita la cafeína y el alcohol —al menos minimízalos cuanto puedas—, ya que pueden extraer los minerales de tu sistema y sobrecargar las glándulas suprarrenales, contribuyendo a la formación de bolsas y ojeras.
- Aléjate de los alimentos ahumados, asados o al carbón, pues tienden a ser excesivamente altos en sodio, así como en nitrosaminas, consideradas cancerígenas.
- Toma agua de coco, que ayuda a balancear los electrolitos, como el sodio y el potasio.
- En general, hidrátate más pues, como han demostrado algunas investigaciones de la Universidad de Oxford, la apariencia de la piel debajo de los ojos se vincula con la salud de los riñones,[2] y éstos funcionan mejor si estás bien hidratada.
- Asegúrate de incluir plátano en tu Licuado verde brillante (encuentra la receta en la página 43), que tiene un alto contenido de vitamina B y potasio, y es excelente para mantener la piel suave y evitar la hinchazón.
- Reduce el consumo de azúcares refinados y sólo utiliza stevia o néctar crudo de coco como endulzantes de base, que a diferencia del azúcar blanca refinada o los azúcares artificiales no sobrecargarán las glándulas suprarrenales ni causarán inflamación, la cual puede provocar estas bolsas.

- Evita consumir otros alimentos altos en sodio, como salsa de soya, cerca de la hora de dormir, pues ocasiona que te levantes con bolsas muy prominentes y pronunciadas.

A continuación presentamos algunos ingredientes muy buenos para el cuidado de la piel, que de manera específica ayudan a evitar las bolsas de los ojos:

Péptidos

Búscalos en las listas de ingredientes. Son muy buenos para proveer colágeno y la elastina saludables en la estructura de tu piel, por lo que contribuirán a mantenerla firme y menos proclive a la flacidez.

Coenzima tópica Q10

Esto puede sumar a las cantidades de adenosín trifosfato, el cual transporta energía química entre las células de la piel, mejora su función en general y estimula su reparación y regeneración.

TRATAMIENTO PARA DESVANECER LAS BOLSAS DE LOS OJOS

La leche de almendras es rica en vitamina E y se cree que es antinflamatoria,[3] mientras que el agua de rosas también posee propiedades antiinflamatorias y reconforta, dejando tu piel suave y tersa.

INGREDIENTES

1 cucharada de agua de rosas
1 cucharada de leche de almendra fría

INSTRUCCIONES

1. Mezcla los ingredientes.
2. Moja una tela en la mezcla y colócala en tus ojos durante 10 minutos por la tarde, mientras descansas y te relajas.

Celulitis

Más allá de una simple acumulación de grasa, la celulitis implica la disolución del colágeno y la acumulación de metales pesados y toxinas en las células grasas. Muchos creemos que es algo con lo que simplemente tenemos que vivir, y en verdad se trata de un fenómeno natural entre 70% de la gente. Sin embargo, hay cosas que podemos hacer para disminuir su apariencia. A continuación encontrarás algunos de los métodos más efectivos:

- Una sesión de sauna de luz infrarroja penetra los tejidos y las células grasas y estimula tu cuerpo para que suelte los metales pesados que expanden las células grasas.
- Cepíllate en seco (consulta la página 178) de manera regular sobre la zona con celulitis para mover los ganglios linfáticos estancados.
- Cocina sólo con aceite de coco y evita otros aceites vegetales que pueden volverse rancios a altas temperaturas. A tu cuerpo le resulta muy difícil descomponer estos últimos, de modo que contribuyen al exceso de almacenamiento de las células grasas y

amplifican la apariencia de la celulitis.

Hay pocas pruebas científicas, o acaso ninguna, de que las cremas contra la celulitis en verdad funcionen. No obstante, si además de esforzarte con los otros remedios quieres probar alguna, considera los siguientes ingredientes:

Vitamina A

Se ha demostrado que contribuye a engrosar la capa exterior de las células de la piel y, por lo tanto, reduce la apariencia grumosa de la celulitis. Como sea, regresa a la página 156 para mayor información acerca de las precauciones ante la potencial toxicidad de los ingredientes de esta vitamina. Y si estás intentando concebir o te encuentras embarazada o amamantando, es importante que evites cualquier producto que la contenga.

Cafeína

Al usarse tópicamente, mejora el flujo sanguíneo y reduce la apariencia de la celulitis.

MASCARILLA RADICAL DE ENZIMAS

La piña tiene propiedades desintoxicantes muy potentes y contiene bromelina, una enzima que ayuda a la digestión de las proteínas y a la exfoliación de las células muertas y los deshechos. También posee propiedades antiinflamatorias y altos niveles de vitamina C. La papaya contiene papaína, una enzima natural que remueve y exfolia las células muertas de la piel, así como altos niveles de betacaroteno y vitamina C.

Aplica esta mascarilla en las áreas afectadas por la celulitis. Ya que las enzimas, el betacaroteno y la vitamina C guardan el colágeno en esas áreas, con el tiempo logran minimizar la apariencia de la celulitis. También es muy buena para tu cutis. Por favor, toma nota de que las enzimas de la piña fresca pueden arder un poco y son muy potentes, de modo que si tienes piel sensible, primero haz una prueba en un área pequeña para verificar que no te irrite.

INGREDIENTES

¼ de taza de piña recién cortada*
¼ de taza de papaya recién cortada*
1 cucharadita de aceite de oliva prensado en frío
1 cucharadita de arruruz (también conocido como almidón o harina de maranta), o un poco más si es necesario

* Para que esta mascarilla sea efectiva, la piña y la papaya deben estar recién cortadas de una fruta completa; la previamente cortada o enlatada no servirá, pues las enzimas se desnaturalizan y parte de la vitamina C, o incluso toda, se puede oxidar.

INSTRUCCIONES

1. Licúa la papaya, la piña y el aceite de oliva hasta que la mezcla sea casi tersa (no te excedas porque se podría sobrecalentar).
2. Como es una porción pequeña, también puedes moler los ingredientes en un mortero.
3. Mezcla con el arruruz hasta obtener una pasta más espesa.
4. Aplica la mezcla de inmediato en tu rostro y déjala reposar entre 15 y 20 minutos antes de enjuagar.

Piel seca

La piel seca es un problema común que a menudo resulta de un desequilibrio en tu dieta o en el medio ambiente. Éstas son algunas de las mejores formas de mantener tu piel humectada y resplandeciente:

- Practica *abhyanga* de manera regular (consulta la página 174), con aceites no refinados y prensados en frío. Asegúrate de enjuagarte después en la regadera y antes de aplicarte cualquier humectante adicional.
- Evita comer demasiados alimentos secos y crujientes, como galletas, *pretzels* y otros parecidos.
- Asegúrate de tomar un suplemento vegetal de omega-3 ADH y AEP de base vegetal.
- Incorpora en tu dieta aceites embellecedores y de fácil digestión, como el de aguacate, de coco y de semillas de chía. ¡No evites la grasa por completo!
- Come muchas frutas jugosas y dulces para hidratar tu piel.
- Toma mucha agua al tiempo.
- Si el ambiente de tu casa es muy seco, considera adquirir un humidificador.
- Evita los baños calientes y limita su tiempo, ya que pueden secar tu piel.
- Aléjate de los limpiadores que secan tu piel, como los que contienen alcohol, ya que desequilibran la humedad natural de tu piel.

Los siguientes son algunos ingredientes que puedes incorporar para el cuidado de tu piel:

Ácido hialurónico

Se produce de manera natural en el cuerpo y también se encuentra en productos tropicales. Atrae la humedad y mantiene tu piel humectada e hidratada.

Aceites de karité y coco

Éstos dos son ejemplos de oclusivos naturales y de base vegetal que generan una fina película sobre la piel, la cual atrapa la humedad y retrasan la evaporación del agua que se pierde por la superficie de la piel, con lo que se crea una barrera contra la pérdida de líquido.

Aceite de semilla de uva

Es un gran humectante natural que fortalece las membranas. Contiene antioxidantes, vitaminas, minerales y otros nutrientes. Hay muchos aceites naturales vegetales maravillosos, incluidos los de semilla de comino negro, semilla de cáñamo, tamanu y almendras.

MASCARILLA DE BELLEZA RADICAL PARA LA TERSURA DE LA PIEL

El yogur de coco es una gran fuente de aminoácidos y probióticos, la zanahoria deja reluciente la piel gracias al betacaroteno y los antioxidantes que contiene, y el aguacate constituye una fuente rica en aceites para la belleza y la nutrición, vitaminas y lecitina, que nutren la piel seca y la dejan suave y tersa. Procura aplicar esta mascarilla de manera regular —idealmente una vez a la semana— para que notes cómo tu piel adquiere tersura y disminuye las manchas de la edad.

INGREDIENTES

½ taza de yogur de coco (se encuentra en las tiendas de productos naturales)
1 aguacate pelado y sin hueso
3 cucharadas de miel orgánica pura
1 zanahoria orgánica

INSTRUCCIONES

1. En un procesador de alimentos o licuadora, mezcla los ingredientes hasta lograr una consistencia tersa.
2. Unta la mezcla en tu rostro y cuello.
3. Relájate entre 15 y 20 minutos antes de enjuagar.

Manchas rojas

Según la Ayurveda, las manchas rojas son causadas por el exceso de fuego *Pitta*, que se puede generar desde el interior a causa de alimentos alergénicos o inflamatorios. Intenta eliminar por dos semanas los alérgenos comunes como los lácteos y el gluten, y observa si los síntomas disminuyen. He aquí algunos consejos adicionales para aliviar este problema común de la piel:

- Evita los alimentos picantes y condimentados, como los chiles y ajíes, para disminuir el "fuego" interno.
- Toma probióticos e ingiere alimentos ricos en los mismos, como el chucrut (conocido en la comunidad de Desintoxicación de Belleza como "Ensalada de probióticos y enzimas").
- Para asegurar que tu digestión sea eficiente y regular, toma un suplemento de magnesio-oxígeno (como Detoxy +) por las tardes.
- Procura añadir algo de cúrcuma a tus sopas o salteados de verduras, ya que posee propiedades depurativas.
- Bebe tés herbales en el transcurso del día para mantener los canales microcirculatorios fluyendo y libres de toxinas.
- Bebe agua de coco, que es refrescante.
- Incorpora muchas verduras de hoja verde a tu dieta, pues son consideradas refrescantes.
- Come frutas jugosas y dulces, como piña y mango, para balancear el "fuego" interno.
- Evita los saunas de cuerpo completo y los tratamientos de *spa* que calientan tu rostro por completo. El sauna infrarrojo medio es una gran opción (visita la página de internet de Kimberly para encontrar algunas recomendaciones: kimberlysnyder.com).
- Evita las fragancias, los tintes y los ácidos, ya que pueden irritar la piel.

Éstos son algunos ingredientes para el tratamiento de las manchas rojas:

- La manzanilla y el aloe alivian la piel.
- El té verde actúa como antiinflamatorio natural y neutraliza los radicales libres que irritan y envejecen.

MASCARILLA RADICALMENTE RECONFORTANTE

El pepino, el té verde y la manzanilla son ingredientes refrescantes y antiinflamatorios, fantásticos para calmar la piel inflamada. No es forzoso pelar el pepino, ya que la cáscara contiene mucho zinc y otros minerales. Como con todas las recetas de este libro y de manera general, utiliza productos orgánicos lo más que puedas.

INGREDIENTES

2 cucharadas de pepino pelado y sin semillas
1 cucharadita de infusión de té verde enfriada (de preferencia preparada con la hoja suelta y no en la bolsa)
1 cucharadita de infusión de manzanilla enfriada (de preferencia preparada con la hoja suelta y no en la bolsa)
1 cucharada de gel de sábila
1 cucharada de harina de arruruz (también conocido como almidón o harina de maranta)

INSTRUCCIONES

1. Licúa el pepino, el té verde y la infusión de manzanilla (si tienes dificultad para licuar una cantidad tan pequeña, tan sólo muele el pepino en un mortero junto con los tés).
2. Mezcla el gel de sábila y la harina de arruruz hasta obtener una pasta más espesa.
3. Colócala en el refrigerador durante 30 minutos, hasta que se enfríe.
4. Úntala en tu rostro y cuello en una capa uniforme.
5. Relájate por 20 minutos antes de enjuagar.

Venas de araña

Puedes culpar a tu abuela por estas bellezas. Pobre abuelita: es dulce e inocente, y de seguro la amabas, pero el asunto con las venas está muy relacionado con la herencia. Muchos de nosotros jamás pensamos en nuestras venas y las damos por sentadas. ¡Esto sucede hasta que empiezan a asomar sus indeseadas y azules cabezas en la superficie! Hay dos tipos principales de cuestiones desafortunadas con las venas. El primero son las venas varicosas, que puede implicar un asunto más grave de insuficiencia venosa y acarrear dolor, malestar, así como piernas intranquilas. Si este asunto se ha convertido en un problema para ti, debes ir con el médico para que te revise.

Por otra parte, la telangiectasia, comúnmente conocida como "venas de araña", puede indicar una insuficiencia venosa mucho más benigna. Cosméticamente son una molestia, aunque no ponen en riesgo tu salud de ninguna manera. Entonces, ¿qué causa estas disfunciones azules? Son válvulas rotas en las venas que pueden provocar insuficiencia venosa e impiden que la sangre fluya de vuelta a las arterias, se acumule y genere pozos diminutos. Estos problemas pueden ser más pronunciados si eres sedentaria o tienes la circulación disminuida, e incluso se llegan a agravar por cuestiones hormonales, debido a terapias de sustitución hormonal, el embarazo o el uso de métodos anticonceptivos.[4] Aquí hay algunas cosas que puedes hacer al respecto:

- Camina a menudo para mantener la circulación fluyendo.
- Si te mantienes de pie con frecuencia, usa calcetines o medias de compresión. Algunas son más bonitas a la vista que otras, y tal vez no quieras llevarlas si tus piernas están expuestas —al menos en público—, pero puedes usarlas debajo de una falda larga o un pantalón.

- Cuando te bañes, masajea alrededor de las venas rotas, primero con un movimiento circular suave y después con otro hacia arriba que ayude a mejorar la circulación —evita hacerlo en las várices dolorosas.
- Cepilla tu piel, como comentamos en la página 178, para estimular el crecimiento y la reparación de los tejidos y las venas subyacentes, al incrementar el flujo sanguíneo hacia esas áreas. Esto también remueve la sangre que ha goteado fuera de los capilares, al dispersarla hasta los fluidos intersticiales para que sea removida. Si cepillas las venas de araña varias veces al día con suavidad, en movimientos circulares y en dirección hacia el corazón, mejorarás su apariencia.
- Las vitaminas A, el complejo B, la C, la D y la E son muy buenos nutrientes para la reparación de los tejidos, la circulación óptima y las venas fuertes. Algunas fuentes excelentes incluyen zanahorias, levadura nutricional, hongos, almendras, limones y pimientos dulces.
- Evita ingerir aceites vegetales inflamatorios, en especial cuando están cocinados, ya que pueden volverse rancios en tu cuerpo e incrementar los radicales libres y el daño celular.
- Asegúrate de ingerir las grasas correctas que promueven la belleza, como aguacate, aceite de coco y de oliva —es mejor si los comes crudos y en pocas cantidades sobre ciertos platillos como ensaladas—. Esto fortalece las paredes celulares.
- ¡Come piña! Contiene una enzima dietética llamada bromelina que mejora la circulación en general y reduce la acumulación de fibrina a lo largo de las pareces de las válvulas sanguíneas.
- A menudo las venas de araña se asocian con el uso de terapias de sustitución hormonal y de pastillas anticonceptivas. Los altos niveles de estrógeno de estos medicamentos agravan

la insuficiencia venosa. Si estás usando anticonceptivos, quizá debas preguntarle a tu médico por una fórmula más baja en estrógenos. Y si te sometes a alguna terapia de sustitución hormonal, considera cambiar a una dosis más baja y añade progesterona, o bien utiliza una fórmula más suave, como una crema con estrona.

- Procura elevar las piernas a la altura de tus caderas durante unos cuantos minutos y varias veces al día. En este caso la frecuencia es más importante que el tiempo. Deja el hábito de cruzar las piernas, rodillas y tobillos cuando estés sentada. Si tienes un trabajo de escritorio, intenta caminar un poco cada hora, y si éste requiere que estés de pie durante horas, procura sentarte y elevar las piernas a la altura de tus caderas, cada hora.

MASCARILLA PARA LA CIRCULACIÓN Y EL REJUVENECIMIENTO

La harina de garbanzo se usa en algunas recetas ayurvédicas para la piel y ayuda a exfoliar y suavizar, así como a estimular la circulación y rejuvenecer los tejidos. Los plátanos son un alimento que estimula la belleza, increíblemente rico en vitaminas del complejo B, vitamina A, minerales y potasio. Prueba esta mascarilla simple en tu rostro —o incluso sobre las venas de araña de tus piernas— cuando quieras revitalizar y dar resplandor a tu piel.

INGREDIENTES

¼ de taza de plátano maduro machacado
1 cucharada de harina de garbanzo orgánica

2 cucharaditas de aceite de ajonjolí (más o menos, según el tamaño del plátano)

INSTRUCCIONES

1. Mezcla el plátano con la harina de garbanzo y añade el aceite de ajonjolí.
2. Aplica en una capa pareja sobre el rostro y el cuello.
3. Déjala entre 15 y 20 minutos mientras te relajas y luego enjuaga.

CAMBIO 9

NUTRE TUS UÑAS Y EL CABELLO PARA QUE ESTÉN FUERTES Y SANOS

Todos los cambios que has hecho hasta ahora en tu dieta y en tu rutina de cuidados darán como resultado un cabello y uñas más fuertes y naturalmente hermosos. Al igual que con tu piel, la fuerza y la vitalidad de éstos es un reflejo de cuanto sucede en el interior de tu cuerpo, y existen muchas maneras de nutrirlos tanto por dentro como por fuera.

Cómo cuidar el cabello de afuera hacia adentro

Si quieres un cabello fuerte, es esencial cuidar los folículos a partir de los cuales crecen los mechones. Toca en este momento tu cuero cabelludo con los dedos. Dale un pequeño masaje a tu cabeza. Se siente bien, ¿no? Tu cuero cabelludo está lleno de terminaciones nerviosas y vasos sanguíneos. Familiarízate con tocarlo más a menudo que sólo cuando te pones champú. ¡Le gusta y responderá a ello! Cada parte de tu cuerpo necesita amor y atención para florecer, y eso incluye a tu cuero cabelludo. Si quieres un cabello primoroso, dale algo de amor. Esto incluye la atención con las manos y no sólo con los productos que usas. En todas las áreas de la vida el amor no puede ser simplemente comprado.

Las fluctuaciones hormonales y la nutrición, así como la herencia genética, influyen en la calidad y el grosor de tu cabello. Los consejos dietéticos del Pilar 1: Nutrición Interior te ayudarán a tener un cabello más hermoso con el tiempo. Sin embargo, hay métodos manuales externos que puedes combinar con tus cambios alimenticios para obtener un cabello saludable, hermoso y brillante. Si incorporas estos métodos desde el exterior hacia el interior, crecerá un cabello hermoso, que es tu derecho de nacimiento.

Aquí hay algunas de las formas más eficientes para alimentarlo desde el exterior:

Lávalo con menos frecuencia

A menos que tu cabello sea increíblemente grasoso, no necesita lavarlo a diario. Con cinco veces a la semana lo mantendrás limpio y evitarás que se seque de más, y le darás más tiempo para que los aceites naturales alcancen a humectar las puntas.

Masajea el cuero cabelludo

Ésta es una manera fantástica y muy efectiva de estimular los folículos del cabello y promover su sano crecimiento. Se puede incorporar con facilidad a tu rutina diaria como parte de tu práctica de *abhyanga* (consulta la página 174). Cuando realices tu masaje diario con aceite, asegúrate de tomarte unos minutos para masajear con aceite de coco, de ajonjolí o de alguna fórmula herbal especializada todas las áreas de tu cuero cabelludo, a fin de estimular la circulación hacia los folículos. Si lo deseas, añade algunas gotas de aceite esencial específicamente para el masaje del cuero cabelludo; algunos aceites extraestimulantes para los folículos son el de limón, menta, lavanda, albahaca y romero. Basta con añadir algunas gotas en el aceite. (Si es la primera vez que los utilizas o tienes piel sensible, asegúrate de consultar a tu dermatólogo o de hacer una prueba en una pequeña área para verificar que no te irrite.)

TRATAMIENTO PARA SUAVIZAR EL CUERO CABELLUDO

Éste es un excelente tratamiento para aplicar una vez a la semana y ayudar a sanar y nutrir tu cabello. Es fácil hacerlo y usarlo como parte de tu rutina para su cuidado. La lavanda es curativa y nutritiva, y se le conoce por aliviar la tensión y los dolores de cabeza al masajearse en forma directa en el cuero cabelludo. El aceite de oliva le da una increíble suavidad, mejora la elasticidad de cada tallo y evita que se vuelva quebradizo.

INGREDIENTES

⅓ de taza de aceite de oliva prensado en frío
10 a 12 gotas de aceite esencial de lavanda

INSTRUCCIONES

1. Calienta el aceite de oliva en un sartén al fuego más bajo posible.
2. Retira del fuego y añade el aceite de lavanda.
3. Revuelve muy bien y masajea tu cuero cabelludo con la mezcla.
4. Enreda tu cabello en un chongo, cúbrelo con una gorra de baño y relájate entre 20 y 30 minutos antes de lavar con champú.

Usa cerdas naturales

El uso de un cepillo de cerdas naturales estimula los folículos de tu cabello y produce más aceites naturales que lubrican cada hebra y tu cabeza entera. Empieza desde la parte superior y ve bajando de manera sistemática hasta las puntas. Desenreda con suavidad, sin fuerza: recuerda que no estás arrancando las hierbas de un terreno baldío. Sé paciente y cepíllalo de manera pareja para evitar que se quiebre.

Limpieza profunda

De vez en cuando es importante limpiar a profundidad tu cuero cabelludo de cualquier suciedad o aceites acumulados que estén bloqueando los folículos. Intenta usar en forma periódica un champú purificador de ingredientes naturales y aplica vinagre de sidra de manzana como enjuague, pues éste es excelente para remover impurezas del agua dura, el sebo acumulado y los restos de cera de diversos productos. Vierte el vinagre sobre el cuero cabelludo humedecido, masajea por algunos minutos y enjuaga muy bien. Entonces procede a usar el champú y el acondicionador. Como lo estás enjuagando bastante rápido y tu cuero cabelludo es capaz de absorber tanto, resulta buena idea utilizar vinagre orgánico.

El vinagre también equilibra el pH de tu cabello, lo cual afecta su apariencia y salud en general. Cada mechón de pelo está hecho de una proteína llamada queratina. Cuando el pH está equilibrado, tu cabello se vuelve una capa plana y sellada de cutícula en el exterior de cada mechón, por lo que se ve más brillante y le da mayor movimiento. Si el pH se desequilibra por el exceso de calor o los tratamientos químicos, se verá apagado y crespo, y se volverá quebradizo y susceptible a mayores daños. Usa el siguiente "Enjuague para el equilibrio del pH del cabello" cada seis u ocho semanas —según tu tipo de cabello— o cuando lo sientas con demasiados residuos acumulados. Pero no lo hagas demasiado seguido, ya que puede llegar a secarte el pelo en exceso.

ENJUAGUE PARA EL EQUILIBRIO DEL pH DEL CABELLO

El vinagre de sidra de manzana es fantástico para restaurar el equilibrio del pH del cabello y ayuda a remover cualquier producto residual. El romero estimula el cuero cabelludo y promueve el crecimiento del cabello.

INGREDIENTES

1 taza de vinagre de sidra de manzana orgánico
15 gotas de aceite de romero
¾ de taza de agua tibia

INSTRUCCIONES

1. Mezcla los ingredientes.
2. Ponlos en el cabello húmedo, con cuidado de que el enjuague no caiga en tus ojos ni tu rostro.
3. Da un masaje breve y enjuaga.

Los mejores ingredientes para el cuidado del cabello

Para señalar los mejores ingredientes en champús y acondicionadores para nutrir tu cabello, es importante ver más allá de los eslóganes y los empaques bonitos diseñados por las agencias de mercadotecnia. Por supuesto, el que elijas debe coincidir con tu tipo especial de cabello, pero hay algunos ingredientes conocidos por funcionar universalmente bien con cualquiera, y los que los incluyen se encuentran en las tiendas de productos orgánicos y naturales, aunque cada vez es más fácil encontrarlos en cualquier farmacia o supermercado.

Manteca de karité

Es un gran emoliente natural. Cubre la superficie de cada uno de tus cabellos con aceite y así reduce la cantidad de agua que se pierde para que se mantengan hidratados y exquisitos.

Aceite de coco

Es un emoliente graso perfecto que sella la humedad en tu cabello, y lo deja brillante y más saludable.

Gel de sábila

Es genial para calmar el cuero cabelludo y los folículos. También contiene una enzima que estimula los folículos y promueve el crecimiento.

Glicerina vegetal

Actúa como humectante natural, de modo que atrae el agua y funciona como capa protectora de la humedad, al tiempo que evita que se encrespe el cabello.

Jojoba

Es un aceite natural genial que minimiza el daño en las puntas y hace que tu cabello se vea brillante, pero no grasoso, al balancear la producción de aceite.

Aceite de ricino

Es un humectante y fungicida que prepara el cabello para un mejor crecimiento.

Ceramidas

Restauran las fibras dañadas y quebradas del cabello al "pegarlas" y reforzar su estructura. También ayudan a suavizar el pelo encrespado y difícil de manejar.

Antioxidantes

Funcionan de maravilla en tu cuerpo y nutren el cabello desde el exterior. Al aplicarlos tópicamente, lo protegen de los radicales libres e incluso la integridad de su color vital.

Ácido hialurónico

Se usa con frecuencia para el cuidado de la piel (consulta la página 160) y también es útil para tener un cabello hermoso, porque sella la hidratación en los mechones.

Ingredientes ácidos

En este caso, ¡la acidez puede ser algo bueno! De la misma manera que aplicar vinagre de sidra de manzana limpia los folículos de tu cabello de residuos y equilibra su pH natural, otros ácidos naturales en el champú, como el citrato de sodio o ácido cítrico, funcionan igual, aunque de una manera más suave, por lo que se pueden utilizar con regularidad.

Pantenol

Es una forma de vitamina B que previene y trata el daño del cabello por la contaminación, los radicales libre y la exposición a la luz solar. Es soluble en agua y penetra en el cabello sellando la humedad después de limpiarlo.

Zinc

Puedes ingerir el zinc que necesitas comiendo nueces y semillas como las pepitas de calabaza. En el champú, alivia el cuero cabelludo, combate la caspa crónica y regula el exceso de sebo; por lo tanto, previene el cabello demasiado grasoso o bien su pérdida por tener tapados los folículos capilares.

CONSEJO DE BELLEZA RADICAL:
MANTÉN TU RIZOS BRILLANTES

Todos amamos los baños calientes. Eso está bien, pero asegúrate de enjuagarte al final con agua fresca (en la página 182 explicamos por qué alternar temperaturas en la regadera es una excelente práctica en beneficio de la belleza en general). El agua fresca cierra los folículos capilares y la cutícula, y mantiene tu cabello más brillante. Además, ¡te refrescarás!

Ingredientes para el cabello que debes evitar

Los folículos de tu cabello son vacuolados; es decir, se encuentran repletos de vasos sanguíneos cerca de la superficie de tu cuero cabelludo. Por lo tanto, lo que sea que contengan tus productos para el cabello se absorberá en el torrente sanguíneo y tu sistema entero. Estar al tanto de los aditivos tóxicos en los productos comunes para el cabello y tratar de evitarlos va de la mano con ingerir alimentos orgánicos. Es importante que no permitas que las toxinas entren en circulación por tu precioso cuerpo, desde cualquier fuente, para que de ninguna manera te desvíen de tu belleza natural. Por desgracia se utilizan miles de químicos en los diferentes productos para el cabello, así que depende de ti revisar las etiquetas y mantenerte atenta. A continuación mencionamos algunos de los ingredientes dañinos más comunes:

Sulfatos

¡Agh! Estos asquerosos químicos manufacturados con métodos muy baratos, que incluyen lauril sulfato de sodio, lauret sulfato de sodio y otras formas de sulfatos, se utilizan en champús para crear espuma —así como en limpiadores y desengrasantes de maquinaria y de cocina, como el jabón para lavar platos—. Es fácil amar un champú que produzca mucha espuma y sentir como si en verdad estuviera limpiando tu cabello, ¿verdad? Sin embargo, los sulfatos son considerados una toxina que genera irritación y comezón, así como problemas más graves. Un reporte del *Journal of the American College of Toxicology* afirma que este ingrediente ejerce un "efecto degenerativo en las membranas celulares por su capacidad de desnaturalizar las proteínas,"[1] y que "altos niveles de penetración pueden suceder incluso con su uso en bajas concentraciones".[2] Algunas investigaciones han detectado que los sulfatos pueden entrar y mantener elevados los niveles residuales en el corazón, hígado, pulmones y cerebro debido al contacto con la piel, y al depositarse en la superficie de la piel y los folículos capilares, pueden dañar a estos últimos.[3, 4] Otros estudios han demostrado que los sulfatos generan irritación y perjudican el sistema inmune.[5]

Alcoholes etílicos e isopropílicos

Estos alcoholes con base de petróleo deshidratan mucho el cabello, lo dejan seco y a la larga lo vuelven quebradizo. Pero algunos alcoholes grasos no volátiles están bien, como el cetílico, pues tienen una cantidad más alta de carbón, por lo que son grasos y acondicionan el cabello. Asegúrate de revisar las etiquetas y buscar los nombres específicos.

Formaldehído

Comúnmente se usa como conservador —quizá recuerdes que la rata de laboratorio que diseccionaste en la clase de biología estaba embalsamada en esta sustancia—, irrita la piel y provoca inflamación, dolor de articulaciones, alergias, fatiga crónica y mareos.[6]

CONSEJO DE BELLEZA RADICAL:
CUIDADO DEL CABELLO BAJO EL SOL

Al igual que tu piel, el cabello necesita protegerse en forma adecuada de los rayos del sol para prevenir la sequedad y que se vuelva quebradizo, se dañe o se decolore por la sobreexposición. Existen algunas cremas solares para el cabello, pero la manera más fácil y efectiva de prevenir el daño es ¡usar sombrero! Esto es de especial importancia cuando estás bajo el sol por largos periodos. Hay gorras, sombreros y muchos productos más con los que podrás expresar tu estilo personal y a la vez proteger tu preciado cabello.

Imidazolidinyl urea y DMDM hidantoína

En el mismo tenor, estos dos ingredientes son conservadores de los que se desprende formaldehído, así que búscalos también en las listas de ingredientes.

Propilenglicol (PG)

Esta sustancia es una forma de aceite mineral. Se trata de un ingrediente controversial y algunas personas creen que es inmunotóxico.[7] Existe en diferentes grados, incluido el industrial, que es ingrediente de productos comerciales como refrigerantes de maquinaria, anticongelantes, así como varios esmaltes y barnices. En los productos de belleza contribuye a que los ingredientes se impregnen en el cabello —o la piel— para una mayor penetración. En el proceso llega a descomponer las proteínas que constituyen el cabello —¡obviamente lo opuesto a lo que quieres!— y a generar reacciones alérgicas o irritaciones.[8]

Polietilenglicol (PEG)

Los champús contienen esta sustancia para disolver los aceites, pero si esto ocurre en exceso dejará tu cabello vulnerable y débil.

Dietanolamina (DEA), monoetanolamina (MEA) y trietanolamina (TEA)

Estas tres sustancias, ¿no te recuerdan la canción "Do-re-mi" de *La novicia rebelde*? Pues estos ingredientes, aunque rimen, no son como esa feliz canción. De hecho, potencialmente alteran las hormonas y son irritantes,[9] y se pueden absorber por los folículos capilares para entrar a tu cuerpo. Son "espumantes", así que por sí mismos ni siquiera resultan buenos para tu cabello, pero se incluyen en los productos por la simple experiencia de usarlos. En verdad nunca deberías necesitar elegir entre un champú espumoso y tu salud. ¿Tienes un champú con cualquiera de estos acrónimos de tres letras? ¡A la basura!

Fragancia

Ésta es difícil, pues entendemos tu deseo de que tu cabello huela increíble. Sin embargo, la fragancia es un término genérico para designar hasta 3 100 ingredientes químicos base,[10] muchos de los cuales son sintéticos y tóxicos. En realidad no sabes con exactitud qué hay en tu champú o acondicionador con la sola palabra "fragancia" enlistada en la etiqueta, de modo que te arriesgas a sufrir dolores de cabeza, mareos, irritaciones y una buena cantidad de reacciones alérgicas. En las pruebas realizadas a los ingredientes de las fragancias se ha descubierto un promedio de 14 compuestos escondidos por cada formulación, incluidos aquellos que trastornan las hormonas y dañan el esperma.[11] La exposición a estos químicos puede afectar en forma negativa tu sistema nervioso central e incluso tu estado de ánimo, volviéndote más irritable. ¡Ningún champú que huela rico merece que estés de mal humor! Mejor busca productos con aceites esenciales que huelen increíble y no son tóxicos.

DIENTES Y ENCÍAS NATURALMENTE HERMOSOS

Una sonrisa bella a causa de una auténtica alegría es una de las características más cautivadoras que puedes poseer. Sentirte segura de tus dientes te ayuda a sonreír más de manera natural. Haz buches de aceite de ajonjolí o algún otro durante algunos minutos en la mañana. Incorpóralos en tu rutina matinal para que tu boca sea más bella. Es una práctica ayurvédica que ha ganado auge y beneficia la salud de boca, dientes y encías.

Se cree que hacer buches de aceite estimula la desintoxicación, pues atraen, aprisionan y eliminan las bacterias, toxinas y parásitos de tu boca —donde tienden a acumularse muchas bacterias— y tu sistema linfático, a la vez que permite deshacerse del moco y la congestión de la garganta y los senos nasales. Algunos incluso creen que los buches de aceite activan el nervio vago, que manda información entre tu cerebro y tu sistema nervioso entérico, en los intestinos, y controla la digestión. Se dice que el estímulo del nervio vago activa los caminos antiinflamatorios del tracto digestivo.[12]

Las instrucciones para hacer buches de aceite son sencillas:

1. Entibia de una a dos cucharaditas (¡o un poco menos si tienes una boca pequeña!) de aceite de ajonjolí puro y prensado en frío. (Puedes ponerlo en un pequeño frasco y sostenerlo bajo del chorro de agua caliente por algunos segundos.)
2. Haz buches vigorosos de aceite caliente que entren en todos los rincones de tu boca, adelante y atrás, entre tus encías, de dos a seis minutos. No lo empujes hacia la garganta, ¡y resiste la tentación de hacer gárgaras! Aunque tal vez escuches la recomendación de hacer buches durante más tiempo, las enseñanzas ayurvédicas tradicionales afirman que es innecesario. Cuando termines, escupe el aceite en la basura.

Además de hacer buches de aceite, otro componente de la rutina matinal ayurvédica es mascar de dos a tres cucharaditas de semillas de ajonjolí negro y moverlas entre tus dientes entre uno y tres minutos antes de escupirlas. Se cree que esto ayuda a pulir, fortalecer y mineralizar los dientes, remover las manchas y a mantener saludables las encías. Las semillas de ajonjolí negro son extremadamente altas en calcio, fósforo, hierro y magnesio.

Belleza Radical para el cuidado de las uñas

Es importante cuidar tus manos y uñas, que son una extensión de tu belleza. Cada día están expuestas a muchas situaciones de desgaste, desde la exposición implacable al calor y al frío hasta el contacto con jabones abrasivos y agua en exceso debido al lavado y los detergentes.

CONSEJO DE BELLEZA RADICAL PARA ACLARAR LAS PUNTAS DE LAS UÑAS

Para abrillantar las uñas amarillas, tállalas con vinagre.

Tus uñas están formadas en su mayor parte por una cubierta protectora llamada queratina. Es fundamental llevar una dieta apropiada y gozar de una excelente circulación para tener uñas fuertes, saludables y que crezcan correctamente. También hay muy buenas maneras externas de estimular su salud:

- Más que cortar las cutículas, remoja las uñas en agua tibia para suavizarlas y luego, despacio, empújalas hacia atrás. Sólo recorta la piel saliente, cuando sea necesario.
- Busca barnices libres del "trío tóxico": ftalato de dibutilo o dibutilftalato (FDB o DBP, por sus siglas en inglés), tolueno y formaldehído, los cuales han sido vinculados con problemas reproductivos, de desarrollo y con mareos, aparte de que son disruptores hormonales y cancerígenos potenciales.[13] Busca marcas que tengan la leyenda: "Libres de DBP, tolueno y formaldehído" o, específicamente, "libre de los tres" (*three-free* en inglés). Incluso hay barnices veganos sin solventes ni otras toxinas, incluyendo algunas que son "libres de los diez" (*ten-free*, en inglés), y algunos más con base de agua. (Quizá necesites aplicar estos últimos con mayor frecuencia, pues la pintura puede levantarse o astillarse.)
- Evita el uso frecuente de removedores de barniz, pues secan la base de tus uñas y contribuyen a que se quiebren. También busca removedores de barniz libres de acetona.
- Evita los barnices de uñas de secado rápido con una gran cantidad de acetona, porque también las resecan.

- Usa guantes cuando laves los platos o intenta mantener las manos lo más lejos posible del agua caliente.
- Antes de salir al frío, humecta tus manos y protégelas con guantes. Evita la exposición directa al aire frío.
- Masajea y humecta a menudo tus uñas y cutículas con aceite de almendras, jojoba o coco.

EXFOLIANTE FORTALECEDOR DE UÑAS

La combinación de aceite de ricino y aguacate promueve la flexibilidad de las uñas y las hace más maleables y menos propensas a astillarse o quebrarse. Las nueces molidas son ricas en nutritivos ácidos grasos omega-3, mientras que las nueces en sí ayudan a mudar la superficie de células muertas, permitiendo que se absorban mayor humedad y nutrientes. La miel es nutritiva y suavizante, y asimismo contiene propiedades antibacterianas y antisépticas.

INGREDIENTES

¼ de taza de nueces crudas y peladas
1 cucharada de aceite de ricino
1 cucharada de aceite de aguacate prensado en frío
1 cucharadita de miel orgánica pura

INSTRUCCIONES

1. Tritura las nueces hasta obtener un polvo que no sea demasiado fino.
2. Mézclalo con los aceites y la miel hasta obtener una pasta espesa.
3. Úntala con vigor en tus uñas, manos y cutículas —aunque no demasiado fuerte— durante algunos segundos.
4. Enjuaga con agua tibia.
5. Para mejores resultados, usa este tratamiento una o dos veces por semana.

PILAR 3

SUEÑO MÁXIMO PARA LA BELLEZA

Ciertamente, el "sueño para la belleza" no es un concepto que hayas escuchado antes, aunque tal vez no tengas una idea clara de por qué el sueño es tan esencial para alcanzar tu potencial de belleza o qué pasos puedes tomar para comenzar a dormir mejor. En este pilar veremos en detalle cómo el sueño afecta en específico tu belleza natural y cómo aprovechar su poder para verte y sentirte radicalmente hermosa. La palabra "máximo" a menudo se usa en referencia al nivel más alto de rendimiento atlético —o "rendimiento máximo"—. Dado que aquí nos referimos a la palabra en cuanto a la belleza, "máximo" significa experimentar el nivel y la calidad óptima de sueño para respaldarla a plenitud.

Aunque ya sepas que es importante dormir muy bien, quizá sin saberlo aún hagas cosas que te evitan obtener el mejor sueño. Muchos recortamos nuestras horas de descanso al acostarnos más tarde de lo debido, en parte porque damos prioridad a cubrir más actividades y tareas durante el día: limpiar la cocina o el buzón del correo, adelantar el trabajo, mirar un programa extra de televisión, navegar en internet, comprar en línea o lo que sea. A menudo esto posterga la hora de irse a dormir. Al mismo tiempo recortamos las horas de sueño al levantarnos cada vez más temprano para atender a los niños pequeños, ejercitarnos o simplemente llegar a trabajar.

No importa qué tanto descanso hayas tenido hasta ahora: desde hoy debes cambiar tus prioridades para comenzar a obtener un sueño máximo para la belleza. En este pilar aprenderás cómo la creación de un sueño máximo para la belleza te ayuda a perder kilos o a mantener tu peso ideal, a mejorar tu metabolismo y tu sistema inmune, a reparar de mejor manera los tejidos o células dañadas —incluidas las de tu piel— y a retrasar las enfermedades y el envejecimiento, todo con el objetivo de aumentar tu belleza. Asimismo aprenderás los consejos y las herramientas más efectivas para optimizar tu sueño para la belleza, que son clave para que brille tu ser más bello. Esperamos que al final de este pilar tu perspectiva acerca del sueño haya cambiado en forma radical.

CAMBIO 10

COMPRENDE LA CONEXIÓN ENTRE EL SUEÑO, LA BELLEZA Y EL BIENESTAR

¿Cuánto sueño necesitas en realidad?

No importa desde qué punto de vista lo plantees, la mayoría no dormimos lo suficiente. La Fundación Nacional del Sueño de Estados Unidos sugiere que, en promedio, los adultos necesitan dormir entre siete y nueve horas por noche.[1] Ésta es una recomendación general, y acaso necesites más según tu constitución individual, pero por desgracia casi nadie duerme tanto. (Contra la creencia popular, sólo una pequeña fracción de la población se las arregla durante largos periodos con menos de siete horas de sueño por noche.) El sueño saludable también es ininterrumpido, no del tipo en que despiertas varias veces a lo largo de la noche. Gracias a la información de la Encuesta Nacional de Entrevistas de Salud estadounidense, se concluyó que al menos 30% de los adultos de ese país no duermen lo suficiente. Este porcentaje reportó que sólo dormía seis horas o menos por noche.[2]

Irónicamente, en fechas recientes se ha hablado mucho de que "dormir de más" puede resultar dañino. En 2002 resurgió un estudio que descubrió que la gente que dormía entre 6.5 y 7.4 horas tenía menos índices de mortalidad en comparación con la gente que dormía menos de cuatro horas o más de ocho.[3] Antes de asumir que dormir más de ocho horas es "malo", es necesario saber que ese estudio se condujo en pacientes con cáncer. Quizá eso alteró los resultados, pues las personas con cáncer tienen necesidades de sueño distintas a la población en general. En aquéllos con altos índices de mortalidad, la falta o el exceso de sueño pudo ser un síntoma de los pacientes y no la causa. Esto demuestra la importancia de analizar con mucho cuidado los estudios antes de hacer suposiciones generalizadas, en especial cuando se relacionan con cambios en el estilo de vida.

Por otra parte, un creciente número de investigadores no cree que exista tal cosa como dormir demasiado. La doctora Sigrid Veasey, del Centro para el Sueño y la Neurobiología Circadiana de la Universidad de Pensilvania, lo dice sin rodeos: "Uno nunca puede dormir 'demasiado'. Cuando hayas dormido suficiente, te despertarás".

Hay otros descubrimientos interesantes. Investigadores de la Universidad de Stanford analizaron el impacto de practicar deportes cuando se estudia. Con frecuencia el resultado fue que los jugadores dormían poco. Llevaron a cabo un experimento en el que éstos durmieron 10 horas por noche durante un periodo de entre cinco y siete semanas, en vez de sus seis horas regulares. Los resultados mostraron que su rapidez y precisión, así como su bienestar físico, mental y emocional, mejoraron en forma considerable.[4] No es de sorprender que tantos atletas de alto rendimiento, incluidos Usain Bolt, Michael Phelps, LeBron James y Roger Federer reporten que duermen entre 10 y 12 horas por noche.

Quizá te preguntes qué tiene que ver esto con la belleza. Bueno, los atletas deben permitir que sus cuerpos descansen y se rejuvenezcan a modo de alcanzar la máxima condición para sus competencias deportivas. Asimismo, el descanso y el rejuvenecimiento son clave para que las funciones de tu cuerpo se desempeñen a su máxima capacidad. Esto tiene un impacto directo en tu belleza. Un artículo publicado en el sitio de la Escuela de Medicina de Harvard explica que las principales funciones de restauración, "como el crecimiento muscular, la reparación de los tejidos, la síntesis de proteínas y la liberación de hormona del crecimiento ocurren sobre todo, y en algunos casos solamente, durante el sueño".[5]

Al fin y al cabo debes escuchar a tu cuerpo para saber cuánto sueño necesitas. Pueden ser ocho horas o tal vez nueve o 10. Es algo completamente individual. Acaso te preguntes dónde encontrarás más tiempo para dormir, aunque por lo regular es posible eliminar actividades nocturnas innecesarias y tan sólo irte a la cama más temprano. La televisión es algo que le toma mucho tiempo a la mayoría de la gente, y totalmente improductivo. Tal vez suene radical que sugiramos dejar por completo la televisión, pero podría ser más fácil de lo que crees y mejorar tu vida profundamente.

Ahora que gozas de una comprensión más profunda sobre lo mucho que el sueño influye en tu belleza y bienestar en general, quizá te sientas con deseos de priorizarlo.

Los efectos de dormir muy poco

Si por lo regular duermes menos que el número ideal de horas que necesitas, de seguro estás lidiando con alguna de estas situaciones:

Envejecimiento acelerado

Si alguna vez quisiste leer documentación científica acerca del fenómeno del sueño para la belleza, aquí está: un estudio publicado en 2015 evaluó el envejecimiento de la piel, y los sujetos cuyo sueño era "bueno" tenían una puntuación más baja de envejecimiento. Esto incluía una tasa de recuperación 30% más alta en comparación con los que dormían poco.[6]

En otro estudio clínico fascinante del Centro Médico Case de los Hospitales Universitarios de Cleveland, Ohio, se descubrió una conexión directa entre la falta de sueño y el envejecimiento acelerado, sobre todo en la piel.[7] Los investigadores examinaron a 60 mujeres premenopáusicas entre los 30 y los 49 años,[8] quienes caían en grupos de sueño "pobre" o de "calidad", con base en la duración y la excelencia en general del mismo. Descubrieron que aquellas que dormían pobremente mostraban dos veces más signos de envejecimiento que las del grupo de calidad. Estas mediciones incluían línea de expresión, pigmentación dispareja, adelgazamiento de la piel y una menor elasticidad.[9] También hallaron que las del grupo de calidad se recuperaron con mayor eficacia del daño y otras causas de estrés, como la exposición a la luz solar.[10] Esto muestra que el sol no es el único gran problema con el envejecimiento de la piel. Otros factores, como la calidad del sueño, reducen la capacidad de tu piel para recuperarse de la exposición solar.

¿Necesitas más pruebas? Otro estudio de la Universidad de Estocolmo, Suecia, determinó que la privación del sueño produce signos visibles de envejecimiento, incluidos párpados más colgados, ojeras más oscuras, más arrugas y líneas de expresión, ojos hinchados y comisuras de la boca más caídas.[11] ¡Es obvio que debes evitar en la medida de lo posible cualquier aspecto que promueva el uso de la palabra "caído" para describir tu rostro!

Aumento de peso

En general, quienes no duermen bien tienden a pesar más que aquellos con buenos niveles de sueño.[12] Otra prueba clínica del Centro

Médico Case de los Hospitales Universitarios de Cleveland descubrió que quienes duermen poco tienen dos veces mayores probabilidades de padecer sobrepeso que los que duermen bien. En el estudio, 23% de los que dormían bien eran obesos, contra 44% en el grupo que reportaba una mala calidad de sueño.[13] Una investigación del Wisconsin Sleep Cohort descubrió que, conforme disminuyen las horas nocturnas de sueño, el índice de masa corporal aumenta de manera proporcional.[14] Esto refuta el enfoque, sumamente simplificado, de que aquello en tu plato y la cantidad de ejercicio que realizas son los únicos factores que determinan tu peso.

En otro estudio publicado en la *American Journal of Epidemiology* se detectó que las mujeres que dormían cinco horas o menos tenían 15% mayor riesgo de volverse obesas que las que dormían siete horas por noche.[15]

Tal vez te preguntes cómo es que el sueño afecta exactamente a tu peso. Resulta que una falta de descanso adecuado perturba las hormonas clave que controlan el apetito, y por eso quienes descansan poco tienen más hambre que los que duermen bien a lo largo de la noche.[16] Otro estudio publicado en la *Journal of Clinical Endocrinology and Metabolism* revisó la conexión entre el sueño y la hormona leptina, que controla el apetito, y concluyó que los niveles de leptina que circulan en el cuerpo están influidos por la calidad del sueño.[17] Esto significa que, entre más duermas, tu cuerpo se volverá más sensible para saber cuando esté satisfecho.

La conexión entre la duración del sueño, el peso corporal, el metabolismo y hormonas específicas fue respaldada por un equipo de investigadores de la Escuela de Medicina de la Universidad de Stanford, el cual descubrió que dormir poco deriva en altos niveles de grelina, una hormona que detona el apetito, y bajos niveles de leptina, la cual le avisa a tu cuerpo cuando está satisfecho, así como un aumento en el índice de masa corporal.[18] En otras palabras, ¡entre menos duermas, más hambre sentirás y necesitarás comer más para sentirte satisfecha!

La Escuela de Salud Pública de Harvard sugiere que no dormir lo suficiente deriva en otros factores que contribuyen al aumento de peso. Por ejemplo, las personas que no descansan pueden sentirse demasiado fatigadas como para hacer ejercicio, y esto conduce al aumento de peso, o acaso simplemente tengan más oportunidades para comer, ya que pasan despiertas más horas del día. Todos hemos experimentado esas ansias inoportunas de comer. Cuando te privas del sueño, te sientes más emocional, fatigada y susceptible de ceder a los antojos. Otro estudio demostró que la amígdala, un conjunto de neuronas en el cerebro responsable de las reacciones emocionales en el proceso de toma de decisiones, estaba más activa cuando los sujetos no dormían en forma adecuada.[19]

Es interesante que la facilidad con que aumentas o pierdes kilos o mantienes un peso saludable se relacione con patrones de sueño de la infancia. Una investigación reciente publicada en los *Archives of Pediatrics and Adolescent Medicine* descubrió que no gozar del suficiente sueño en las primeras etapas de la vida —hasta preescolar— puede ser un factor de riesgo a largo plazo de sufrir obesidad a lo largo de la vida.[20] También determinó que dormir siestas no es un sustituto viable del sueño nocturno en cuanto a la prevención de la obesidad.[21] Si tienes hijos, ten por seguro que las peleas con ellos por la hora de irse a la cama valen la pena para su salud a largo plazo.

Desequilibrio hormonal

Las hormonas son químicos producidos por diferentes órganos y glándulas, las cuales mandan señales importantes a diversas partes del cuerpo. Dado que regulan las reparaciones corporales y de ese modo inciden en la manera en que te ves y te sientes, es esencial equilibrarlas para expresar tu Belleza Radical. Las hormonas se comparan con llaves que "abren" ciertas células, pero otras no. Y así como las llaves, diferentes células le quedan a hormonas específicas. Cuando se le da vuelta a la "llave" y la célula se "abre", recibe una señal para multiplicarse, producir enzimas y proteínas o llevar a cabo otras tareas vitales, incluida la liberación de otras hormonas. Éstas poseen un alto nivel de inteligencia. Algunas encajan con muchos tipos de células, aunque tienen efectos diferentes en cada uno. Por ejemplo, una hormona puede estimular un tipo de célula para que realice una tarea, mientras que la misma hormona apaga un tipo diferente. Para complicar esto aún más, la manera en que las células responden a una hormona específica es susceptible de cambiar con el tiempo.

Y aunque por fortuna nuestros cuerpos y sus partes intrínsecas lleven a cabo sus tareas sin que debamos dirigirlos, es importante crear un entorno ideal para que nuestras hormonas funcionen en forma adecuada. El Instituto Nacional del Envejecimiento de Estados Unidos nos enseña que la producción hormonal fluctúa durante el día, así como en diferentes momentos de tu vida.[22] Mientras que algunas fluctuaciones naturales son normales, queremos evitar las variaciones no naturales que ocurren cuando no duermes lo suficiente con regularidad. La restauración es clave para tu bienestar general y para que se exprese tu belleza natural.

Está bien documentado que el sueño inadecuado afecta de modo negativo ciertos niveles hormonales en el cuerpo.[23, 24] Además de sus efectos en las hormonas que controlan el apetito, esto ocasiona que tu cuerpo produzca cantidades excesivas de la hormona cortisol, que descompone las células de tu piel y contribuye al surgimiento de diversos problemas en la misma.[25] El cortisol es una hormona del estrés que tiende a acumularse alrededor del estómago, y por desgracia conduce al aumento de peso en el área específica del abdomen, pues las células grasas del estómago son sensibles a él y almacenan allí un exceso de energía.[26]

Otra hormona afectada por el sueño es la del crecimiento humano (HCH), importante para la belleza porque provoca que tu piel crezca gruesa, saludable y con una textura elástica o flexible, lo cual después protege contra las arrugas. La producción natural de la HCH ayuda a la construcción de músculos y la reparación de tejidos. Por desgracia, la perturbación en el sueño inhibe tu producción natural de la misma.[27] Esto dificulta que tu cuerpo construya músculos esbeltos y una piel resistente y joven.

Sistema inmunológico debilitado

Un conjunto creciente de investigaciones ha descubierto una fuerte vinculación entre el sueño y la inmunidad.[28] Cada vez hay mayor evidencia de que dormir en forma inadecuada conduce a una respuesta inmunológica débil.[29] El sueño facilita la redistribución de las células T a los ganglios linfáticos.[30] Estas células son una parte vital de nuestro sistema inmunológico para mantener la vitalidad y el bienestar, y mientras viajen por el sistema linfático con mayor eficiencia, mejor. Como la población entera parece sufrir de un déficit de sueño, de seguro nuestra inmunidad está disminuida de manera global. ¿Imaginas las implicaciones de salud que tendría en la sociedad si todos durmiéramos mejor? ¡La salud completa de la comunidad se fortalecería y los costos de la salud se reducirían de manera radical! Pero esto debe comenzar contigo.

Enfermarse no sólo es inconveniente o molesto: también puede envejecerte. Algunos dicen que las enfermedades rutinarias como el resfriado común originan radicales libres en el cuerpo.[31] Cuando ocurren, tu sistema inmunológico crea radicales libres a propósito para neutralizar los virus y las bacterias dañinos. Sin embargo, esos radicales libres también dañan las células y contribuyen a los efectos visibles del envejecimiento. En otras palabras, minimizar y evitar enfermarte no sólo beneficia tu salud: asimismo puede ser un arma poderosa en tu arsenal antienvejecimiento.

Desintoxicación lenta

El sueño le da a tu cuerpo el descanso necesario para realizar sus funciones vitales, como la desintoxicación. Por eso es crítico que promuevas la desintoxicación óptima y elimines los desechos metabólicos de tu sistema.[32] Como sabes, entre más desintoxicada y limpia estés por dentro, más atractivo te verás.

Desempeño deficiente

Es bien sabido que el sueño mejora tu desempeño y estado de alerta.[33] Cuando duermes más, manejas más seguro y mejora tu memoria.[34] Si duermes poco, significa que no te desempeñas en tu potencial mas alto en las tareas de la vida. Si eres incapaz de sentirte presente y alerta en el trabajo, o cuando te enfoques en tus objetivos creativos, cuando juegues con tus hijos o durante tus rutinas de ejercicio, será muy frustrante y se reflejará en una disminución en tu calidad de vida.

Ansiedad y depresión

El sueño deficiente también empeorara la ansiedad.[35] En paralelo, el insomnio —el extremo de dormir mal— es un factor de riesgo para el desarrollo de trastornos de ansiedad.[36] En el extremo contrario del espectro, cuando te sientes completamente descansado y duermes bien en forma consistente, te resulta más fácil sentirte tranquilo y presente. La tranquilidad te ayuda a lidiar mejor con los causantes de estrés en la vida y, como ya mencionamos, retrasa el envejecimiento en general.

Para alguien que sufre de depresión, a menudo dormir mal y de manera irregular forma parte del desorden emocional. De hecho, algunas nuevas terapias ven la pérdida del sueño adecuado como el primer signo de que acaso pronto ocurra un episodio depresivo. Este arranque se puede evitar si se presta atención al periodo de buen sueño antes de que llegue la depresión. ¿Dormir bien es una forma de prevenirla? No hay un consenso al respecto, pero en definitiva vale la pena intentar incorporarlo en tu vida.

Daño cerebral permanente

Un cerebro que envejece provoca una menor vitalidad en general, y la vitalidad es un gran componente para ser radicalmente hermosa. Investigadores en la Escuela de Medicina de la Universidad Nacional Duke de Singapur descubrieron una relación entre las pocas horas de sueño de los adultos y el envejecimiento acelerado del cerebro.[37]

La mayoría de nosotros supone que un par de noches de dormir poco no son la gran cosa. Pensamos que después nos recuperaremos durmiendo más horas. Sin embargo, un estudio realizado en la Universidad de Pensilvania descubrió algo diferente.[38] La investigadora principal y médica Sigrid Veasey señala: "Éste es el primer reporte de que la pérdida de sueño de hecho resulta en la pérdida de neuronas".[39] Y continúa:

> Nadie creyó en realidad que el cerebro pudiera ser dañado de manera irreversible por la falta de sueño. En general, siempre hemos asumido la completa recuperación de la cognición después de periodos cortos y largos de pérdida de sueño. Pero algunas de las investigaciones en humanos han demostrado que el periodo de atención y otros aspectos de la cognición pueden no normalizarse incluso después de tres días de recuperación de sueño, lo cual levanta la pregunta acerca del daño irreparable en el cerebro.[40]

¡Guau: esto sí que es una buena razón para no postergar irte a dormir!

La privación del sueño se considera una causa de estrés constante para tu sistema, y en ciertas investigaciones se ha demostrado que reduce la capacidad para aprender y afecta la memoria. Incluso existe la hipótesis de que reducir la privación del sueño previene o reduce la progresión del alzheimer.[41] Por supuesto, entre más agudo y alerta se encuentre tu cerebro, te sentirás más segura y poderosa respecto a tu belleza.

Todos estos descubrimientos nos ayudan a comprender cómo contribuyen los ritmos más básicos de la naturaleza a cada aspecto de nuestra vida. Pero, por favor, no te alarmes. Este cambio no debe asustarte con los efectos desastrosos de dormir muy poco, sino abrirte los ojos a todos los beneficios que pronto verás por dormir más y mejor. En el siguiente cambio aprenderás a entrar en sintonía con los ritmos naturales de tu cuerpo para que logres el Sueño Máximo para la Belleza.

CAMBIO 11

SINTONÍZATE CON LOS RITMOS NATURALES DE TU CUERPO

Los horarios de la naturaleza

Estar en mayor sintonía con nuestros ritmos naturales nos alinea con el poder y la belleza de la naturaleza. Es fácil pensar en el poder de la naturaleza en una imagen dramática como un relámpago o el calor del sol, pero igual de poderosa es la fuerza del rejuvenecimiento. Necesitamos utilizar ese poder para retraernos e ir hacia dentro, a modo de gozar del sueño más efectivo y profundo que alimente nuestro poder creativo y permita que nuestra belleza natural brille a plenitud.

La Belleza Radical se trata de vivir en armonía con la sabiduría inherente de la naturaleza. Desde la perspectiva del sueño, significa que, entre más sintonizada estés con la luz natural, será mejor. Ésta cambia en cada estación, con la influencia y el ritmo del sol y de los grandes cuerpos de energía más allá de nuestro planeta. El sol coordina el movimiento de la Tierra alrededor de su eje, lo cual influye en los cambios estacionales más grandes, así como en los cotidianos, que crean días más largos y más cortos. Aunque estos cuerpos planetarios parezcan sumamente lejanos para la persona común y corriente, de hecho ejercen su influencia en nuestros cuerpos. Dado que poseemos todos los elementos que se encuentran en la naturaleza, la Ayurveda considera que somos representaciones en miniatura del Universo y del cosmos entero.

Los ritmos circadianos son cambios físicos, mentales y de comportamiento en los seres vivos —no sólo animales, sino también plantas y microbios— que siguen un ciclo de 24 horas. Estos cambios se producen por factores naturales en el cuerpo y responden a señales del medio ambiente. El signo externo principal que afecta los ritmos circadianos es la luz, la cual incide en el encendido y apagado del reloj interno del organismo. Los ritmos circadianos influyen en los patrones de sueño, la liberación hormonal, la temperatura corporal y otras funciones importantes, mientras que los ritmos circadianos anormales se asocian con desórdenes del sueño, obesidad, diabetes, depresión, trastorno bipolar y trastorno estacional afectivo.[1]

Es importante considerar los ritmos circadianos para el Sueño Máximo para la Belleza. Si vivimos sintonizados con los relojes naturales de nuestro cuerpo y los ritmos circadianos, de manera natural estaremos más activos en la mañana y más relajados en la noche. Por ejemplo, un momento ideal para ejercitarse es en la mañana, alrededor del amanecer y con la energía creciente, o a mediodía, cuando el sol está en el cenit, y no tarde, en la noche, cuando el sol desciende, indicando que vayamos hacia dentro, hacia la relajación. Hacer ejercicio en la noche puede estimularte demasiado y despertarte en vez de aproximarte al sueño.

La respuesta eléctrica del cuerpo a la estimulación sensorial rítmica, como las pulsaciones de sonido o de luz,[2] se sincroniza con los cambios naturales y rítmicos del entorno. Nuestra salud, hasta el nivel celular más insignificante, depende del grado en que estamos en armonía con los ciclos naturales del día y de la noche. Incluso las funciones básicas de nuestro cuerpo que a menudo se dan por hecho, como la presión arterial, las funciones del sistema inmunológico y el crecimiento celular, dependen de nuestro ciclo rítmico de la melatonina. Esto a su vez depende de que nos sincronicemos en forma adecuada con los ritmos de la naturaleza. Después de todo, somos inseparables de ella.

Luz artificial: ¿amiga o enemiga?

Cuando consideras el hecho de que Thomas Alva Edison tuvo éxito al probar la primera lámpara eléctrica en 1879,[3] quizá te impresione un poco darte cuenta de que la luz artificial no lleva mucho tiempo de existencia en el amplio espectro de la evolución humana. Aunque los beneficios de la electricidad son enormes y obvios, también ha introducido un conjunto de problemas de salud y belleza. Esto se debe a que ésta nos permite experimentar el día a toda hora si así lo deseamos, lo cual nos saca de la sintonía con los ritmos naturales del planeta.

El reloj maestro del cuerpo se compone de unas 20 000 neuronas, con señales del sueño que viajan desde el puente troncoencefálico, un área en la base del cerebro, hasta el tálamo y luego hacia la parte pensante del cerebro, el córtex.[4] La glándula pineal produce melatonina, una hormona que comunica al cuerpo información sobre los niveles de luz en el mundo exterior. La luz que vemos con los ojos influye en la manera en que tu cerebro interpreta esta información. Cuando tu reloj corporal percibe una disminución de la misma, idealmente en las tardes, le indica a tu cerebro que produzca más melatonina para inducir somnolencia y sueño.

Ahora vivimos en una época en que estamos expuestos a numerosos y nuevos elementos que atacan nuestro mecanismo interno del sueño, incluidos los teléfonos iluminados, las tabletas, los lectores de libros electrónicos y las *laptops.* A menudo, y cada vez con mayor frecuencia, usamos estos dispositivos en la cama y justo antes de dormir. Una encuesta de la Fundación Nacional del Sueño determinó que nueve de cada 10 estadounidenses admitió que usa un dispositivo tecnológico horas antes de irse a dormir.[5] Con el creciente estímulo de luz que reciben nuestros cerebros, las hormonas y todo nuestro ser, ¿cómo podemos esperar que el cuerpo mantenga patrones de sueño normales?

El resultado es que hemos perdido la conexión con nuestros ritmos naturales y con los ciclos del medio ambiente que nos rodea. Es fundamental volver a promover esa conexión. Aunque tu vida sea sumamente ocupada y ajetreada, cambiar tu horario lo más posible para irte a la cama cerca del atardecer y despertarte cerca del amanecer te ayudará a alinearte y entrar en sinergia con el gran poder de la naturaleza universal. "Cerca" es la palabra clave, pues en la vida moderna es imposible irte a dormir con el atardecer y levantarte justo al amanecer. Comienza paso a paso: vete a dormir media hora antes y despierta media hora antes. También intenta cenar más temprano, cerca del atardecer, lo cual te ayudará a sincronizarte con los ritmos naturales.

Yin y yang: cómo el día afecta la noche

La exposición a la luz natural durante el día es importante en contraste para los ciclos oscuros de la noche. Esto promueve el sueño y los ciclos de vigilia saludables. Si quieres tener un ritmo nocturno y pacífico de sueño, también debes equilibrar el opuesto, la luz del día. Es importante que tengas una exposición a la luz natural en forma cotidiana. Así como tus ritmos del sueño se alteran por la exposición a la luz artificial mucho después de que la luz diurna se ha reducido de manera natural, de igual manera nuestros ritmos diarios se han desgastado por disminuir la exposición a la luz natural. Casi todos pasamos la vasta mayoría de nuestros días en interiores y con luz artificial.

El neurotransmisor del cerebro llamado serotonina aumenta con la luz de cada día; ésta influye en los ritmos diurnos y nocturnos, la memoria, el apetito y demás: en esencia, todos los factores que participan en nuestros ritmos internos. La cantidad de melatonina disponible en el cuerpo en respuesta a la oscuridad de la noche depende, de hecho, de la concentración de serotonina secretada en respuesta a la luz natural a que estamos expuestos durante el día. La serotonina se descompone en melatonina, de modo que hay un ritmo natural hermosamente coordinado presente entre los ciclos de ambas, las cuales dependen una de la otra y son controladas por un entorno cambiante.

La importancia del color

Está claro que evitar la luz artificial cerca de la hora de dormir es importante para el Sueño Máximo para la Belleza. Sin embargo, resulta interesante saber que no toda la luz se crea de igual manera. De hecho, usar el color de la luz de modo estratégico puede ser útil para calmar la actividad del sistema nervioso.[6] Investigaciones acerca de la "temperatura del color" de la luz y sus efectos en el cerebro sugieren que la "temperatura" de la luz es más importante que su brillo. Esto significa que, en un espectro de color, la luz amarilla-blanco a la roja —que se considera luz de baja temperatura de color— ejercen un efecto nocivo mucho menor en nuestros sistemas que las luces azules, ubicadas en el otro extremo del espectro.

Las investigaciones han precisado que los aparatos electrónicos emanan luz azul, la cual afecta el cerebro con mayor fuerza que otros colores y, en particular, perturba nuestro sueño. En otras palabras, reducir la luz en general puede ser muy bueno, aunque es de suma importancia reducir la azul en particular. Por desgracia, ésta es emitida con intensidad y consistencia por muchos y diversos dispositivos electrónicos. Usarlos cerca de la hora de irse a dormir puede tener efectos nocivos en tus patrones de sueño y, en consecuencia, en la expresión de tu belleza natural.

Un fotorreceptor en el ojo llamado melanopsina juega un papel importante en nuestros ciclos diurnos y nocturnos, y es particularmente sensible a una estrecha banda de luz azul en el rango de los 460-480 nanómetros (nm).[7] Investigadores de la Escuela de Medicina y la Escuela de Artes y Ciencias de la Universidad de Pensilvania estudiaron los efectos biológicos de la luz azul[8] y descubrieron que la melanopsina es muy sensible a la luz azul que emiten los dispositivos digitales, incluidos los celulares, tabletas y computadoras.[9]

Esto significa que si trabajas en una tableta o *laptop*, o si miras tu celular antes de irte a la cama, tu sueño podría retrasarse. Las consecuencias son todas las implicaciones adversas para tu belleza y bienestar que ya mencionamos, como el envejecimiento acelerado, un rendimiento menor en tus labores[10] y la supresión de la hormona del crecimiento humano, necesaria para aumentar la masa muscular e inducir la reparación de tejidos.

Los aparatos electrónicos y el sueño no se mezclan

Un alarmante 51% de personas que envían mensajes de texto durante la hora previa a irse a la cama reportaron que "todas o casi todas las noches entre semana" no dormían bien.[11] De manera similar, hasta 77% usa sus computadoras o *laptops* en ese mismo periodo, de las cuales 50% reportó que "todas o casi todas las noches entre semana" no dormían bien.[12]

Con base en más de 30 años de estudios llevados a cabo en la División de Medicina del Sueño en el Hospital Brigham para la Mujer y la Escuela de Medicina de Harvard, la luz de los aparatos electrónicos tiene un efecto significativo en los ritmos circadianos —es decir, diarios— de dormir y despertar. Trastornar este ciclo afecta la rapidez con que te duermes, así como la calidad con que lo haces.[13] De acuerdo con el doctor Charles A. Czeisler de la Escuela de Medicina de Harvard, "la exposición a la luz artificial entre el anochecer y la hora en que nos vamos a dormir en la noche suprime la liberación de la hormona que promueve el sueño, la melatonina, aumenta el estado de alerta y cambia los ritmos circadianos a una hora más tardía, lo cual dificulta más conciliar el sueño".[14]

Responder correos electrónicos de trabajo, ya sean de tu jefe o respecto a fechas límite estresantes, agita tu ansiedad y no te ayuda a dormir. Te estarás preguntando qué pasa con los lectores de libros electrónicos. Se trata de uno de los fenómenos electrónicos más novedosos, con un efecto en nuestros cerebros y biorritmos. Un reporte de *Proceedings of the National Academy of Sciences* descubrió que usar estos dispositivos cerca de la hora de dormir provoca que los usuarios tarden más en conciliar el sueño y resulta en perturbaciones de su ritmo circadiano, supresión de la melatonina —hormona inductora del sueño—, retrasos en los horarios del sueño REM y una disminución del estado de alerta a la mañana siguiente.[15]

En resumen, la luz brillante de estos aparatos estimula tu cerebro y, por desgracia, le hace pensar que es de día. Esto lo mantiene alerta, en vez de permitirle que se relaje cuando perciba que es de noche. Aunque hay algunas aplicaciones que puedes descargar para ayudar a reducir la emisión de luz azul, queda un remanente de estimulación de tus dispositivos electrónicos. Lo mejor sería apagarlos más temprano cada noche.

Acciones para alinearte con los ritmos de la naturaleza

A continuación presentamos los pasos más importantes que puedes dar para reducir las perturbaciones del sueño debido a luz artificial —sobre todo de aparatos electrónicos— y fomentar el Sueño Máximo para la Belleza.

Sigue la regla de una hora

Es esencial que dejes de usar tus aparatos electrónicos, incluidas las tabletas, los celulares y los lectores de libros electrónicos, al menos una hora antes de irte a la cama, si es que deseas gozar de un sueño profundo para la belleza, crucial en la manera que te ves y te sientes.

Usa el modo avión

Cuando hagas lo anterior, apaga por completo el teléfono antes de irte a la cama, o al menos configúralo en modo avión. De esta forma no te molestarán los sonidos ni la luz de las llamadas, textos y correos electrónicos nocturnos. Además, al apagar la señal tendrás menos frecuencias electromagnéticas o campos eléctricos y magnéticos invisibles irradiando de estos aparatos, los cuales pueden tener efectos dañinos para la salud, dirigidos a ti durante la noche. En verdad no necesitas que esa señal te irradie toda la noche.

Usa linterna para ir al baño

Todos nos levantamos a veces en medio de la noche para ir al baño. Si enciendes la luz del baño, la luminosidad puede interrumpir tu ritmo circadiano, y se te dificultará volver a dormir. En vez de prender la luz, usa una lamparita en el baño que no sea visible desde tu habitación o ten junto a tu cama una linterna de luz suave. Evita beber grandes cantidades de fluidos antes de irte a la cama para evitar esta situación.

Cambia tu alarma

Por desgracia, las alarmas de LED tienen los mismos problemas que otros aparatos electrónicos: introducen una fuente de luz en tu habitación que trastorna el ritmo circadiano. Tu alarma también emite una frecuencia electromagnética (FEM). Algunos estudios vinculan la exposición a la FEM con la interrupción y reducción de melatonina en roedores y humanos,[16] lo cual no es bueno, ya que es una hormona necesaria para dormir profundo. Cambia a una alarma de baterías o usa la del celular, que debe estar en modo avión a la hora de dormir y a lo largo de la noche. Evita colocar otros dispositivos electrónicos en tu mesita de noche, como radios o reproductores de mp3.

¿NO PUEDES DORMIR? RELÁJATE

Si pasa más de media hora, no concilias el sueño y cada vez te sientes más agitado, levántate y dirígete a otra habitación a leer un libro o una revista, a escuchar música relajante o a meditar: cualquier cosa que hagas, que no sea en absoluto estimulante, como prender la computadora o ver televisión. Algo más que debes evitar es revisar constantemente la hora en tu teléfono. (¡Otra vez esa luz azul!) Enfocarte en el tiempo te estresará y te dificultará aún más conciliar el sueño. Sólo déjalo ir y mantén tu teléfono —¡en modo avión, claro!— lo bastante lejos como para que te implique un esfuerzo alcanzarlo.

Opta por la tinta

Aunque los lectores de libros electrónicos son convenientes para cuando vas de camino al trabajo o viajas, en la noche opta por los libros impresos. Leer un libro en papel durante la noche es relajante y te ayudará a promover tu Sueño Máximo para la Belleza.

Equilibra los días de luz y las noches oscuras

Para dormir mejor durante la noche, integra mayor luz natural a tus días. Al levantarte, abre las ventanas y permite que entre la luz del sol. Si necesitas estar en interiores una buena parte del día debido a tu trabajo, esfuérzate para salir a caminar, aunque sea de manera breve, hacer algunos mandados y pendientes, o dar un paseo en el parque más cercano. Entre más luz natural reciban tus ojos, estarás más equilibrada, en ritmo y alternando entre el sueño embellecedor y las horas de vigilia.

CAMBIO 12

ESTABLECE RUTINAS DE SUEÑO SALUDABLES

La importancia de un horario regular

Los seres humanos somos criaturas de hábitos, y nuestras rutinas diarias establecen nuestros ritmos corporales. Una de las mejores formas de regular y normalizar tu horario de dormir consiste en regular y normalizar los demás ritmos de tu vida, incluyendo cuándo comes y haces ejercicio. Si todo en tu vida tiene un horario regular, tu cuerpo se sentirá cómodo y listo para irse a la cama; entre más te apegues a éste conforme sea posible —incluso cuando viajes—, tu cuerpo sabrá las rutinas que se esperan de él. Naturalmente entrarás en el sueño a la misma hora noche tras noche y, por lo tanto, realzarás tu belleza.

A continuación te presentamos algunas pautas a seguir:

- Haz ejercicio a diario y a la misma hora, de manera ideal en la mañana o a mediodía, y evita la estimulación física pesada más tarde. Hacer ejercicio en la tarde puede estimularte demasiado y mantener alerta tu mente y tu cuerpo. Intenta terminarlo por lo menos entre tres y cuatro horas antes de irte a la cama. Un estudio de Northwestern Medicine descubrió que el ejercicio en general alivia el insomnio.[1] En esta investigación, los adultos que eran sedentarios y comenzaron a hacer ejercicio aeróbico cuatro veces por semana reportaron un aumento en la calidad del sueño y la vitalidad, menor somnolencia durante el día y una disminución de los síntomas de depresión.[2]

- Mantén horarios regulares para el desayuno, la comida y la cena —aunque los alimentos particulares que conformen esas comidas pueden variar con las estaciones.
- Esfuérzate siempre por cenar al menos unas horas antes de irte a la cama. La digestión se vuelve lenta por la noche porque tu cuerpo está ocupado en rejuvenecerse, ¡no en digerir! Además, sentir pesadez en el estómago cuando te estás quedando dormido no es una receta para un sueño profundo y tranquilo. De manera ideal, intenta comer de tres a cuatro horas antes de irte a la cama. (En realidad no es tan extravagante: si te vas a dormir a las 11 de la noche, intenta terminar de cenar a las ocho, por ejemplo.)
- Completa tu *abhyanga* (consulta la página 174) y otras rutinas para el cuidado de la piel a la misma hora todos los días.
- Establece una rutina matutina regular que incluya beber agua caliente con limón y permita el tiempo suficiente para la eliminación.
- Establece una rutina nocturna regular (mira abajo) y apégate a ella para mandarle la señal a tu cuerpo de que es momento de relajarse y prepararse para dormir.
- Sé consistente con tus horas de sueño. ¡Quizá esto sea lo más importante de todo! Establecerá el reloj interno para que tu cuerpo sea más capaz de sentirse somnoliento de manera natural y dormir con mayor profundidad una vez que te metas a la cama. Incluso los fines de semana procura no modificar demasiado los horarios regulares de entre semana. Esto hará que te resulte más fácil mantener tus patrones óptimos de sueño en general.
- Evita tomar siestas. Las enseñanzas ayurvédicas desaprueban que los adultos duerman durante el día, pues se cree que contribuye al surgimiento de enfermedades. Tomar siesta suena tentador,

o incluso es un hábito que te encanta, pero si tienes patrones irregulares de sueño, lo mejor es que las evites en general, sobre todo después de las cuatro o cinco de la tarde.

Establece una rutina nocturna

Aunque tu rutina diaria general es importante para fomentar el Sueño Máximo para la Belleza, lo fundamental sucede en la noche, antes de irte a la cama. De esto se habla en *The Beauty Detox Power,* pero como es tan importante para ayudarte a alcanzar la Belleza Radical, aquí hablaremos al respecto otra vez.

Si la sigues a diario, una rutina nocturna regular te ayudará a prepararte mental y físicamente para dormir, al enviarle señales a tu reloj interno. Con esto tendrás a diario el mejor sueño posible para la belleza, y a largo plazo, que es cuando se dan los verdaderos beneficios. Lo que escojas hacer en tu rutina nocturna depende de ti. Cada persona responde diferente a cada actividad. Elige entre las siguientes sugerencias, combínalas, o incluso se te pueden ocurrir tus propias ideas para relajarte en la noche antes de irte a dormir. Lo más importante es que te decidas por algo que te haga sentir relajado y que puedas hacer a diario y a la misma hora tan a menudo como puedas. A continuación te las presentamos:

Toma algo reconfortante

Después de la cena, bebe un té herbal o leche caliente de almendras o de cáñamo mientras te relajas o te alistas para irte a dormir (consulta la receta del Elíxir de reposición nocturna en la página 254).

Atenúa la luz

Después de las seis de la tarde en el invierno, o de las siete en el verano, comienza a atenuar las luces en tu casa. Intenta usar velas durante la cena y en cualquier habitación donde te encuentres para comenzar a reducir tu exposición a la luz artificial. No necesitas llevar un estilo de vida precolonial, pero aprovecha cualquier oportunidad para hacerlo.

Practica *abhyanga*

Si estás muy apresurado en las mañanas, realizar tu rutina de *abhyanga* (consulta la página 174) por la noche o practica una variante más corta de la misma seguida de un baño caliente y relajante. Si la completas por la mañana, un rico baño con agua tibia será relajante.

Relájate con la música

Intenta una rutina de escuchar algo de música que encuentres en verdad relajante. La música te ayuda a relajar la mente de manera poderosa. Encuentra aquélla con la que te conectes y que tenga una vibración más lenta que te haga sentir confortado y relajado. ¡Nada de *hip hop* ni rock pesado a esta hora!

Honra la hora sagrada

Trata la hora previa antes de irte a dormir como un tiempo sagrado para ti. Puedes leer algo relajante o espiritualmente inspirador, o bien meditar. Hay excelentes maneras para establecer el tono energético conforme te quedas dormida. (Consulta el Pilar 6 para detalles más específicos acerca de la meditación.) Tu lectura nocturna debe ser con libros impresos y no con lectores de libros electrónicos que perturban tus señales internas y tus patrones de sueño.

Durante la hora sagrada, lo que evitas es tan crucial como aquello a lo que te dedicas. Aléjate de actividades estresantes o estimulantes. Ya tarde, en la noche, no es el momento ideal para terminar el trabajo de último minuto de una presentación, ir al gimnasio ni practicar un dinámico yoga Vinyasa. Tampoco es el mejor momento para entablar una fuerte discusión emocional con tu pareja o con un amigo. Lo mejor será que lo dejes para el té de la mañana o la caminata del sábado, si es que puedes postergarlo hasta entonces. Las actividades estresantes no tienen lugar antes de irte a la cama, ya inducen a tu cuerpo a secretar la hormona del estrés, el cortisol, que te hará sentir más alerta. Relájate y mantente alejado de cualquier cosa que no sea relajante.

LOGRA LA MEJOR POSE DEL SUEÑO PARA LA BELLEZA

Las investigaciones han demostrado que justo como duermes sobre la almohada influye en la formación de arrugas. Un estudio de la revista *Clinical and Experimental Dermatology* analizó las fuerzas mecánicas del rostro y cómo inciden en las arrugas y los cambios faciales superficiales, incluida la formación de patas de gallo y de líneas alrededor de la boca. Se descubrió que redistribuir la presión ayuda a reducir las arrugas.[3]

Entonces, ¿qué puedes hacer al respecto? En primer lugar, asegúrate de que tienes el tipo correcto de almohada (consulta la página 251) y evita dormir bocabajo, ya que podrías crear presión e intensificar aún más las arrugas. También evita cruzar las piernas cuando duermes. No sólo es malo para la circulación, sino que también tuerce tu columna y provoca que en la mañana te sientas fuera de equilibrio. Intenta dormir con una almohada entre las piernas, lo cual mantendrá tus piernas y caderas más equilibradas.

Haz de tu habitación tu cueva personal

Una de las rutinas más importantes que puedes establecer es el hábito de dormir en un entorno ideal. Si observas los hábitos de sueño de otros animales, sin importar si duermen durante el día o la noche, encontrarás a osos y murciélagos acurrucados muy dentro de cuevas frescas, oscuras y silenciosas. Tomemos esta característica de la naturaleza como guía para crear un entorno ideal para dormir. Existen tres factores esenciales para construir tu propia cueva personal de sueño para la belleza, justo en tu propio hogar.

Frescura

Las temperaturas cálidas pueden sentirse muy bien durante el día cuando estás afuera, en especial si te gusta caminar, andar en bicicleta o ir a la playa. Sin embargo, las altas temperaturas no son muy buenas para dormir. De hecho, algunas investigaciones han demostrado que existe una conexión entre éstas y el insomnio.[4] Quizá ya hayas experimentado que es mucho más fácil dormir profundo cuando puedes acurrucarte bajo las cobijas. Al dormir, tu temperatura corporal disminuye un poco, lo cual de hecho te ayuda a prepararte para dormir toda la noche.

Aunque la Fundación Nacional del Sueño de Estados Unidos recomienda 18° C (65° F)[5] para dormir, entre 18 y 24° C (65 y 75° F), según tu constitución particular, es un buen rango para ayudarte a conciliar el sueño de manera más rápida y profunda. Algunos investigadores consideran que mantener las temperaturas estables a lo largo de la noche es importante, y que si existe un aumento o descenso en la temperatura puedes experimentar un sueño REM de menor calidad. En lo posible, fija el termómetro del aire acondicionado de tu casa para que se mantenga a cierta temperatura. Desde la perspectiva de la belleza, el calor excesivo provoca que pierdas más fluidos a lo largo de la noche, y el sueño en sí mismo deshidrata. La deshidratación nocturna crónica y excesiva contribuye con el tiempo a secar tu piel y dañarla.

Oscuridad

Tu habitación debe estar lo más oscura posible. Saca todos los aparatos electrónicos que puedas —de seguro la impresora cabrá en alguna parte de la sala— y deshazte de las alarmas digitales que se conectan e introducen sus propias luces y frecuencias electromagnéticas. Una vez que lo hayas hecho, usa cinta adhesiva negra para tapar cualquier lucecita parpadeante que no puedas expulsar de la habitación. La luz le dice al cerebro que es tiempo de despertar, e incluso una pequeña cantidad en tu celular o computadora perturba la producción de melatonina,[6] que regula los ciclos del sueño.

También es muy útil equipar tu habitación con gruesas cortinas opacas que bloquean por completo la luz del sol, junto con las luces provenientes de la calle y los automóviles. Esto es muy importante si vives en una calle ajetreada o en una ciudad. Los antifaces también funcionan muy bien. Si no estás cómoda con uno —a veces se puede sentir apretado—, ponte una camiseta negra sobre los ojos. Esfuérzate por lograr la oscuridad completa de una cueva profunda, intentando recrear ese entorno natural para la tranquilidad y la relajación.

ACTIVIDADES SAGRADAS EN TU HABITACIÓN

Quizá haya múltiples habitaciones en tu casa o departamento para todas las funciones que desempeñas a diario como ser humano. Aunque no es mala idea trabajar en la computadora sobre la mesa de la cocina, o a veces cenar en tu sillón de la sala si se te antoja, es importante que las actividades en tu habitación sean las mínimas: dormir, relajarte, tener sexo. *Eso es todo.* Expulsa de tu habitación la *laptop*, la televisión y los materiales de trabajo. Al usar tu cama sólo para relajarte y hacer el amor fortalecerás la asociación mental entre tu habitación y dormir, o entre hacer el amor y dormir.

Se recomienda mucho leer algo ligero en la cama, en especial si es una lectura inspiradora o espiritual. Este contenido puede filtrarse en tu interior e influir de manera positiva en tu mente conforme te quedas dormida. Pero la televisión, con sus imágenes y luz estimulante, debe evitarse. Colócala en tu sala, no en tu habitación.

Silencio

Según donde vivas, quizá no te sea posible controlar el ruido del entorno, que puede incluir ladridos de perros, adolescentes platicando, motores ruidosos de autos y cosas por el estilo. Aunque quisiéramos, no podríamos hacer desaparecer todos los signos de vida del exterior al llegar la hora de dormir. Sin embargo, tú puedes controlar el ruido en el interior de tu cueva. Si generas ruido blanco al usar un ventilador, que es un excelente filtro de aire, o incluso un aparato que produzca ruido blanco de manera especifica, esto te ayudará a dormir profundamente. Otra opción es bloquear el ruido lo más posible con tapones para los oídos. Entre más te sea posible evitar ruidos perturbadores del exterior, más pacífica será tu cueva para dormir.

La gratificación de la cueva: la comodidad

En la naturaleza, las cuevas no necesariamente son cómodas por sí mismas, pues están hechas de rocas, superficies resbalosas y húmedas e incluso pozas. Sin embargo, la cueva de tu hogar puede ser diferente de las naturales para incluir las herramientas que te ayuden a ponerte cómoda para dormir. Por ejemplo, sábanas suaves que no te irriten la piel, aromas relajantes, un colchón excelente y las almohadas adecuadas.

¿Cuál es el mejor colchón? No hay mucha evidencia científica que demuestre de manera concluyente que un tipo de colchón sea mejor que otro.[7] Además, el correcto para tu vecino o hermano no necesariamente será el mejor para ti. Lo aconsejable es recostarte en varios y experimentar cuál sientes mejor, sobre todo si sufres dolor de cuello o espalda. El médico Howard Levy, profesor adjunto de ortopedia, fisioterapia y rehabilitación en la Universidad de Emory, comenta: "Si te gustan los colchones demasiado suaves, comenzarás a hundirte hasta el fondo. Pero en colchones demasiado duros tienes demasiada presión en el sacro y los hombros, así como en la parte trasera de la cabeza".[8] En otras palabras, un colchón de firmeza media puede funcionar muy bien para tu columna y ofrecerte el suficiente balance y soporte.

Si tienes problemas médicos como enfermedad pulmonar obstructiva crónica (EPOC) o agruras frecuentes debido a la enfermedad por reflujo gastroesofágico (ERGE), tal vez quieras utilizar una cama ajustable que te permita elevar la cabeza durante la noche cuando estás durmiendo para que respires más fácil y experimentes menos síntomas. Si eres alérgica a los ácaros, busca una funda lavable de colchón que pongas, quites y laves con facilidad.

El Better Sleep Council recomienda que, cuando vayas a la tienda a comprar el colchón, pases al menos 15 minutos en él antes de adquirirlo, pues toma tiempo relajarse y sentirlo en realidad.[9] Así que no te avergüences de entrar directo a la tienda y tumbarte un rato en cada uno. Es tu sueño para la belleza. Reserva unas horas de una tarde de domingo, ve a la tienda y prepárate para pasar un rato acurrucada en varias camas. Es opcional que lleves un buen libro —¡pero muy recomendable!

Las almohadas también son muy importantes cuando se trata de la comodidad para dormir. Contribuyen mucho a tu sueño para la belleza o para disminuirla. Si tienes dolores de cabeza o dolores y molestias en el cuello, hombros o espalda alta, quizá tu almohada te ayude a aliviar o exacerbar estos incómodos problemas.

La posición en que duermes también ejerce alguna influencia en el tipo de almohada que debes escoger. Si lo haces bocarriba, busca una almohada más delgada para que tu cabeza y cuello no estén demasiado hacia delante, lo cual puede desalinearte. También puedes buscarla con una forma más estructurada en la parte inferior, de modo que te ayude a contener el cuello y ofrecerte más apoyo. Si duermes de lado, busca una más firme que le dé estabilidad al cuello y la cabeza, y evite que caigan demasiado. Esto llenará el espacio entre la oreja y el hombro y te dará el suficiente apoyo para evitar la tensión o los calambres que no permiten que te duermas o te despiertan con dolor de cuello. Dormir bocabajo no es recomendable por motivos de belleza para la piel (consulta la página 246), pero si decides hacerlo, busca una almohada plana o usa una debajo del estómago para darle soporte a tu espalda baja y la columna.

Los aromas adecuados también refuerzan el sueño todas las noches. Las claves para mejorar los estados de ánimo del universo, incluyendo la somnolencia y la relajación, se encuentran en la naturaleza: ciertos aceites esenciales destilados de su abundancia, en especial de lavanda, neroli, vetiver, valeriana, manzanilla y salvia, activan la actividad de ondas alfa en la parte trasera del cerebro, que provoca la relajación y te hace dormir más profundo. Se cree que la lavanda estimula la glándula pineal y la secreción de melatonina, y tal vez promueva el sueño.

Intenta hacer tu propio aerosol para tu habitación o para tu almohada, al mezclar unas cuantas gotas de estos aceites esenciales —solos o en una combinación que te guste— y algo de agua destilada en una botella con atomizador. Otra opción es comprar un anillo de aceite esencial para el foco de la lamparita de tu mesa de noche.

EL AMOR DE LAS MASCOTAS

¿Tus amigos peludos entran a tu cueva? Los perros y los gatos pueden ser fuentes incondicionales de amor y comodidad, pero algunas investigaciones han descubierto que, si duermen contigo en la cama, pueden hacer que te despiertes durante la noche e interferir con tu sueño óptimo.[10] Aunque ames a tus amigos de cuatro patas, tal vez lo mejor sea que duerman en su propio espacio, alejado del tuyo.

Los mejores alimentos para dormir

Muchas personas no advierten que lo que comen —y lo que no comen— ejerce un impacto radical en la calidad de su sueño. Determinados alimentos tienen diferentes propiedades y cualidades que ayudan a fomentar el Sueño Máximo para la Belleza. Intenta incorporarlos a tu rutina alimentaria en las tardes y las noches para mejorar cómo duermes:

Leche de cáñamo

Tiene un alto contenido del aminoácido triptófano, precursor de la serotonina y promotor del sueño. También contiene los aminoácidos esenciales y muchos minerales. Toma el Elíxir de reposición nocturna que aparece en la página 254, hecho a base de leche de cáñamo.

Carbohidratos enteros y sin refinar

Prueba quinoa, arroz integral, amaranto, tacos de arroz integral o fideos de trigo sarraceno sin gluten. Los carbohidratos elevan el nivel de triptófano en la sangre y promueven el sueño.

Plátanos

Estos ayudan a dormir porque contienen magnesio y potasio, que son relajantes musculares naturales. Son una fruta almidonada y con poca agua que se digiere despacio, de modo que, si tienes hambre pero quieres comer algo que te induzca al sueño en vez de estimularte, puedes comerte uno pocas horas antes de dormir.

Camotes

Estos tubérculos sustanciosos contienen potasio, un relajante muscular, y son un carbohidrato entero y complejo. Hornea algunos para la cena y acompáñalos con una ensalada grande.

ELÍXIR DE REPOSICIÓN NOCTURNA

Este elíxir contiene grasas esenciales nutritivas para la belleza y especias que alivian la inflamación y calman el sistema nervioso.

INGREDIENTES

1 taza de leche de cáñamo
½ cucharadita de cúrcuma en polvo
½ cucharadita de cardamomo en polvo
¼ de cucharadita de clavo en polvo
Miel orgánica pura o néctar puro de coco, al gusto

INSTRUCCIONES

1. Calienta la leche de cáñamo hasta que esté a punto de hervir.
2. Añade la cúrcuma, el cardamomo y el clavo.
3. Retira del fuego, añade la miel y disfrútalo caliente.

Cerezas

Esta deliciosa y hermosa fruta veraniega es uno de los pocos alimentos que contienen melatonina en forma natural. Un estudio descubrió que beber su jugo ofrece ligeras mejorías en la duración y la calidad del sueño en las personas con insomnio crónico.[11]

Pudín de chía

Este bocadillo, hecho con las semillas remojadas en una base líquida, contiene una mezcla maravillosa de carbohidratos complejos, ácidos grasos omega-3 y aminoácidos que te harán sentirte saciada pero no demasiado llena, así como disfrutar una muy buena noche de sueño.

Los peores alimentos para dormir

Así como hay excelentes alimentos para dormir, otros no son tan buenos para promover el sueño. Revisa los de esta lista y evítalos por las noches para que obtengas el Sueño Máximo para la Belleza.

Comidas altas en proteínas

Las comidas altas en proteínas concentradas deben evitarse por la noche. Es necesaria una gran cantidad de energía digestiva para descomponer los alimentos, y esto puede mantenerte despierto por una digestión demasiado activa.

Comidas altas en grasas

La grasa estimula la producción de ácido en el estómago y motiva el aflojamiento del esfínter esofágico. Esto provoca que la comida se derrame hacia tu esófago y genere agruras. Si te recuestas a dormir después de ingerir alimentos pesados y grasosos, se facilita que el ácido entre a los lugares equivocados. Esto es muy incómodo y se debe evitar si quieres dormir bien a favor de tu belleza.

Chocolate

Si bien un poco de chocolate oscuro alivia tu antojo por algo dulce, no comas demasiado en la noche. Recuerda que contiene cafeína y teobromina, otro compuesto estimulante que afecta de manera adversa tu sueño para la belleza.

Alimentos muy condimentados

Éstos pueden estimularte demasiado y mantenerte despierta por la noche. Un estudio realizado en Australia encontró que las noches en que los sujetos ingerían comidas muy condimentadas tenían cambios adversos en sus patrones de sueño.[12] Los investigadores también descubrieron que esos sujetos tenían temperaturas corporales elevadas durante los primeros ciclos del sueño, lo cual se ha demostrado en otros estudios que se relaciona con una mala calidad del sueño.[13]

Cafeína

Aunque sientas que estás acostumbrada a la cafeína, ésta mantiene trabajando a tu cuerpo. Una investigación publicada en la *Journal of*

Clinical Sleep Medicine estableció que la cafeína ingerida seis horas antes de irte a la cama afecta en forma negativa los patrones del sueño.[14] En términos prácticos, significa que al mediodía debes dejar de tomar café —si es que lo bebes—, té verde o hierba mate. Por cierto, abandona la tradición de tomar café después de la cena; si quieres beber algo caliente, inicia tu propia tradición con té herbal y tu belleza de seguro se beneficiará.

Nicotina

Si fumas, ¡debes dejar de hacerlo por muchas razones de salud y belleza! Estamos seguros de que ya lo sabes, y esperamos que estés intentando eliminar ese hábito a largo plazo. A corto plazo, mientras logras la transición completa, asegúrate de no consumir ningún producto con nicotina muy cerca de la hora de acostarte. Ésta es estimulante y no te ayuda a dormir bien.

Alcohol

Éste es difícil, porque si quieres beber unos tragos, lo más probable es que no lo hagas a la mitad del día ni en la mañana, a menos que se trate de una ocasión muy especial, como un pícnic o un almuerzo celebratorio. El problema es que, aunque al tomar alcohol —sobre todo vino— sientas que te induce el sueño, en realidad interfiere con sus funciones restaurativas.[15]

COMPLEMENTA TU SUEÑO CON VITAMINA B_{12}

Esta importante vitamina, soluble en agua, se usa para diversas funciones del cuerpo, incluyendo mantener la energía y prevenir la fatiga. La vitamina B_{12} promueve un cerebro y una función cardiaca saludables y nos ayuda a dormir mejor, pues desempeña un papel crucial en la generación de melatonina. También apoya el metabolismo óptimo de las grasas y los carbohidratos, fomenta el crecimiento y la reparación celular saludables y activa la vitamina folato en el cuerpo. Aunque se puede almacenar en el hígado durante algún tiempo, hazte un análisis de sangre para verificar si tu cuerpo la contiene en las cantidades adecuadas.

En definitiva, los veganos y vegetarianos deben tomar suplementos de vitamina B_{12}, pues ésta se encuentra en la mayoría de los productos animales. Pero si comes carne no necesariamente significa que tengas niveles óptimos de vitamina B_{12}. La absorción y el uso de esta vitamina se pueden reducir incluso si consumes alimentos que la contengan —como proteína animal, cereales fortificados y levadura nutricional—. Por ejemplo, si tus niveles de ácido clorhídrico son bajos —una sustancia que libera la B_{12} de los alimentos—, quizá tu cuerpo tenga problemas para absorber la vitamina. El revestimiento del estómago también puede ser incapaz de producir factor intrínseco, una proteína que debe unirse con la B_{12} en el intestino delgado para que el cuerpo la absorba.

Consulta a tu médico si no estás segura de cuánta vitamina B_{12} necesita tu cuerpo, pero entre 500 y 1 000 microgramos (mcg) por lo general se considera una buena cantidad diaria. Puedes tomar un suplemento de complejo B para equilibrar todas las vitaminas B.

Si en verdad valoras tu sueño, acaso debas implementar algunos cambios importantes en tu estilo de vida respecto a tus hábitos con el alcohol. Al principio suena difícil, pero una vez que experimentes una mayor dicha durante el día y te comiences a sentir sumamente bien en muchas otras áreas de tu vida —incluida una piel cada vez más hermosa—, de manera natural beberás menos. Cuando lo hagas, te darás cuenta de que un sistema más limpio necesita mucho menos alcohol en general para sentirse relajado o disfrutar el sabor de tu *cabernet* o *pinot* favorito. En un mundo ideal, deberías evitar beber desde tres horas antes de irte a la cama. Pero si vas a salir por la noche con tus amigos, obviamente esto no es realista. Tan sólo sé consciente, bebe de manera responsable y moderada —idealmente uno o dos tragos como máximo—, y tal vez encuentres otras formas de pasar el tiempo con tus amigos y de relajarte que no involucren el alcohol.

Con suerte, para ahora ya te queda claro lo importante que es para tu salud, vitalidad y belleza en general el Sueño Máximo para la Belleza. De hecho es tan importante que alcanzar tu potencial de Belleza Radical sería difícil sin hacer lo posible para optimizar tu sueño: asegúrate de realizar los cambios necesarios para priorizarlo y que disfrutes tu belleza máxima a largo plazo.

PILAR 4

BELLEZA PRIMIGENIA

Si quieres ver personificada a la verdadera belleza, todo lo que necesitas es mirar el amanecer o el atardecer, los ríos imponentes o los vastos océanos, o bien la sinergia armoniosa de cualquier bosque. Cada uno de nosotros forma parte del mundo natural, y vivir de acuerdo con sus principios y ritmos nos alinea con la Madre Naturaleza. Esto apoya en forma poderosa el flujo de nuestra belleza natural.

Shakti es una palabra en sánscrito que designa el poder creativo de la naturaleza del cual todos formamos parte. Vivir de acuerdo con ésta es tan esencial para nuestro ser como respirar o dormir, pero con un estilo de vida moderno resulta fácil alejarse cada vez más de esa armonía. Cuando imponemos ritmos sintéticos o artificiales sobre la tela de nuestras vidas, nuestra belleza natural sufre.

La naturaleza es nuestra maestra. Podemos aprender mucho al observar los ciclos del sol y de la luna, al escuchar los sonidos de la naturaleza y sintonizarnos con los efectos que ejercen sobre nuestra energía. Mientras estés en mayor armonía con la naturaleza, sus ritmos y energías, notarás un efecto más positivo en tu bienestar y belleza.

CAMBIO 13

APROVECHA EL PODER EMBELLECEDOR DE LAS ESTACIONES DEL AÑO

Una de las formas más importantes en que puedes permitir que la naturaleza respalde tu salud y belleza consiste en sintonizarte con las estaciones. Cada temporada del año tiene una energía colectiva distinta que afecta tu energía personal. Surfear esta ola y ajustarte a tus patrones alimenticios y del estilo de vida para estar en sintonía con el flujo de las estaciones te ayudará a alcanzar tu Belleza Radical. Y si estás en sintonía con las energías universales que ocurren en una escala mayor y más allá de ti, tu piel, cabello y uñas se verán muy bien y sentirás un mayor poder apoyándote en todo cuanto hagas.

Por ejemplo, al comer según las estaciones y enfocar con amplitud tu dieta con los productos que crecen localmente durante la temporada en cuestión, consumirás alimentos en su máxima frescura. No sólo sabrán mejor, sino que aportarán la mejor nutrición de belleza porque se cosecharon cerca del momento y el lugar en que los comas. Por lo general los alimentos de temporada son más baratos, pues los cultivos de cada estación se dan en abundancia y quienes los venden no necesitan asumir los costos de envío.

Si te enfocas en los alimentos de temporada y en los mercados locales, comerás una variedad mucho más amplia de lo que crece a tu alrededor en una época determinada en vez de buscar tus verduras favoritas. Esto contribuirá a que integres a tu dieta una mayor variedad de nutrientes embellecedores, pues diferentes alimentos contienen diversas composiciones de minerales y fitonutrientes para sustentar tu Belleza Radical. De igual modo te sentirás más integrada en el entorno que te rodea si comes lo que crece en él. Además de los beneficios personales, alimentarte de esta forma reduce tu impacto ecológico y apoya a la Madre Naturaleza. Se necesita menos combustible —de camiones, trenes, aviones y demás— para transportar alimentos desde las granjas locales hasta tu mesa que de productores foráneos.

Desde el punto de vista de la belleza, cada estación tiene un efecto diferente en tu piel, y es importante que hagas los ajustes correspondientes. Las estaciones también influyen en tus niveles de ejercicio y actividad, y debes honrar ese flujo. En un sentido más amplio, conforme el ambiente general esté cambiando, puedes sintonizarte con la energía y el trabajo colectivos y trabajar con ellos en cada estación, en vez de hacerlo en su contra. Por ejemplo, durante la luz máxima del verano acaso sientas unas ganas tremendas de trabajar en proyectos creativos que habías decidido "plantar" en la primavera. Sé auténtico frente a esas necesidades naturales para ser más hermosamente poderoso.

Exploremos todas las estaciones y cómo hacer los mejores cambios en tu dieta y rutinas del cuidado de la piel, así como tus metas de energía, para mantener tu belleza natural alineada con la naturaleza a tu alrededor.

Prácticas de belleza para el invierno

El invierno es la estación con la menor cantidad de luz. Tu piel puede necesitar más humectación en esta época, y de manera natural quizá busques comidas más sustanciosas y calientes. Con la oscuridad creciente, acaso sientas la tendencia natural de reflexionar y evaluar tus metas y aquello que estás creando en tu vida. A continuación enlistamos las mejores prácticas para lograr la Belleza Radical en invierno:

- Come más alimentos calientes preparados en el momento. Naturalmente tu cuerpo sentirá la necesidad de comer sopas y guisados, verduras horneadas y cosas por el estilo: sintonízate con esas necesidades y bríndate alimentos calientes y reconfortantes. Aunque está claro que puedes mantener algunos alimentos crudos en tu dieta, asegúrate de equilibrarlos con otros calientes.
- Incorpora muchos tubérculos, como calabaza, camote y ñame, que hallarás en el mercado cercano en esa época del año. Estas verduras son particularmente altas en betacaroteno, que una vez en el cuerpo se convierte en vitamina A y es un excelente nutriente para mantener la piel saludable y brillante en estos meses más oscuros.
- Añade a tus tés y recetas especias que calientan, como jengibre, clavo y canela.
- Usa aceite de ajonjolí orgánico y prensado en frío para humectar la piel durante tu práctica de *abhyanga*, pues se dice que tiene propiedades de calentamiento.
- Debido a la resequedad del invierno, tal vez necesites un humectante facial más denso. Cambia y busca uno con base de aceite en vez de agua, ya que brindará una capa protectora sobre tu piel y retendrá la humedad por más tiempo. Los productos con aceites vegetales puros como el de coco, almendra, aguacate y prímula no deberían provocarte granos. Por otra parte, la manteca de karité puede tapar tus poros. Sobre todo si eres propenso al acné, evita productos para el rostro que la contengan —aunque es buenísima para usarla en todo el cuerpo—. Evita aquéllos con aceites sintéticos y base de petróleo, como el aceite mineral.

- Es probable que tu piel no sólo se deshidrate por el viento y el frío, sino también por el calor en interiores, de modo que asegúrate de que tu humectante contenga ácido hialurónico y otros humectantes para atraer mayor humedad al rostro y mantener la piel flexible.
- Aumenta un poco —pero no drásticamente— tu consumo de grasas, con alimentos vegetales enteros como semillas de chía, nueces y aguacates. Estas grasas esenciales nutrirán la piel para que esté flexible. Con tan sólo unas cucharadas extra de pudín de semillas de chía (visita kimbelysnyder.com para la receta fácil) u otra mitad de aguacate mantendrás tu piel hidratada desde dentro. Comer más grasa en el invierno también te hará sentir centrada en este periodo de oscuridad.
- Usa un limpiador cremoso en vez de uno de gel. La crema tendrá menos detergentes defoliantes y te ayudará a mantener intactos los aceites naturales en la piel durante esta época, en la que buscar conservar la mayor humectación posible.
- Realiza en casa un tratamiento de aceite para mantener el cabello protegido del clima seco: al menos una vez a la semana, masajea aceite de coco en las puntas del cabello y a lo largo de los mechones; luego enróllalo en un chongo o en una gorra de baño, déjalo entre 30 minutos y una hora, y enjuágalo y lávate con champú como lo haces con normalidad.
- Desprende las células muertas con un exfoliante casero de azúcar. Combina partes iguales de aceite de coco y azúcar orgánica, y añade entre 15 y 20 gotas de tu aceite esencial favorito. Guarda la mezcla en un contenedor de vidrio o libre de BPA. En la regadera, frota con suavidad para remover las células muertas de todo tu cuerpo, incluidos los codos y los talones. Rasurarte también es una gran forma de exfoliar las grandes superficies de las piernas.

- Mantente activa. Suena muy tentador acurrucarte durante el invierno, pero la disminución de la luz y el clima frío contribuyen a la depresión, el anquilosamiento, el debilitamiento del sistema inmune y la sensación de letargo. Es una excelente época del año para comenzar o profundizar en la práctica casera de yoga, ya sea por tu cuenta o con un DVD. No necesitas exponerte a los elementos para estar activa y mover cada parte de tu cuerpo.
- Honra la tendencia natural de mayor oscuridad y permítete rejuvenecerte y descansar al quedarte más tiempo en casa. No te presiones a salir más de lo que en realidad desees sólo porque te sientas obligada. Tal vez consideres que te sirve más pasar las noches en casa, con un té de hierbas, un baño caliente y un buen libro.
- Si vives en un lugar que por largos periodos tiene poca luz solar durante los meses de invierno, acaso consideres tomar un suplemento de vitamina D^3 o conseguir una lámpara especial diseñada para estimular la vitamina D en tu cuerpo, la cual juega un papel vital para mantener los huesos saludables y hermosos, un fuerte sistema inmune, estados de ánimo equilibrados, y una salud y bienestar en general.
- Con la luz del solsticio de invierno, que aumenta muy despacio al final del año, evalúa con mucha honestidad y profundidad dónde te gustaría poner tu energía el siguiente año y qué es nutritivo y auténtico para tu espíritu hermoso durante esta época. En la naturaleza, durante esta época nuevas semillas están creciendo al nivel de las raíces, y muchas cosas suceden bajo la superficie. También es un periodo maravillosa para ti, para evaluar dónde quieres poner tu energía, la cual florecerá más tarde en el año. Basta con que seas honesto y escuches a tu corazón para determinarlo.

Prácticas de belleza para la primavera

En primavera la vida emerge de nuevo. No importa qué tan largos hayan sido los meses de invierno: aunque parezca que transcurrieron años, siempre seguirá la primavera. Puedes observar la belleza en expansión de los capullos de las flores, hojas y brotes para expresar tu belleza natural hacia fuera, mediante ropa ligera, y acaso colores más brillantes. Conforme la luz aumenta, es natural que sientas que dejas atrás el anquilosamiento y la pesadez del invierno. Esto incluye una tendencia a comer más ligero y quizá también a relajarte en cuanto a los productos de cuidado para la piel. Asimismo sientes un aumento natural de la energía, una nueva chispa de inspiración poderosa que ahora puedes dirigir hacia cualquier meta que hayas decidido perseguir mientras reflexionabas en la oscuridad del invierno. Éstas son las mejores formas de aprovechar la belleza durante la primavera:

- La primavera es el mejor tiempo del año para una limpieza o desintoxicarte. Si estás interesada en una limpieza líquida, revisa las orgánicas y diseñadas estratégicamente que se ofrecen en Glow Bio (myglobio.com), o crea tu propia versión con licuados o jugos de verduras frescas y abstente de alimentos más pesados por unos cuantos días.
- Aligera tu dieta. Ésta es una época del año maravillosa para cambiar y comer más alimentos crudos —aunque en lo absoluto debes comer 100% crudo—. Reduce tu índice de grasas para que te sientas menos pesada. Quizá se te antojen sopas más ligeras a base de caldo y menores cantidades de aguacate y nueces. Usa todos los aceites con moderación.
- Si te consentiste en el invierno, la primavera es una época excelente para dejar los malos hábitos y patrones y renovar tu decisión

de mejorar tus hábitos alimenticios. Siéntete en sintonía con la energía rebosante de la primavera al soltar los alimentos pesados, densos y que congestionan. Deshazte de los lácteos, la azúcar refinada, el gluten y la proteína animal en exceso, y consume alimentos más ligeros y que predominen en verduras.

- Aumenta tu consumo de vinagre de sidra de manzana pura al añadirla a los aderezos de ensaladas o agua caliente para beber, ya que tiene cualidades antisépticas que te ayudarán a limpiarte para la primavera y aportará bacterias saludables a tus intestinos. Asimismo ofrece el electrolito de potasio, que equilibra la belleza.
- Los gérmenes vegetales y las verduras miniatura capturan en gran medida la energía emergente de la primavera y se encuentran rebosantes de enzimas, vitaminas, minerales y fitonutrientes vivos. Lávalas bien y añádelas a ensaladas, sopas o en cualquier platillo que comas. Y aunque son muy bonitas, ¡también puedes echar un puñado a tus licuados!
- Añade algunos diuréticos naturales a tus licuados y otros platillos para eliminar un poco de peso por el exceso de agua. Algunas buenas opciones son el cilantro, perejil, espárragos, arándanos y piña. Conforme se acerque más el verano, consume berenjena y sandía.
- Aprovecha al máximo el mercado cercano, que ofrecerá una variedad mucho más amplia de alimentos que en el invierno. Lechuga, hinojo, brócoli, espárragos, berros y coles son unos de los tesoros primaverales que descubrirás allí.
- Si practicas yoga en casa, es una época maravillosa para aumentar los *Surya Namaskar* o saludos al sol, así como otras secuencias de flujo mientras estás de pie, pues en esta temporada te sentirás con ganas de moverte con mayor vigor de manera natural.

- Aprovecha la luz creciente. Levántate más temprano para disfrutar las mañanas, y quizá puedas dar un paseo por la tarde o más noche, después de la cena, para disfrutar la luz vespertina y contemplar la puesta del sol. Ésta es una forma hermosa de sincronizarte con el ritmo cambiante del entorno.
- Exfolia con suavidad las células muertas acumuladas a lo largo del invierno con un limpiador que contenga ácidos alfa o beta hidróxidos.
- Intenta eliminar el exceso de células muertas del cuerpo con un exfoliante de sal en lugar del de azúcar que usaste en invierno. Se considera que los de sal son un poco más exfoliantes, y la sal posee una carga iónica negativa, con lo que purifica las energías e impurezas negativas que hayas obtenido del ambiente.[1] Ésta es la teoría detrás de esas lámparas de roca de sal que se venden en las tiendas de productos para la salud, que se supone que ayudan a neutralizar el ambiente del hogar de aparatos electrónicos que se cree que despiden una carga iónica positiva. Combina aceite de coco y sal en partes iguales y agrega entre 15 y 20 gotas de tu aceite esencial favorito —como lavanda o neroli—. Guarda la mezcla en un contenedor de vidrio o libre de BPA, y exfolia con suavidad todo tu cuerpo cuanto estés en la regadera.
- Pon atención extra a mover el estancamiento a lo largo de tu sistema linfático, ya que ésta es la temporada para desintoxicarte. Regresa a la página 172 para mayores referencias.
- La Ayurveda estimula los métodos de *Panchakarma* para limpiar el cuerpo y renovar la digestión. Se trata de métodos de desintoxicación que incluyen la limpieza del colon. Si decides hacerlo, consigue un botiquín de enema o de hidroterapia de colon con un terapeuta recomendado.

- Aumenta tu ingesta de agua para eliminar las impurezas. También intenta incorporar agua caliente con limón en las tardes o noches. Es una excelente bebida purificadora y eliminadora.
- Con la luz creciente de la primavera, asegúrate de protegerte del sol con sombreros de ala ancha, lentes de sol grandes y bloqueadores no tóxicos (consulta la página 166).
- Sincronízate con el poder creativo que fluye a través de la naturaleza y el universo. Tómate el tiempo para invertir energía en tus emprendimientos y deseos creativos, y cultívalos. Muéstrate selectiva con tu tiempo, reduce las horas de ver televisión y otras actividades más pasivas que realizabas durante el frío invierno. Pasa más tiempo caminando a donde quieras ir. ¡Todo el poder del universo te apoyará ahora para que hagas lo que desees!

Prácticas de belleza para el verano

El verano trae consigo la luz solar más intensa, que activa y entusiasma. Dependiendo de dónde vivas, esta época puede ser extremadamente húmeda o seca. Quizá también te sientas vacilante entre el clima caliente del exterior y el aire acondicionado helado en el interior. Es importante que protejas y nutras tu sistema inmune y tu energía durante estos meses vitales. A continuación te presentamos las prácticas veraniegas más efectivas para la Belleza Radical:

- Come muchas frutas frescas y jugosas de temporada, como durazno, uva, mora, zarzamora, cereza, ciruela, frambuesa, fresa, higo, nectarina y melón.
- Disfruta el betabel, pepino, pimiento, rábano, variedades de calabacín, endivias y frijoles: se encuentran en abundancia entre los alimentos de verano que hallarás frescos en el mercado.

- Durante esta estación "fogosa" de *Pitta*, que gobierna nuestro fuego interno, es más fácil sentirse agitado, exaltado e irritable. Es buena idea evitar alimentos hiperactivos que aumenten esas cualidades, como chile, tomate verde, así como ajo y cebolla en exceso.
- Bebe tés herbales refrescantes como menta o manzanilla frescas. Es fácil hacer crecer una pequeña planta de menta junto a la ventana de tu cocina: así tendrás té de menta fresco a lo largo de la estación.
- Honra la inclinación natural de tu cuerpo a alimentarte más ligero durante el calor veraniego. Escucha a tu cuerpo y nunca lo obligues a comer. Es importante que reconozcas que no necesariamente debes consumir los mismos alimentos todos los meses del año. Esta es una época muy buena para muchos crudos, como ensaladas y frutas frescas.
- Bebe agua de coco, que es hidratante y repone los electrolitos y minerales que pierdes al sudar.
- Come muchas verduras crudas, que por naturaleza son *yin* o refrescantes. Sé creativa con la variedad de lechugas y verduras que veas en el mercado, y rótalas para crear nuevas y deliciosas ensaladas.
- Como quizá te sientas inflado o hinchado por el calor, es buena idea reducir tu ingesta de comida salada. Procura usar más hierbas frescas para dar sabor en vez de añadir montones de sal: con el tiempo, tu gusto por ésta se irá reduciendo.
- Conforme tu piel se vuelva más grasosa, intenta la Mascarilla de limpieza radical (consulta la página 186) u otras de barro que te permitan mantener a raya los granos y la congestión en tu rostro.
- A menos de que tengas la piel muy seca, intenta cambiar tu limpiador de crema por uno de gel, que es más ligero y te ayudará a eliminar el exceso de sudor, polvo y suciedad.

- Si las cremas de aceite comienzan a sentirse muy pesadas, cambia a un humectante de agua que sea muy absorbente y más ligero para el verano.
- La sábila es una planta bastante fuerte y puede crecer en una maceta dentro o fuera de la casa —según donde vivas—. Así tendrás una fuente fresca para usar en cualquier quemadura por una exposición excesiva a la luz solar. (Esperemos que eso no suceda, ¡aunque debes estar preparada por si acaso!)
- Dado que el aceite de coco tiene propiedades refrescantes, cambia a éste para tu práctica de *abhyanga* (consulta la página 174).
- Usa ropa hecha con telas de colores claros y de fibras naturales como lino y algodón, que le permiten respirar a tu piel.
- Llena con agua de rosas una botella con atomizador, y rocía en tu rostro y pecho cuando necesites refrescarte y calmar el calor.
- Honra los cambios en el movimiento durante esta época del año. Quizá te sientas más atraído a practicar yoga —en especial a solas— que a actividades aeróbicas muy intensas —¡a menos que involucren deportes de playa o acuáticos!—, que pueden hacerte sentir exhausto. Esta época no es la mejor para el yoga caliente en un espacio cerrado y con calefacción.
- Puedes sentirte activo y entusiasmado no sólo por tus objetivos creativos o profesionales, sino también para explorar y disfrutar estar afuera, entre los elementos puros de la naturaleza. Esto quizá signifique un periodo en la playa o más tiempo para relajarte en el parque. Permítete esos espacios afuera, y explora cómo es sentirte estimulado por la naturaleza, así como tus intereses personales. De manera natural, tu energía estará alta, así que sal y disfruta. Al final del verano, de acuerdo con tu entorno, acaso te sientas con demasiado calor y necesites refrescarte más, y es importante honrar eso también.

Prácticas de belleza para el otoño

La belleza otoñal es visible en la amplia variedad de colores entre las hojas mudables de la Madre Naturaleza. El aire se vuelve más fresco y el viento puede ser intenso, por lo que es importante proteger tu piel y tu cuerpo. Quizá tengas menos antojo de agua de coco y más de tés y elíxires calientes para sentirte balanceado, además de comidas nutritivas calientes que evitaste durante el verano. Desde un punto de vista energético, es importante que tomes medidas para sentirte centrado, ya que el *Vata*, el elemento aire, domina esta estación: cuando está desequilibrado, puede exacerbar el estrés y la ansiedad, en especial si las actividades aumentan en forma drástica después de un verano relajado. He aquí las mejores prácticas de belleza para el otoño:

- Es la época natural del año para volver a las comidas más calientes y reconfortantes, así que asegúrate de ajustar la rotación de tu dieta.
- Las coles de Bruselas, los nabos, el rábano japonés, la coliflor y los hongos son algunas de las verduras de temporada que encontrarás, de modo que aprovéchalas y encuentra formas creativas y simples de cocinar y disfrutar estos alimentos fortificantes.
- La quinoa, el arroz integral y el amaranto son granos libres de gluten que puedes incorporar en esta época, sobre todo si los consumes con muchas verduras.
- Bebe tés de limón, manzanilla, valeriana y albahaca sagrada, que son fantásticos para liberarte del estrés y relajarte. Puedes encontrarlos, a menudo combinados en fórmulas "antiansiedad", en las tiendas de productos para la salud.
- El viento que seca y la disminución de la humedad hacen que tu piel se sienta más áspera. Pasa más tiempo en tu práctica de *abhyanga* (consulta la página 174), que también es buena para calmar el

exceso de *Vata*, pues cuando está desequilibrado puede hacerte sentir abrumado y ansioso. El *abhyanga* es fantástico para aliviar el estrés.

- Debido a que el *Vata*, o elemento aire, predomina tanto en el otoño, puedes experimentar estreñimiento. Éste es un síntoma de que el *Vata* está desequilibrado. Consume muchos alimentos con fibra, toma suplementos de magnesio-oxígeno (como Detoxy +) conforme lo necesites para mantener todo en movimiento, y come de manera consciente y lenta, siempre masticando muy bien.
- Asegúrate de proteger tu piel de los cambios bruscos del clima, incluido el viento seco. Usa bufandas y guantes para proteger tus manos, cuello y rostro durante las caminatas o los periodos que pases afuera, para que evites las corrientes de aire que agrietan y secan la piel en exceso.
- Quizá tu piel necesite una mayor nutrición con el cambio de las estaciones. Y puede empezar a sentirse más seca. La Mascarilla radical antienvejecimiento (consulta la página 165) es excelente para esta época.
- Protege tus labios delicados, que pueden partirse cada vez más. Aplica con regularidad un bálsamo labial con ingredientes naturales como manteca de karité, aceite de oliva y vitamina E. Evita los bálsamos con derivados del petróleo y sintéticos —no quieres ingerirlos de modo continuo, y eso es inevitable con cualquier cosa que te pongas en los labios—.
- Como de seguro tuviste tu buena dosis —¡o más!— de sol, agua salada y cloro durante el verano, quizá tu piel esté algo afectada. Intenta volver a usar un exfoliante suave de azúcar (consulta los consejos para el invierno en la página 264) y añade más aceite de coco si sientes que necesitas mayor lubricación.
- Evita usar jabones defoliantes en la regadera. Elige limpiadores naturales, suaves y simples con aceites esenciales en vez de aquellos con fragancias artificiales y potencialmente irritantes.

- Con las temperaturas más frías y el viento helado es momento de volver a los humectantes más densos con base de aceite, los cuales hidratan y protegen más.
- Pon atención extra a tus manos. El invierno está por delante y se hallarán expuestas al frío y al viento. Asegúrate de mantenerlas humectadas con una buena crema para manos —de manteca de karité o con otro ingrediente natural— y aplícala a menudo, sobre todo después de lavártelas.
- Después de la relajación del verano, tal vez notes un incremento en las actividades durante el otoño: los niños vuelven a la escuela, hay más proyectos de trabajo o quizá te sientas más intensa para lograr las metas de fin de año. Cuida el equilibrio del estrés. Haz que tu prioridad sea generar tiempo de calma para ti mismo conforme se acercan las vacaciones, de modo que no te sientas abrumada ni orillada a comer por estrés u otros escapes no saludables. Tómate el tiempo para realizar actividades que te nutran y te centren, como meditación, masajes, pasar tiempo en casa leyendo o cualquier otra cosa que te haga sentir reconfortado.

Al esforzarte en reconocer con gracia los cambios de energía conforme la Tierra hace su progresión anual alrededor del Sol, y al cambiar tus rutinas cotidianas de acuerdo con las diferentes estaciones, optimizas de manera importante tu salud, tu energía y la expresión de tu belleza. Las influencias mayores de energía de nuestro entorno nos afectan, estemos conscientes de esto o no. ¿Por qué no reconocerlas, acogerlas y alinearse con ellas en tu beneficio? Sólo tendrás una belleza más intensa y un sentido mayor de energía que alcanzar. Comienza a aplicar estas modificaciones para la temporada actual y te sentirás en mayor sintonía con la energía universal colectiva, de la cual eres parte intrínseca.

CAMBIO 14

EQUILIBRA LA ENERGÍA SOLAR Y LUNAR Y TODOS LOS ELEMENTOS DE LA TIERRA

Belleza solar

Por supuesto, nadie podría afirmar que salir y quemarse bajo el sol es bueno para la piel. Para estas alturas es bien sabido que la sobreexposición al mismo puede ocasionar cáncer de piel y su envejecimiento acelerado. Eso no significa que debamos evitarlo por completo. El sol es un componente esencial de la naturaleza que dota de vida y vitalidad a todo el planeta, incluidos nosotros. Aun en el ocaso del modernismo elevado, no podemos divorciarnos de la Madre Naturaleza: nuestra conexión con ella es indivisible.

Aunque debes ser muy cuidadoso en cuanto a cómo y dónde te expones al sol —de lo cual hablaremos más adelante—, no queremos que huyas de él. Robyn Lucas, un epidemiólogo de la Universidad Nacional de Australia que dirigió un estudio publicado en la *International Journal of Epidemiology,* concluyó que muchas más vidas se pierden por enfermedades provocadas por la falta de luz solar que aquellas por demasiada exposición a la misma.[1] La exposición limitada brinda muchos beneficios de salud y belleza, incluyendo los siguientes:

Producción de endorfinas y hormonas

Con tan sólo estar cerca de la luz solar —aun si no te expones a ella directamente— mejoras tu estado de ánimo, al provocar que tu cuerpo sintetice endorfinas y hormonas que te hacen sentir bien, como la serotonina. Esto puede ser tan fácil como mirar por una ventana hacia la luz natural mientras almuerzas o trabajas en tu *laptop* —aunque no absorberás la vitamina D a través del vidrio—. Una falta de exposición puede causar un desequilibrio de melatonina y un trastorno afectivo estacional, que es una forma de depresión por la deficiencia de luz solar natural durante los meses invernales. Se trata de un problema muy real para las personas que habitan en ciertos entornos sin la suficiente luz solar, y demuestra la importancia de los elementos naturales, como ese astro, para nuestra belleza y bienestar. Como mencionamos en el Pilar 3: Sueño Máximo para la Belleza, es crucial recibir una cantidad saludable de luz solar para equilibrar la noche. Tu glándula pineal produce melatonina con base en el contraste de la exposición al sol brillante durante el día y la oscuridad total por la noche.[2] Si no es suficiente, tu cuerpo no apreciará la diferencia ni optimizará tu producción de melatonina, importante para regular los ciclos de sueño saludables y embellecedores.[3]

Síntesis de vitamina D y estimulación del sistema inmune

La luz solar ayuda a que tu piel sintetice la vitamina D, gracias a la cual se absorbe el calcio. También ayuda con problemas de la piel como la psoriasis y estimula el sistema inmune para que luches mejor contra las infecciones como resfriados y gripe. Algunos investigadores consideran que incluso protege contra el desarrollo de ciertas células cancerígenas.[4] Esta vitamina en realidad es una hormona, y en algunas investigaciones se ha demostrado que incrementa los niveles de testosterona en los hombres[5] y regula los estrógenos y la progesterona en las mujeres.[6] Tal asistencia para equilibrar las hormonas es otro enorme beneficio de la luz solar. Aunque puedes tomar suplementos vitamínicos, es preferible y más confiable que la obtengas mediante una exposición moderada a la luz solar cuando te sea posible.

Mejor circulación y metabolismo

El sol es bueno para la circulación de la sangre, que, como ya mencionamos, es importante para asegurar la distribución óptima de nutrientes de belleza a lo largo de tu cuerpo. Algunas investigaciones incluso vinculan la exposición a la luz solar con una estimulación del metabolismo.[7]

Posible prevención de cardiopatías y cáncer

Un estudio muy reciente publicado en el *Journal of Investigative Dermatology* descubrió que, cuando la luz solar toca la piel, un compuesto llamado óxido nitroso, que reduce la presión sanguínea, se libera en los vasos sanguíneos.[8] El líder de la investigación, Richard Weller, y sus colegas declaran:

> Nos preocupa que un dispositivo bien intencionado, cuyo fin es reducir el número de muertes por cáncer de piel, en forma inadvertida esté aumentando el riesgo de muerte por enfermedades cardiovasculares

e infartos cerebrales mucho más prevalentes, y va en contra de la información epidemiológica[9, 10] que muestra que la exposición a la luz solar reduce la mortalidad general y cardiovascular.[11]

El equipo notó que por cada persona que sucumbió al cáncer de piel, hubo entre 60 y 100 más que murieron por infartos cerebrales y cardiopatías vinculadas con la presión alta. Esto se traduce en 80 veces más individuos que mueren por enfermedades cardiovasculares que por aquel motivo.

Otro estudio publicado en la revista *Cancer*, así como un análisis sistemático dado a conocer en la *European Journal of Cancer*, determinó que la exposición insuficiente a la luz solar es un factor de riesgo para el cáncer en Europa occidental y Norteamérica; las malignidades que indicaron el mayor aumento por una exposición inadecuada a la luz solar eran cánceres reproductivos y digestivos, como el de seno, de colon y de ovarios.[12, 13]

Exposición al sol *versus* daño solar

Acaso te preguntes qué hay del daño solar y el envejecimiento. Una vez más, no sugerimos que te cocines bajo el sol al estilo de la década de 1960, cuando lo máximo era reflejar su luz hacia tu piel con papel aluminio. Nos referimos a algo mucho más estratégico y controlado. Si la exposición limitada se maneja de esta forma, ¡de hecho puede revertir el daño solar! Una investigación de la Universidad de Stanford descubrió que, al detonar la síntesis de vitamina D en el cuerpo, la exposición limitada a la luz solar provoca que las células inmunes viajen a las capas más externas de la piel, donde están listas para proteger y ayudar a reparar el daño causado por una exposición excesiva.[14]

Entonces, ¿cuánto sol representa el equilibrio correcto para tu belleza? Bueno, en primer lugar no recomendamos que expongas tu delicada piel del rostro: es demasiado valiosa y, obviamente, la zona principal que buscas proteger contra los signos visibles del envejecimiento. Lleva siempre sombrero cuando estés bajo el sol y asegúrate de usar un bloqueador no tóxico.

Para una exposición saludable, enfócate en las extremidades. El doctor en medicina Michael F. Holick, director del Laboratorio de Investigación de Vitamina D, Piel y Huesos de la Universidad de Boston y autor del libro *The UV Advantage*, está de acuerdo al respecto. Él recomienda una exposición de entre cinco y 10 minutos de luz solar directa en piernas y brazos desnudos, de dos a tres veces por semana,[15] y en definitiva es recomendable aplicarte bloqueador si será mayor que eso. Durante caminatas cortas, sentirás su calor delicioso en tus brazos y piernas. La próxima vez que salgas de compras, estaciona tu auto más lejos de la entrada del centro comercial o del súper y disfruta un rato más bajo el sol. Tómate cinco minutos para leer afuera, beber tu té favorito o tan sólo contemplar la belleza alrededor, ya sea que vivas en los suburbios o en la ciudad. Incluso en las áreas más industrializadas hallarás algo hermoso. Esto hará sentir a tu cuerpo fantástico y delicioso de manera natural, pues adora obtener un poco de luz ¡aunque sea por un rato! Holick también recomienda que tomes un suplemento de vitamina D de 1 000 unidades internacionales,[16] sobre todo durante el invierno, cuando quizá no obtengas adecuada luz solar.

También puedes equilibrar la belleza de la luz solar natural con alimentos ricos en vitamina C y E, así como en selenio, pues son excelentes para la belleza de la piel y protegen del daño solar. La doctora en medicina Karen E. Burke, de la Escuela de Medicina de Mount Sinai, afirma: "Estos antioxidantes funcionan al acelerar los sistemas naturales de reparación de la piel y al inhibir directamente daños futuros".[17] Algunas fuentes naturales maravillosas de estos nutrientes de Belleza Radical incluyen *açai,* moras, nueces de Brasil, almendras, naranjas y pimientos.

Captura energía directamente de la luz

Todos sabemos que las plantas convierten la luz solar en energía. Sin embargo, en 2014 un estudio revolucionario publicado en la *Journal of Cell Science* sugirió que los animales que consumen una dieta rica en clorofila también son capaces de derivar energía directamente de la luz solar.[18] Antes creíamos que las plantas verdes eran los únicos organismos que podían convertir la luz solar en energía biológica, en la forma de trifosfato de adenosina (TFA). El estudio demostró que la mitocondria de las células animales "también puede capturar la luz y sintetizar TFA cuando se mezcla con un metabolito de clorofila que captura la luz".[19]

En otras palabras, el estudio implica que los animales —incluidos los humanos— pueden tomar prestadas las capacidades de recolección de luz de la clorofila cuando consumen una dieta rica en alimentos vegetales y la invierten en la producción de energía (TFA). Algunos de los animales usados en la investigación que fueron alimentados con este tipo de dieta y expuestos al sol también gozaron de una vida más larga. Aun más, se cree que la energía proveniente de la dieta de clorofila y la exposición a la luz ayuda a las funciones de las mitocondrias animales de una manera más saludable.[20] Desde el punto de vista de la belleza, esto es muy emocionante, porque una función mitocondrial más saludable implica una disminución del envejecimiento provocado por los radicales libres y, por lo tanto, una reducción del daño celular.[21]

Ésta es una forma totalmente distinta de pensar acerca de la dieta y el papel que juegan las verduras verdes en nuestra belleza. Además de proporcionar en abundancia vitaminas, minerales y miles de compuestos embellecedores, ¡según esta investigación, comerlas también nos ayuda a generar energía directamente del sol! Esto muestra nuestra conexión eterna e infinita, en un continuo ininterrumpido, con la naturaleza. Las verduras crecen en la naturaleza y constituyen una gran parte de las dietas de nuestros parientes genéticos cercanos. El gran aprendizaje es el refuerzo de lo que hemos dicho todo el tiempo: come cerca de la naturaleza, hazte más bello de manera natural y ten una energía más hermosa y natural.

Energía lunar

Al igual que el astro solar, la Luna y sus ciclos tienen un impacto en nuestra energía, aunque de maneras más sutiles. Aunque no sea tan obvia como la luz solar, que hace que las plantas crezcan y ejerce una influencia visible en nuestra piel, el satélite terrestre, otro gran cuerpo energético en nuestra órbita macrocósmica, también afecta nuestra belleza. Nuestros ancestros estaban más sintonizados con los ritmos menguantes y crecientes de la Luna, y los observaban a fin de crear horarios para cosechar los cultivos y organizar la vida comunitaria. El calendario de plantación de la agricultura biodinámica —una agricultura orgánica sustentable practicada a escala global, desde Francia hasta la India y más allá— considera la fertilidad de la tierra, el crecimiento de las plantas y el cuidado del ganado como un conjunto de tareas interrelacionadas ecológicamente[22] y sincronizados con las fases lunares.[23]

Se ha documentado la influencia lunar en determinados animales, como el peso corporal de las abejas, el cual aumenta durante la luna nueva.[24] En algunos escritos de Babilonia y Asiria se ha verificado que diferentes culturas ancestrales conectaban la influencia lunar sobre los seres humanos. Se sabe que las mareas son causadas por la relación gravitacional entre la Luna y la Tierra, lo cual se conoce como fuerza de marea. En el nivel microscópico, 72% de nuestro cuerpo está hecho de agua, y podemos experimentar cierta influencia de este cuerpo masivo de energía, como periodos en que nos sentimos más expansivos y llenos de energía u otros en los que estamos más retraídos y reflexivos.

El ciclo menstrual femenino y el ciclo completo de la Luna, que duran aproximadamente la misma cantidad de días, ha generado una gran intriga a lo largo de los años. La Ayurveda cree que los ciclos lunares y las mareas del océano son formas misteriosas y poderosas en que se demuestra la profunda conexión de una mujer con la naturaleza.

Así como es importante mantener tus horas de vigilia entre el amanecer y el atardecer, los sistemas tradicionales alrededor del mundo consideran poderoso sintonizar las actividades cotidianas con los ciclos naturales, como el lunar. Sintonizar la fuerza natural colectiva entre ciertas actividades y esfuerzos nos ayuda a vivir en mayor armonía con la naturaleza.

La luna nueva es como un pequeño año nuevo de periodicidad mensual. Piénsalo como un día maravilloso para refrescar cada mes y crear nuevas metas o enfocarte en las que ya tenías con mayor vigor. Es un buen momento para la limpieza, excelente para comenzar a implementar hábitos positivos en beneficio de tu belleza, como comprometerte a tomar agua caliente con limón cada mañana, beber más agua fresca y renunciar a los refrescos, o abrirte más espacio para preparar algunas mascarillas caseras y beneficiarte con ellas. ¿Por qué esperar hasta el Año Nuevo? Experimenta cada mes un compromiso personal y renovado para mejorar tu belleza.

Durante la luna llena es cuando sientes la fuerte influencia de la plenitud en tus proyectos. Calendarízalos junto con tus metas para que alcancen su máxima expresión en sincronía con el momento. Éste es un gran día para preparar y disfrutar de una comida muy nutritiva de belleza para ti y tus seres queridos, que acaso te lleve más tiempo cocinar que lo usual. Intenta disfrutar unos cuantos minutos de "baño de luna", bajo el esplendor de su luz natural, cuya energía refrescante y reconfortante equilibra en tu ser la energía activadora de la luz solar.

Los místicos antiguos creían que la luna creciente —o energía en aumento de la Luna— es un periodo excelente para la fertilidad, la nutrición interior y basar tus intenciones a partir de la luna nueva, mientras que la energía menguante que surge tras la luna llena es un buen momento para evaluar y ordenar asuntos antiguos. Éste puede ser un tiempo maravilloso para limpiar tu refrigerador, alacena y los gabinetes del baño de cualquier producto viejo de belleza o ingredientes tóxicos que ya no te sirvan. Conserva sólo lo que sea fresco y apoye tu fuerza vital.

Equilibra los elementos en tu cuerpo

De acuerdo con la teoría *panchamahaboota* de la Ayurveda, todo en el universo —incluyéndote— se compone de cinco elementos esenciales: tierra, agua, fuego, aire y espacio —o éter—. Esta teoría sostiene que la constitución elemental que conforma tu cuerpo no es única, sino que se comparte con el resto de la naturaleza. En el sistema de la medicina china también hay cinco elementos: tierra, agua, fuego, madera y metal. No entraremos en gran detalle acerca de estos complejos sistemas ancestrales, si bien podemos comprender algo al respecto para beneficiar nuestra belleza al sentirnos más equilibrados. Según la Ayurveda, un desequilibrio de estos elementos genera problemas de belleza como acné, cabello quebradizo y una piel que envejece más rápido de lo que debería.

La teoría ayurvédica del *dosha* afirma que todos poseemos cada uno de los cinco elementos, aunque algunos dominan en nuestro cuerpo. Con base en lo que ya dijimos acerca del sistema del *dosha*, tenemos tres elementos dominantes: *Vata* o constitución de aire, representada por el viento en la naturaleza; *Pitta* o constitución de fuego, que es una representación del Sol, y *Kapha* o constitución tierra/agua, representada por las rocas y los elementos sólidos en la tierra, así como por cuerpos de agua. Cuando estamos en desequilibrio, los elementos en nuestros cuerpos también lo están. Por otra parte, balancear nuestra constitución elemental favorece la salud y retrasa o reduce los signos visibles del envejecimiento. La Belleza Radical requiere equilibrio, así como evitar los extremos para que expreses tu belleza natural a plenitud.

Una vez más, este concepto tiene una profundidad mucho mayor, pero hay algunos principios generales que puedes usar de manera introspectiva para medir las áreas potenciales de desequilibrio en ti, mientras empleas herramientas tangibles para crear un balance hermoso en tu cuerpo, mente y espíritu. A continuación presentamos algunos de los síntomas de los elementos equilibrados y desequilibrados en tu cuerpo, y una muestra de las herramientas más efectivas para volver a estar en balance:

Vata (aire/viento)

Al igual que el viento, representa la fuerza detrás de todos los movimientos, incluidos los internos, como la digestión, la eliminación, la respiración y la circulación.

- Síntomas de un *Vata* equilibrado: pensamiento creativo, inspiración, entusiasmo y piel flexible.
- Síntomas de un *Vata* desequilibrado: estreñimiento, preocupación y ansiedad excesivas, insomnio y piel seca.

Los siguientes son algunos consejos para balancear el *Vata*:

- Incorpora el *abhyanga* en tu práctica cotidiana regular con un compromiso real, ya que es de especial importancia para centra y liberar la mente del estrés.
- Vete a la cama más temprano y establece un horario regular para descansar más.
- Protégete con las medidas adecuadas durante el clima frío y con viento, pues la gente *Vata* puede ser más susceptible a éstos y a los desequilibrios que ocasionan.
- Haz de la eliminación regular una prioridad (por medio de la dieta, productos de magnesio-oxígeno, probióticos, etcétera).
- Establece una rutina diaria regular, que es de especial importancia para el *Vata*.
- Evita la cafeína y los estimulantes.
- Come alimentos ligeros y fáciles de digerir. Las proteínas pesadas —carne roja, lácteos y cosas por el estilo— son muy difíciles de digerir, así que limítalas o evítalas.
- Evita los alimentos extremadamente ligeros y secos, como galletas, cereales fríos y botanas empaquetadas.
- Incorpora a tu dieta cardamomo, comino, jengibre, canela, sal, clavo, semilla de mostaza y pimienta negra.

Pitta (fuego/sol)

El fuego es el elemento transformativo de la naturaleza que posibilita el cambio, por lo que tiene un importante rol en la digestión y el metabolismo, además de que gobierna el *agni* digestivo en tu cuerpo.

- Síntomas de un *Pitta* equilibrado: seguridad en una misma, expresar carisma e inteligencia, actuar con un claro sentido de visión, dirección y propósito.
- Síntomas de un *Pitta* desequilibrado: inflamación, diarrea, indigestión, acidez, urticaria, sarpullido, irritación crónica, encanecimiento prematuro y acné.
- *Nota*: Se considera que el exceso de calor/*Pitta* interno envejece mucho.

He aquí algunos consejos básicos para equilibrar el *Pitta*:

- Evita los alimentos picantes como el chile; también los "calientes" y las especias, incluidos el jitomate, rábano, berenjena, betabel, ajo, cebolla, pimiento y semilla de mostaza.
- Evita la tendencia a trabajar de más. Tómate un mayor tiempo para el descanso y el rejuvenecimiento.
- Incorpora más alimentos refrescantes, como vegetales de hoja verde, calabacitas, ejotes y pepinos. El Licuado verde brillante es excelente (consulta la receta en la página 42).
- Toma bebidas refrescantes, como agua de coco, bálsamo de limón o té de *tulsi*.

Kapha (tierra/agua)

Al igual que los elementos tangibles de la Tierra, como los ríos y las rocas, el *Kapha* le da estructura a nuestro cuerpo y mente, así como lubricación a nuestras articulaciones y tejidos, y ayuda a formar las estructuras sanas (*dhatus*) del cuerpo.

- Síntomas de un *Kapha* equilibrado: estamina, fuerza, lubricación y humectación saludable de la piel, cabello y articulaciones, devoción, capacidad de completar las cosas, temperamento estable, paciencia y misericordia.
- Síntomas de un *Kapha* desequilibrado: fácil aumento de peso —y dificultad para bajar o mantener el peso ideal—, metabolismo lento, letargo, sueño excesivo, problemas para sentirse motivado, congestión, estancamiento del sistema linfático y piel grasosa.

He aquí algunos consejos básicos para equilibrar el *Kapha*:

- Incorpora ejercicio cardiovascular para mantener a raya el estancamiento y el letargo. Caminar y andar en bicicleta son dos ejemplos excelentes.
- Come más alimentos ligeros y secos, y disminuye el consumo excesivo de aceites y grasas. Intenta cocinar con agua o preparar sopas y verduras cocidas con poco o nada de aceite. (Consume grasas buenas en pequeñas cantidades, por medio de aguacates y otros vegetales enteros.)
- Reduce el consumo de grandes cantidades de nueces, pues son densas.
- Durante los meses más cálidos, disfruta de una dieta compuesta de alimentos crudos como verduras, frutas, algunas semillas y pequeñas cantidades de nueces.
- Reduce tus niveles de sodio.
- Intenta evitar el gluten y los productos hechos de trigo.

Al ser microexpresiones del universo macrocósmico, tenemos una conexión inherente con los cuerpos celestes más grandes como el Sol, la Luna y el resto de los elementos de la naturaleza, que también residen en nosotros. Al optimizar su influencia sobre nosotros y equilibrar los elementos universales en nuestros propios cuerpos, alineas tu expresión más elevada de Belleza Radical.

CAMBIO 15

ACÉRCATE A LA NATURALEZA EN INTERIORES Y EXTERIORES

Sanar al hacer contacto con la tierra

Casi todos nos sentimos bien en la naturaleza. De hecho, existen dos palabras en inglés que se refieren a hacer contacto directo con la tierra: *grounding* y *earthing*.

Algunos estudios demuestran que hacer contacto con la tierra brinda grandes beneficios tanto para la salud como para la belleza. Por ejemplo, uno publicado en la *Journal of Cosmetics, Dermatological Sciences and Applications* determinó que incluso una sesión de una hora haciendo contacto directo con la tierra restaura la regulación del flujo sanguíneo hacia el rostro, aumenta la capacidad de reparación del tejido de la piel y mejora la apariencia facial.[1] Nuestra conexión intrínseca con la naturaleza es tan grandiosa que, sólo por hacer contacto directo con ella, la belleza de nuestra piel obtendrá beneficios palpables. De hecho, la Madre Naturaleza es un apoyo poderoso para nuestra piel y salud en general.

Pero ¿cómo es que tocar la tierra mejora nuestra salud y belleza, más allá de simplemente sentirnos bien? Esto se debe a que es un conductor de electricidad[2] que neutraliza los radicales libres y te sintoniza de nuevo con el campo energético terrestre. Al hacer contacto, los iones negativos de la superficie se precipitan hacia nuestros cuerpos para descargar aquellos iones positivos sueltos —o radicales libres— que hemos obtenido debido al modo de vida moderno. Estos radicales libres se adquieren por la exposición regular a los contaminantes del medio ambiente, metales pesados, radiación, toxicidad y químicos en las fuentes alimenticias, y se asocian con enfermedades, envejecimiento e inflamación. Sin embargo, cuando expones tu piel desnuda a la arena, el barro o el pasto, los poderes curativos de la tierra los neutralizan para mantener a raya la inflamación y el envejecimiento.

Piensa en lo reconfortante que es enterrar los talones en la arena de la playa. Ahora la ciencia es capaz de comprobar aquello que sentimos intuitivamente. El contacto con la tierra en verdad sana y es necesario para alcanzar la Belleza Radical. En un ensayo publicado en la *Journal of Alternative and Complementary Medicine*,[3] el doctor James Oschman explica cómo la deficiencia de electrones debido al contacto insuficiente con la superficie terrestre provoca que el sistema inmune sufra y desencadena reacciones inflamatorias descontroladas.

Los radicales libres están entre los mayores culpables en cuestiones de envejecimiento, y neutralizarlos con electrones negativos de la tierra aminora la inflamación y retrasa o previene muchas enfermedades crónicas. Otro estudio publicado en 2013 descubrió que hacer contacto con la tierra tiene efectos benéficos en los factores de riesgo cardiovasculares,[4] debido a que se adelgaza la sangre de manera natural, según se conjeturó. Otras investigaciones realizadas en 2011 mostraron que esto mejora la variabilidad del ritmo cardiaco, lo cual no sólo es benéfico para el corazón, sino también para reducir el estrés,[5] que en niveles bajos atenúa el envejecimiento.[6] Algunos estudios demostraron que asimismo alivia el dolor muscular,[7] posiblemente a causa de una mejor circulación, presión e irrigación sanguíneas. Esto es importante desde el punto de vista de la belleza, pues una mejor circulación de nutrientes y oxígeno asegurará que goces de una piel y un cabello sanos y hermosos.

AYUDA DIRECTA DE LA TIERRA PARA LA SALUD DE LOS HUESOS

La *Journal of Alternative and Complementary Medicine* discutió que, cuando los sujetos dedican tiempo a hacer contacto con la tierra, es viable la reducción de las probabilidades de desarrollar osteoporosis gracias a una menor pérdida de calcio y fósforo a través de la orina.[8] La pérdida de estos minerales a lo largo del tiempo se vincula con el desarrollo de la osteoporosis, de modo que encontrar la manera de reducirla haría maravillas por la salud de los huesos y nos ayudaría a mantener una estructura hermosa, erguida y grácil.

Cómo hacer contacto con la tierra

No podría ser más fácil, ¡y es gratis! Lo único que necesitas es tocar la tierra cada vez que puedas y las mayores veces posibles. A continuación te presentamos algunos consejos generales:

- Haz tanto contacto directo con la tierra como te sea posible, con los pies descalzos, ya sea que te quites los zapatos en el parque o des vueltas por el jardín de tu casa.
- Aun pocos minutos de contacto con la tierra son benéficos. Trata de incorporarlo a tu vida con regularidad. Siéntate a leer con los pies en la tierra, o bien platica con amigos mientras paseas descalzo por el parque. Si necesitas una mayor motivación, comparte

con ellos que está comprobado su beneficio para la salud de la piel, así como para reducir el envejecimiento y la inflamación.

- Si tienes acceso a un jardín, un lindo parque o un campo de pasto, recuéstate algunas veces para que tu columna entera haga contacto con la tierra. Toma una siesta con la espalda en la hierba y despertarás sintiéndote radicalmente lleno de energía.

Parece simple, pero recuerda que algunas de las cosas más hermosas de la vida son en verdad simples. De manera intuitiva, las mascotas y los niños adoran revolcarse en el pasto, y es momento de que todos nos enfoquemos en restablecer esa conexión sagrada. La naturaleza es sumamente curativa; todo cuanto debemos hacer es procurarla y hacer contacto con ella, y ella nos ayudará a sanar desde adentro hacia afuera, mientras tu belleza se beneficia. Sentirás lo auténticamente bueno que es hacer contacto con la tierra para ti porque, entre más lo hagas, más reconectada y recargada te sentirás a la manera de la Belleza Radical.

Acerca los entornos interiores a la naturaleza

Aunque sería ideal estar en un entorno natural por más tiempo, el hecho es que la mayoría pasamos la mayor parte en el interior. Es cierto que no podemos cambiar ni controlar todo en nuestro ambiente; por ejemplo, cuando caminas por la calle y un autobús pasa y te echa en la cara humaredas asquerosas, o cuando entras en un restaurante y te llegan una o dos bocanadas del repugnante humo de cigarro de los fumadores que esperan mesa. Tampoco podemos hacer nada respecto a los químicos, como el sulfato contenido en el jabón de un baño público y que no querrías usar en casa, o cuando te subes a un taxi saturado del olor nauseabundo y dulzón del aromatizante que cuelga del retrovisor.

Los estudios acerca de la exposición humana a los contaminantes del aire realizados por la Agencia de Protección Ambiental de Estados Unidos (EPA, por sus siglas en inglés) indican que los niveles de contaminación en interiores pueden ser de dos a cinco veces —e incluso hasta 100— más altos que los niveles de los contaminantes exteriores. Aunque esto suena impactante si la preocupación por la contaminación en interiores jamás te había cruzado por la cabeza, considera que los contaminantes del aire en esos espacios han sido catalogados entre los primeros cinco riesgos para la salud pública.

El problema es que, con el aire acondicionado, la calefacción y los modernos edificios de oficinas y hoteles, muchas ventanas permanecen selladas todo el tiempo y muy poco aire circula por allí. Esto permite que los contaminantes se acumulen hasta alcanzar niveles que afecten tu salud y, sí, tu belleza. Es de suma importancia que las mujeres embarazadas, en lactancia o las personas con hijos tomen medidas para reducir la contaminación de interiores, ya que puede interrumpir el desarrollo normal del cerebro y de los órganos de bebés y niños.[9] Cualquier sustancia tóxica no se encuentra alineada con los biorritmos naturales de tu cuerpo y, por ende, genera radicales libres, perturba tu sistema y disminuye tu belleza natural.

Sin embargo, no estamos del todo indefensos ante los factores externos. Podemos controlar nuestro ambiente personal en gran medida, y hay mucho que puedes hacer para trasformar tu ambiente personal en uno que nutra tu belleza y no la obstaculice. Una vez que te des cuenta de todo lo que está en tus manos para lograr estos cambios fundamentales, sentirás que tienes el poder de hacerlo. Y hay mucho que hacer.

Te presentamos algunas medidas a tomar para reducir la toxicidad en tu hogar y en los espacios cerrados en los que sueles pasar el tiempo:

Deshazte de los aromatizantes ambientales

A nadie le gusta un baño apestoso, aunque rociar aromatizantes ambientales en el aire de manera regular es mucho peor para ti que soportar por un momento algún olor poco placentero. Un estudio de la Universidad de Washington determinó que ocho aromatizantes ambientales ampliamente utilizados en Estados Unidos desprenden un promedio de 18 químicos en el aire,[10] incluidos algunos químicos orgánicos volátiles (VOC, por sus siglas en inglés), que son considerados tóxicos o peligrosos.

Si quieres que tu hogar o tu oficina huelan bien —como todos lo deseamos—,abre la ventana, enciende una vela no tóxica de soya, llena un difusor de aceites esenciales o abre una caja del siempre confiable bicarbonato de sodio, que combatirá los olores de manera natural. También, en primera instancia, procura deshacerte de la fuente del olor —ya sea que reemplaces algo viejo, como una alfombra—, lo cual resultará en un cambio positivo en muchos sentidos.

Usa métodos naturales de limpieza

Es vital que reduzcas los productos de limpieza tóxicos que usas a lo largo y ancho de tu hogar: desde el jabón para trastes hasta los limpiadores de alfombras, todos los aerosoles para pulir y limpiar superficies y demás. ¡Transforma tu vida a una vida verde! Tu salud y tu belleza lo valen. Consigue un gran bote de basura y limpia tu casa al deshacerte de los químicos tóxicos. Prepara tú mismo algunos productos naturales de limpieza no tóxicos que dejarán impecables tus espacios, sin químicos tóxicos de base de petróleo (consulta la página 300). El limón, el bicarbonato de sodio y el vinagre son fantásticos ingredientes naturales, y te sorprenderá lo bien que funcionan en comparación con sus contrapartes cargadas de químicos tóxicos.

Aspira con regularidad

Pasa por todos los entornos interiores una aspiradora que contenga un "filtro de partículas de aire de alta eficiencia", el cual funciona al inyectar el aire a través de una malla que atrapa partículas dañinas y asegura que no regresen —¡lo cual, por supuesto, frustraría el propósito de tu trabajo!—. Estas partículas incluyen contaminantes, alérgenos, polvo y químicos bromados retardantes de fuego (conocidos como PBDE o polibromodifenil éteres). Asegúrate de lavar seguido tu filtro.

Trapea

Según el Environmental Working Group, el polvo común de las casas es una mezcla compleja de caspa de mascotas, esporas de hongos, partículas de aerosoles para uso de interiores, la tierra que metemos con el ir y venir de nuestros zapatos, compuestos orgánicos volátiles que se evaporan a temperatura ambiente y rastros de metales. Estos contaminantes pueden degradarse con mayor lentitud en el polvo.[11] Trapear con regularidad, sobre todo con trapeadores de microfibra, atrapa el polvo y la tierra de las superficies que la aspiradora tiende a pasar por alto. Puedes usar agua de la llave —después de aspirar—, un jabón no tóxico o algo de vinagre blanco diluido.

Mantén una regla estricta de "sin zapatos"

Si alguna vez has viajado a Asia, sabes que en muchos países de ese continente se acostumbra quitarse los zapatos antes de entrar a una casa o a un restaurante tradicional. Se trata de una gran medida para reducir enormemente los pesticidas, contaminantes y toxinas que entran en tu casa arrastrados por las suelas de los zapatos y que después son absorbidas por tus pies descalzos —¡qué asco!—. Esto es muy importante si practicas yoga en casa y colocas tu rostro cerca del suelo, o si tienes niños pequeños cuyas manos están en contacto con el piso de modo frecuente

Piénsalo: ¿qué hay en la suela de tus zapatos? Si alguna vez has estado en la ciudad de Nueva York o en alguna otra gran urbe y has visto las banquetas, es muy asqueroso pensar en poner tu piel en contacto con las suelas. Es como caminar descalzo por la banqueta y probablemente jamás querrías hacerlo, pues está cubierta de montones de basura visible e invisible, incluida una amplia gama que abarca desde productos peligrosos para la salud hasta comida en proceso de putrefacción, químicos, escupitajos, heces caninas y orina —quizá también humanas— y a saber qué más. No importa dónde vivas: sin saberlo, podrías estar arrastrando una gran cantidad de toxinas al interior de tu casa sólo con tus zapatos. Haz un cambio y quítatelos tan pronto como entres en tu casa, e invita a todos a hacer lo mismo. Con este ajuste tu hogar se sentirá mucho más limpio y muy pronto te sentirás feliz de haber adoptado la regla de "sin zapatos". ¡No te arrepentirás!

Haz la prueba del radón

El radón es un gas radiactivo asociado con el cáncer de pulmón. Se produce a partir del decaimiento natural del uranio que se encuentra en el suelo y que potencialmente se introduce en los hogares a través de las grietas y los agujeros de los cimientos. Incluso si tu casa es nueva, podría tener un problema de radón. Las barras y los mostradores de granito también están ligadas con este elemento. Puedes hacer una prueba de radón e incluso fabricar tus propias herramientas para llevarla a cabo. Si los resultados concluyen que debes hacer algo al respecto, llama a un especialista calificado en el tratamiento de radón para que te ayude.

Usa detergente natural para lavandería

Aunque suena tentador comprar paquetes de detergente enormes y más baratos en la tienda de la esquina, por desgracia las fragancias sintéticas en los detergentes para ropa con frecuencia son químicos derivados del petróleo, sin mencionar los otros químicos que contiene y que no sólo pueden ser irritantes, sino también emitir toxinas al aire que se absorben por la piel. Todos ejercen efectos negativos en la salud al ser inhalados, como los ftalatos, conocidos por afectar las hormonas. Ya existen muy buenos detergentes, altamente efectivos y no tóxicos, e incluso algunos vienen en paquetes grandes. Asegúrate de localizarlos.

Renuncia al aerosol

Cualquier cosa que arroje micropartículas que puedas inhalar es algo que deseas eliminar de tu espacio. Esto incluye desodorantes (busca una versión limpia y hecha por ti mismo en la página 169), fijadores para el cabello, limpiadores de muebles y alfombras, así como aromatizantes ambientales y aerosoles. Tan sólo utiliza versiones que no sean en aerosol de los productos que quieras usar.

Abre tus ventanas

Es importante permitir que el aire fresco limpie tu espacio con regularidad para que los contaminantes y los químicos no se acumulen. La ventilación cruzada es muy buena si puedes abrir ventanas opuestas y permitir que corra el aire. Los ventiladores de baños y cocinas que descargan el aire hacia el exterior para incrementar la ventilación ayudan a eliminar los contaminantes.

PRODUCTOS DE LIMPIEZA QUE PUEDES HACER TÚ MISMO

Una de las maneras más efectivas para hacerte cargo de tu espacio personal y convertirlo en uno que apoye tu Belleza Radical consiste en evitar los químicos cuanto puedas y donde puedas. Estas soluciones naturales de limpieza son efectivas para mantener tu espacio limpio sin añadir químicos que disminuyan tu belleza.

Limpiador de vidrios de Belleza Radical: no es tóxico ni deja manchas

Basta con que mires el azul brillante de la mayoría de los limpiadores comerciales para vidrios o fijarte en las advertencias en la parte trasera de sus empaques para saber que no son algo lindo para tener en tu espacio. Esta receta es útil: contiene alcohol isopropílico que, por supuesto, no quieres ingerir ni poner en contacto con tus manos, aunque para su propósito limpiador resulta una gran alternativa.

INGREDIENTES

¼ de taza de vinagre blanco (puede ser de manzana)
¼ de alcohol (isopropílico)
8 a 10 gotas de aceite esencial de toronja o naranja

INSTRUCCIONES

1. Mezcla los ingredientes y vacíalos en un atomizador de plástico libre de BPA.
2. Rocía en las superficies de cristal y limpia con un trapo de microfibra.

Limpiador de horno saludable

Las superficies están hechas para ser tocadas, y lo son: ¡algunas de ellas se tocan muy seguido! Nunca querrás rociar químicos en los lugares que están en frecuente contacto con tu piel y pueden ser absorbidos por tu cuerpo. Ésta es una gran receta limpiadora, y la combinación de los cítricos hace un muy buen trabajo para esconder el olor del vinagre.

INGREDIENTES

1 taza de vinagre de manzana
1 taza de agua
¼ de taza de jugo de limón
30 gotas (aproximadamente) de aceite esencial de toronja, naranja o una combinación de ambos

INSTRUCCIONES

1. Mezcla los ingredientes y vacíalos en un atomizador de plástico libre de BPA.
2. Rocía en las superficies de cristal y limpia con un trapo de microfibra.

Abastece de plantas tu hogar

Las plantas para interiores no sólo ofrecen belleza, sino que limpian el aire de tu hogar. Un estudio de dos años conducido por la NASA descubrió que las plantas —incluso los microorganismos de la tierra— reducen de manera sustancial la contaminación de interiores[12] y purifican tu hogar al absorber los contaminantes químicos provenientes de materiales sintéticos. Según la agencia espacial, algunas de las mejores plantas para promover la calidad del aire de los interiores son el lazo de amor —en algunos lugares llamada "cinta" o "malamadre"—, lirio de la paz —conocido como "cuna de Moisés"—, bambú, lengua de suegra —o "espada de san Jorge"—, filodendro de hoja acorazonada —o "teléfono"—, filodendro oreja de elefante —o "manto de santa María"— y distintas variedades de dracaena.

Haz de tu casa una zona de no fumar

De acuerdo, esto es obvio, pero es muy importante en lo que se refiere a la contaminación. El humo del cigarro de segunda mano está plagado de contaminantes, y la exposición al mismo se vincula con problemas como bronquitis, asma e infecciones de oído. ¿Tienes amigos o familiares fumadores? Además de alentarlos a dejarlo, hazles saber de manera cortés que deben hacerlo —y muy, muy lejos de las puertas y ventanas abiertas.

Cambia los filtros

Sólo porque tu aire acondicionado no se ha descompuesto, ¡no significa que no debas ponerle atención! La mayoría de los aires acondicionados y calefactores tienen filtros desechables, así que es buena idea reemplazarlos a menudo —mucho antes de que estén inutilizados— para mantener el polvo y los contaminantes fuera de tu espacio de belleza.

Lava y limpia

Una vez a la semana, lava tus sábanas, fundas de almohada, cubrecolchones, cobertores y cobijas con agua caliente para deshacerte del polvo acumulado, moho y elementos semejantes.

Ajusta la humedad

La humedad puede tener un efecto en la concentración de algunos contaminantes de interiores. El rango ideal oscila entre 30 y 50%. Si hay demasiada humedad en tu hogar, procura abrir las ventanas o utilizar un deshumidificador.

ELIGE UNA TINTORERÍA MÁS BELLA

La mayoría dejamos las prendas en la tintorería sin volverles a dedicar un solo pensamiento hasta que es momento de recogerlas. Sin embargo, la mayoría de las tintorerías —de hecho, alrededor de 85%— usan un solvente llamado tetracloroetileno o percloroetileno, un químico que la EPA considera un peligro para la salud y para el medio ambiente, identificado como un posible cancerígeno y ligado a trastornos neurológicos, daños de hígado y riñones,[13] posibles defectos congénitos y problemas de fertilidad.[14]

Hay métodos de lavado en seco que no lo usan; busca estas opciones para aminorar la preocupación de que esa toxina se filtre a tu hermoso cuerpo. Busca tintorerías que se anuncien como "verdes", las cuales utilizan diversas alternativas. Una de ellas es la limpieza en húmedo, considerada por la EPA como una de las limpiezas profesionales más seguras, ya que no utiliza químicos peligrosos. La limpieza con dióxido de carbono no es tóxica y también se considera ecológica.

Revisa tus electrodomésticos

Verifica que los electrodomésticos que requieran combustible no tengan fugas y repáralos cuando sea necesario.

Pon límites a tus mascotas

Las mascotas son maravillosas, pero la verdad es que tanto los perros como otros animales de exteriores traen consigo, en las patas, muchos contaminantes ambientales. De manera ideal, sería buena idea mantener a nuestros amigos peludos fuera de las recámaras y de la cama, así como de sillones y muebles tapizados. Piénsalo: las patas son como los zapatos de tus mascotas, y no querrías los zapatos de nadie paseando por tu cama y tu sofá.

Contaminación de campos electromagnéticos

En el mundo moderno en que vivimos, somos bombardeados de manera constante con una forma de contaminación de campos electromagnéticos, también conocidos como CEM, los cuales son líneas de fuerzas invisibles que rodean cualquier aparato eléctrico. Incluso los más pequeños, como un reloj de alarma cerca de tu cabeza en la mesita de noche, los emite. Hoy en día existen muy variadas fuentes de contaminación por este motivo, incluidos los teléfonos celulares, las computadoras y las *laptops*, televisiones, monitores inalámbricos para bebés, consolas inalámbricas de juegos, hornos de microondas, líneas de alto y bajo voltaje, torres de teléfono y otros equipos electrónicos.

La contaminación de CEM afecta cada órgano y célula de tu cuerpo. En un sentido simple, cuando una onda electromagnética pasa a través de ti, induce una corriente eléctrica en tu interior que interfiere con muchos de tus procesos biológicos naturales.

Existe controversia acerca de la extensión y la especificidad de los daños a la salud en los humanos causados por los CEM. Sin embargo, la mayoría de las investigaciones concuerdan en la necesidad de tomar medidas, aunque sean pequeñas, para reducir la exposición a los mismos. Algunos estudios han concluido que los campos magnéticos son potencialmente cancerígenos,[15] y en 2011 la Organización

Mundial de la Salud anunció, a través de un comunicado de prensa, que los teléfonos celulares serían cancerígenos si se utilizan de manera excesiva.[16] La organización BioIniciative Working Group, conformada por un grupo internacional de científicos, investigadores y profesionales de la salud pública, publicó en 2012 un reporte con la conclusión de que los campos magnéticos se relacionan con diversos problemas de salud, incluidos la alteración en la respuesta de estrés, el cáncer infantil como la leucemia y el mal funcionamiento de las respuestas inmunes, neurológicas y de comportamiento.[17]

¿Qué puedes hacer al respecto?

- Apaga tus aparatos electrónicos cuando sea posible. Esto incluye tu celular (al menos ponlo en modo avión) a la hora de dormir, para prevenir que la señal permanezca activa.
- Evita los relojes despertadores electrónicos en tu cuarto y sustitúyelos por otros de pila.
- Reemplaza los aparatos inalámbricos por alámbricos; por ejemplo, cambia los audífonos inalámbricos por unos que se conecten mediante un cable. Utiliza monitores para bebés con cables y, si no es posible, mantenlos al menos a dos metros de tu bebé.
- Procura reducir el uso del celular —suena difícil, pero no imposible— usando líneas fijas o un equipo alámbrico de manos libres.
- Evita los hornos microondas. Además de emitir CEM, potencialmente alteran e incluso destruyen los nutrientes de la comida. Un estudio publicado en *Pediatrics* encontró que exponer la leche materna a las microondas disminuye la actividad de la lisozima, reduce anticuerpos claves, promueve bacterias potencialmente peligrosas y destruye los anticuerpos de inmunoglobulina A, los cuales atacan a microbios invasores.[18]

PILAR 5

MOVIMIENTO HERMOSO

La naturaleza diseñó el cuerpo para que se mueva, y cuando esto se hace correctamente, se mantiene a sí mismo de manera exquisita. La inmovilidad es el enemigo, lo cual no es buena noticia en una sociedad donde el estilo de vida sedentario se encuentra en boga. La forma en que decides mover tu cuerpo tiene un efecto en todo tu ser, incluidos tu salud y tus estados mentales y emocionales, así como en los aspectos físicos más evidentes, como la tonicidad de tus músculos y tu belleza externa.

El primer y mayor beneficio que recibes sucede en el instante en que decides incorporarte de su silla para levantarte, moverte y permanecer activa. La gravedad en sí misma genera un movimiento saludable en el sistema linfático, lo cual se sabe con amplitud, aunque parece que hay algunas razones escondidas en cuanto a la importancia de mantenerse de pie y permitir que la gravedad realice su trabajo. Un estudio clave con un equipo universitario de atletas realizó el experimento de mantenerlos en cama por dos semanas sin levantarse, un régimen que alguna vez se consideró ideal para pacientes en recuperación por lesiones graves, cirugía e incluso partos.

El reposo total hizo lo contrario para lo que estaba indicado. Al término de las dos semanas, los atletas habían perdido el equivalente a dos años de desarrollo muscular. La mayor parte de esta atrofia por desuso se previene al procurar que los pacientes se levanten y se muevan tan pronto como su recuperación se los permita. Del otro lado del espectro, frases típicas acerca del óptimo estado físico, como "sin dolor no hay ganancia", nos llevan a creer que para obtener resultados nos debemos torturar en el gimnasio, hasta el punto de jadear o empaparnos de sudor. Aunque sin duda estos métodos te darán resultados, si te excedes puedes envejecer. Hay movimientos más efectivos para impulsar tu energía y tu belleza, y al mismo tiempo retrasar el proceso de envejecimiento.

Existen beneficios en los movimientos estratégicos. En un estudio con personas que deseaban perder peso, un grupo se mantuvo en un programa de correr, otro de trotar y un tercero simplemente de caminar. El que caminó fue el que perdió mayor peso. Se demostró así que los músculos dejan de quemar oxígeno durante actividades pesadas; por lo tanto, el metabolismo que quema la grasa se apaga. Algunos estudios mostraron un marcado mejoramiento de la salud y la longevidad entre la gente que se mantiene de pie durante más de 13 horas diarias, en comparación con los trabajadores que lo hacen menos de dos horas. Nosotros recomendamos, tal como lo hacen muchos expertos, que te levantes y te muevas un poco, al menos una vez cada hora.

Si te mueves de manera estratégica, no sólo apreciarás resultados tangibles con un cuerpo entallado, ágil y fuerte, sino que optimizarás el flujo de energía a través de tus articulaciones, tu columna y tu ser entero. Esto estimula el sistema endócrino y otras glándulas, y mantiene tu cuerpo abierto energéticamente para funcionar de manera óptima.

Cuando dejas de moverte, la energía se estanca, y el malestar y la enfermedad aumentan.[1] La tensión corporal se genera por la resistencia al flujo de energía y la falta de oxígeno. A medida que tu cuerpo se pone rígido, también lo hace tu mente, y puedes volverte resistente al cambio. Hay un flujo de energía ininterrumpido entre los aspectos emocionales, mentales y físicos de tu ser, y mover tu cuerpo de modo apropiado afecta a cada parte por igual. En este pilar aprenderás cuáles tipos de movimientos envejecen y cuáles son los más benéficos para alcanzar la Belleza Radical.

CAMBIO 16

INCORPORA EL MOVIMIENTO FLUIDO A LO LARGO DEL DÍA

Tu movimiento afecta tu experiencia entera de vida

La comida que ingieres no puede ser reducida en forma adecuada a una serie de números; lo mismo aplica al modo en que te mueves. La única utilidad de tu rutina de ejercicio no es el número de calorías ni la cantidad de grasa que quemas. El movimiento afecta tu vida de manera integral. Aquí se enlistan algunas de las muchas maneras en que te beneficia el movimiento:

- Aumenta la energía.
- Te hace sentir fuerte y poderoso.
- Te ayuda a promover y mantener un peso saludable.
- Reduce el colesterol, los triglicéridos y el riesgo de presión alta.
- Mantiene los huesos sanos.
- Disminuye la inflamación.[1]
- Promueve un mejor sueño.
- Libera químicos que te harán sentir mejor, como las endorfinas, que mejoran el humor y combaten la depresión.[2]

- Aumenta la concentración, la memoria, la agudeza mental y el aprendizaje.[3]
- Mejora la circulación.
- Incrementa la longevidad.
- Trabaja a nivel celular para aminorar los estragos del estrés en tu proceso de envejecimiento.[4]
- Mejora la autoestima y la imagen corporal —y algo imprescindible para ser bella ¡es sentirte bella!

Aunque está bien documentado el hecho de que el movimiento y el ejercicio en general mejoran tu estado de ánimo, los tipos de movimientos que fluyen por tu cuerpo influyen de manera integral en tu mentalidad, tus emociones y tu estado de ánimo. Intenta recordar la última vez que estuviste en una fiesta o en una boda y bailaste con un estilo libre, tan sólo sintiendo la música y divirtiéndote. Después quizá te hayas sentido libre, viva y entusiasmada. Este sentimiento de libertad es magnético y hermoso, se traduce en una energía gozosa que es muy atractiva. Es el ejemplo perfecto de cómo tus movimientos corporales ejercen un impacto profundo en tu estado mental y tu belleza en general.

Si sólo te mueves de manera lineal, recta y rígida, como en una caminadora o escaladora, corres el riesgo de volverte más lineal en tu modo de pensar y sentir. En contraste, incorporar movimientos sueltos, como la danza o el yoga, inspiran pensamientos creativos. No sólo tienen un impacto los movimientos que hace tu cuerpo, ya que el entorno donde lo mueves hace una enorme diferencia.

Surfear las dinámicas olas del mar te hace sentir en conexión con el mundo natural a tu alrededor de una manera casi imposible lograr al hacer repeticiones en un aparato del gimnasio o incluso en una máquina simuladora de *surfing*. Pasear en un terreno disparejo al aire libre te hace sentir más vigorosa y libre, a diferencia de una caminadora con diferentes niveles de inclinación. Si vives en un entorno urbano, organiza una excursión por algunas colinas locales, en colonias con banquetas o parques cercanos. Esto te traerá los beneficios de pasar un tiempo necesario en exteriores, lejos de los espacios cerrados de los edificios.

Tu mente y tu cuerpo están fundidos y se afectan de manera mutua y estrecha. No existen formas particulares de movimiento necesariamente malas y que se deban evitar, y quizá los factores como el clima, la conveniencia y tus horarios impliquen que el gimnasio sea tu única opción para determinados días. Está bien. Pero te alentamos a que equilibres los movimientos en tu vida e incorpores aquellos de formas libres y naturales en exteriores, cerca de los elementos, en la medida de lo posible.

Así mantendrás tu energía circulando con la mayor libertad y dinamismo, lo cual es un componente clave para la Belleza Radical.

PAUTAS DE EJERCICIO PARA LA BELLEZA RADICAL

» Introduce actividad y movimiento en tu vida cotidiana.

» Esfuérzate por hacer alrededor de una hora de movimiento, por lo menos cinco días a la semana.

» De acuerdo con las Pautas de Actividad Física para Estadounidenses, publicada por el gobierno de Estados Unidos, lo recomendable para los adultos son al menos dos horas y media a la semana de actividad aeróbica de moderada a intensa. Para que los beneficios en la salud sean extensivos, debe incrementarse a cinco horas de actividad moderada semanal, e incluir dos días o más de actividades dedicadas a fortalecer los músculos.[5]

- Esfuérzate para salir al aire libre y a la naturaleza tanto como puedas, de manera semanal.
- ¡Recuerda que las actividades pequeñas y cortas a lo largo del día se suman!
- Encuentra formas de movimiento que disfrutes y desees continuar haciendo.
- Combina formas circulares y no lineales de movimiento en tu rutina semanal. Intenta el yoga Vinyasa, clases de danza o bailar libremente, escalar, distintos tipos de deportes en equipo —como el volibol— u otras actividades al aire libre que puedas realizar en tu zona.
- Si tienes poco tiempo, otra opción es practicar una rutina de alta intensidad por intervalos, la cual implica ejercicio intenso durante algunos minutos que requiera tiempo de recuperación.[6] Estas rutinas compactan el tiempo dedicado al ejercicio por su naturaleza vigorosa, aunque llegan a ser demasiado agotadoras para algunas personas, de modo que escucha a tu cuerpo y mantén movimiento que te haga sentir bien. Si experimentas desgana en forma constante, es muy probable que no mantengas la rutina por mucho tiempo.

Cada componente del estilo de vida de la Belleza Radical se encuentra atado a los demás. Ya hablamos de hacer contacto con la tierra (consulta la página 291) y de los profundos beneficios de contactar con la naturaleza. Incluso si literalmente no haces contacto con los pies descalzos al caminar, trotar o pasear por el campo, cosecharás muchos de los mismos beneficios si te hallas alrededor de árboles, aire rico en oxígeno y la alegría inexplicable de conectarse con ese todo más grande del que formas parte.

Permanecer sentada y la falta de movimiento disminuyen tu belleza

No mover tu cuerpo acarrea efectos en extremo adversos sobre tu belleza general. Incluso si realizas ejercicio intenso de manera regular, puedes estar acumulando grasa corporal y efectos dañinos por mantenerte sentado durante largos periodos de tiempo en el transcurso del día. En otras palabras, una hora de ejercicio no por necesidad equilibra los efectos negativos de permanecer una hora sentado sin pausa.[7] Si deseas sentirte y verte lo más atractivo posible, es vital que interrumpas esos periodos inactivos a lo largo del día.

Si te tomas un momento para hacer la cuenta de la cantidad de tiempo que pasas en tu automóvil, en tu escritorio y quizá frente al televisor, te sorprenderá lo mucho que es. El doctor James Levine, director de la Iniciativa de Soluciones para la Obesidad de la Clínica Mayo de la Universidad Estatal de Arizona, promueve esta frase: "Estar sentado es como fumar".[8] El estudio sobre los efectos adversos del estilo de vida sedentario de Occidente, el cual va en aumento, ha llevado a Levine y a otros a creer que permanecer sentado e inactivo durante largos periodos de tiempo es en extremo peligroso para tu salud. Por ejemplo, algunos investigadores han encontrado evidencia de que estar sentado durante periodos prolongados afecta los niveles de azúcar en la sangre y la insulina en el cuerpo, y que sentarse demasiado incrementa el riesgo de desarrollar enfermedades graves como cardiopatías, diabetes tipo 2 y cáncer del colon o del endometrio.[9] Un artículo publicado en *Diabetologia* examinó los resultados de 18 estudios con casi 800 000 participantes y determinó que aquellos que permanecían sentados por más tiempo tenían el doble de probabilidades de desarrollar diabetes tipo 2, en comparación con los que se sentaban menos.[10]

Sentarse demasiado también puede alejarte de sentir una hermosa alegría. Si es por tiempo prolongado, la circulación se reduce y podría ser más difícil que los químicos que producen la sensación de bienestar en tu cerebro lleguen a los receptores —neurotransmisores, endorfinas y endocanabinoides—.[11] Un estudio publicado por la *American Journal of Preventive Medicine*, en el cual se observó a 9 000 mujeres de mediana edad, determinó que aquellas que se sentaban más de siete horas al día tenían 47% mayores probabilidades de sufrir depresión que las que se sentaban cuatro horas o menos.[12] Nuestro estado natural es mantenernos dinámicos y en movimiento, y si no vivimos alineados con nuestra verdadera naturaleza, no nos sentiremos genuinamente felices.

El impacto negativo de sentarse casi el día entero es un problema relativamente nuevo. Nuestros ancestros pasaban la mayor parte de su día en una postura erguida y en movimiento, primero mientras buscaban y recolectaban su propia comida y después, en generaciones posteriores, mientras trabajaban en los campos, construían estructuras e iban de un lado a otro a pie o a caballo. La tecnología y la agricultura moderna nos han puesto en una situación en que difícilmente necesitamos movernos para que las cosas se hagan. De alguna manera esto es visto como un lujo, aunque el resultado es que nosotros, como sociedad, nos movemos en promedio 90% menos que nuestros ancestros de hace apenas un siglo.[13]

CAMINAR PARA HACER LA DIGESTIÓN

Una creencia central en la Ayurveda es que la energía se mantiene en movimiento en nosotros y en nuestras vidas, de manera que nos alimenta todo el tiempo y genera armonía. En el extremo opuesto del espectro está el estancamiento, que nos conduce al *ama* o acumulación de toxicidad. Una práctica muy recomendada de la Ayurveda es caminar por 15 minutos después de comer. Se cree que esto ayuda a promover la digestión, así como a la asimilación y la circulación de nutrientes por el cuerpo.

Esta sencilla estrategia puede ir de la mano con admirar el sol de la tarde, sobre todo durante el verano, o realizar algunos mandados, como sacar la basura, llevar la ropa a la tintorería o ir por comida para las mascotas. Pasear por tu colonia puede ser una experiencia muy enriquecedora para estrechar la relación con tu familia o amigos, mientras haces algo grandioso por tu salud y para promover tu Belleza Radical. Inténtalo y regálate algo a ti mismo.

El movimiento no debería ser propuesto como todo o nada. El hecho de que no puedas ir al gimnasio no significa que debas sentarte y permanecer completamente inactiva y privándote de movimiento durante el día. Recuerda: la clave es el equilibrio. Las investigaciones han demostrado que, te ejercites con regularidad o no, hacer pausas entre los largos periodos sentada aminora algunos de los efectos negativos de la inactividad, como los niveles altos de colesterol, triglicéridos e inflamación.[14] Incluso las pausas muy pequeñas son benéficas.[15] Ya sea que destines a diario tiempo específico para el ejercicio o no, incorporar micromovimientos y minirrutinas en tu vida cotidiana hará grandes cosas por tu salud.

Un estudio de *The Journal of Physiology* midió los niveles de enzimas que descomponen la grasa en tres grupos de ratones: los que han estado acostados la mayor parte del día, los que se la han pasado parados y los que se han ejercitado.[16] Los resultados no fueron inesperados:

la actividad enzimática en los ratones acostados fue muy baja, mientras que los niveles se incrementaron 10 veces en los que estuvieron simplemente parados. Sin embargo, el que sí fue un hallazgo sorprendente fue que el ejercicio no tuvo efectos adicionales en los niveles de enzimas en las patas de los ratones. Los investigadores conjeturaron que incluso si no haces ejercicio de manera rigurosa, el simple hecho de permanecer de pie en lugar de sentado acarreará grandes beneficios.

A FAVOR DEL ESCRITORIO PARA ESTAR DE PIE

Ya que muchos de nosotros tenemos trabajos que requieren que permanezcamos sentados durante largas horas, una opción que ha cobrado popularidad es el escritorio para estar de pie, construido de manera específica con esa finalidad. Muchos de ellos se convierten en escritorios tradicionales para que alternes periodos de sentarte y pararte a lo largo del día. Tal vez debas acostumbrarte a ellos poco a poco, si es que estás habituado a permanecer sentado todo el día, pero quizá en muy poco tiempo te sentirás más despierto y pensarás con mayor creatividad si trabajas de pie. Algunas compañías han reportado un aumento en la productividad cuando sus empleados utilizan esos escritorios. Si pasas muchas horas al día trabajando así, puede ser una opción ideal para ti. Si por el momento está fuera de tu presupuesto comprar un nuevo escritorio, hazlo tú mismo apilando algunos libros o cajas rígidas en una esquina hasta alcanzar la altura correcta, y coloca tu *laptop* sobre éstos para trabajar.

Asegúrate de levantarte, estirarte y dar algunos pasos hasta la impresora, servirte agua o tan sólo caminar en círculos por tu oficina o casa al menos cada 20 o 30 minutos. Con el tiempo, levantarte más a menudo se sentirá como una segunda naturaleza, incluso si al principio sientes que deambulas demasiado. Te ejercites o no, no puedes permanecer sentado el resto del día y esperar que tu cuerpo responda reflejando su máxima salud y potencial de belleza.

Soluciones de movimiento cotidiano para la Belleza Radical

Está claro que tu vida no puede dividirse de manera drástica en dos estados opuestos: ejercicio e inactividad. El movimiento necesita repartirse a lo largo del día para que obtengas los beneficios óptimos de salud y belleza. Aquí hay algunas de las mejores maneras para incorporar movimiento a lo largo de tu día:

Haz pausas a menudo

Al menos cada 30 minutos, levántate y estírate, camina alrededor o realiza algo que tengas pendiente. Incluso puedes hacer abdominales o levantar pesas cerca de tu escritorio si trabajas en casa y, si no te resulta muy raro, hazlo en la oficina. Si te sientas en un espacio abierto, una opción más factible —y menos vergonzosa— es caminar un poco alrededor.

Sube las escaleras

Ésta es una vieja recomendación, pero muy buena. Seguro la has escuchado durante años y quizá jamás la hayas seguido. Tomar un respiro profundo y evitar el elevador a favor de las escaleras es una manera sencilla de incorporar mayor actividad en tu vida cotidiana. Empieza con dos pisos y luego utiliza el elevador para llegar al piso que deseas.

Socializa mientras te mueves

En lugar de quedar con tus amigos para tomar un café, té, comida o cena, cítalos para un paseo o caminata por tu colonia. Podrán platicar y ponerse al día mientras se activan juntos.

Maximiza tu hora de comida

Usa este momento para caminar por la colonia de tu oficina. Puedes llegar a recorrer hasta un kilómetro y medio si caminas a paso veloz entre 15 y 18 minutos. Guarda un par de tenis en tu escritorio y póntelos antes de salir a comer.

Camina y conversa

Camina mientras hablas por teléfono. Gracias a los celulares ya no necesitas estar atada a una silla mientras platicas. Esta práctica por sí sola genera mucho movimiento durante el día.

Habla cara a cara

Camina hasta el otro lado del pasillo para encontrarte con un colega en lugar de enviarle un correo electrónico. Esto estimulará la interacción social, al igual que el movimiento: dos aspectos decrecientes, aunque saludables, de nuestra sociedad. Después de todo, estamos hechos para tener algo de interacción social con regularidad.

Cambia tu silla por una pelota de estabilidad

Esto estimulará el uso de tus músculos principales a lo largo del día para mantener la estabilidad. No te preocupes si tus colegas se burlan al principio de tu "silla bola". Con el tiempo ellos también querrán una, y tú te sentirás orgullosa de haber sido la vanguardista en la oficina que inició todo.

Estaciónate más lejos

Habitúate a elegir el lugar de estacionamiento más alejado para que hagas una caminata más larga hasta la entrada de la tienda. Esto es genial para hacer una pausa en la cantidad de horas que permaneces sentada, sobre todo cuando realizas muchos pendientes durante la hora de la comida.

Olvídate del coche

Si es posible, ve al trabajo o a realizar tus asuntos caminando o en bicicleta. Si puedes tomar el autobús o el metro, bájate una parada antes para que camines un poco antes de llegar a tu trabajo o tu casa.

Juega con tus hijos

Sal e intenta patear o lanzar una pelota. Es una manera genial de establecer prácticas regulares de movimiento para toda la familia y ayudar a tus hijos a construir hábitos saludables para una vida activa.

Haz varias cosas al mismo tiempo mientras ves televisión

Si acostumbras mirar la televisión, es un muy buen momento para hacer varias cosas al mismo tiempo —a diferencia de la hora de la comida—. Mientras disfrutas tu programa favorito, ten un tapete de yoga cerca de la televisión y realiza algunas posiciones (consulta las páginas 344-356) o estiramientos. Procura no darte "atracones de televisión" con temporadas completas en una o dos sentadas, lo cual ya es posible a través de internet. Intenta disciplinarte a la usanza de la vieja escuela —al estilo preinternet—: un episodio a la vez.

Los efectos del exceso de ejercicio sobre el envejecimiento

Aunque son muchos los beneficios de moverse a lo largo del día, sí existe tal cosa como ejercitarse en exceso. Es bien sabido que las cantidades moderadas de ejercicio aumentan las defensas antioxidantes y ofrecen innumerables beneficios de salud y belleza, como el incremento de la circulación y el flujo sanguíneo. Sin embargo, en exceso llega a ser desgastante y a crear estrés oxidativo, una forma de generación de radicales libres que conduce a un envejecimiento acelerado.[17] Es cuando el ejercicio deja de funcionar para ti e incluso empieza a hacer más daño que bien.

En primer lugar, definamos qué significa "estrés oxidativo". Los radicales libres son células modificadas que tu cuerpo produce como resultado de la exposición a contaminantes y tóxicos, así como a procesos naturales como el metabólico. Tu cuerpo utiliza diferentes antioxidantes para prevenir y controlar el daño que causan estos radicales libres, los cuales, al saturar tus defensas antioxidantes, dañan tus células; es decir, provocan estrés oxidativo.[18] Una gran cantidad de información sugiere que éste contribuye a la inflamación y al envejecimiento de diferentes maneras,[19,20,21] incluidos el de la piel[22] y el cabello.[23] Asimismo, numerosos estudios, como una investigación publicada en *Advances in Clinical Chemestry*, demuestran que episodios intensos de ejercicio inducen un estado de estrés oxidativo.[24]

Sin embargo, no debes temerle. Sería casi imposible vivir sin tener al menos algo de este tipo de estrés en tu cuerpo, e incluso nuevas investigaciones han descubierto que en pequeñas cantidades resulta benéfico, pues estimula a tu cuerpo para aumentar la producción de antioxidantes,[25] y con el paso del tiempo lo ayuda a recuperarse con mayor rapidez. En otras palabras, puedes llegar a ser ligeramente más inmune a los efectos del estrés oxidativo. Las investigaciones en atletas profesionales con los niveles más altos de entrenamiento, experiencia y aptitudes muestran que lidian bien con él.[26]

Entonces, ¿cuánto estrés oxidativo es demasiado? Tu cuerpo posee una cantidad limitada de antioxidantes para combatir los radicales libres antes de que se inicie un proceso de inflamación y los efectos del envejecimiento se manifiesten en la belleza de tu piel, cabello y cuerpo. Demasiado de este estrés disminuye tus reservas de antioxidantes. Por lo común se considera que el ejercicio intenso y prolongado, como correr maratones y el entrenamiento de resistencia, lo genera en una mayor proporción del que los humanos pueden tolerar.[27] Durante el ejercicio extremo y prolongado, tu cuerpo se queda sin antioxidantes, lo cual permite que los radicales libres abrumen tus células y que el estrés oxidativo se eleve por encima de los niveles saludables.

El doctor James O'Keefe, cardiólogo y autor de una reseña para la Clínica Mayo sobre los efectos cardiovasculares adversos del exceso de ejercicio,[28] afirmó en una conferencia de TED *Talks* que, "si saliéramos a correr en este instante y lo hiciéramos muy fuerte [...] a los 60 minutos algo comenzaría a suceder [...] Los radicales libres florecen y esto empieza a *quemar* el corazón. Empieza a *abrasar* e *inflamar* el interior de las arterias coronarias". [29]

Escuchar las palabras "quemar", "abrasar" e "inflamar" para describir lo que el ejercicio excesivo puede ocasionar a las funciones cardiovasculares quizá te haga encogerte. ¡Suena terrorífico! Resulta fácil pintar imágenes visuales alrededor de palabras tan viscerales. No obstante, así como el exceso de estrés oxidativo puede "quemar" tu corazón, de igual manera puede "quemar" tu belleza al manifestarse en una piel marchita y arrugada. Recuerda que todo en tu cuerpo afecta a lo demás. Ya hablamos de cómo la función cardiovascular ejerce un impacto en la distribución de los nutrientes para la belleza, de modo que los efectos dañinos descritos por el doctor O'Keefe se extienden más allá de tu corazón e incluyen tu belleza.

Si eres un atleta competitivo, asegúrate de llevar a diario una dieta superior, rica en antioxidantes y verduras frescas, para compensar el intenso entrenamiento. De cualquier manera, ser un "guerrero de fin de semana" o alguien sin tanto tiempo para ejercitarse de manera consistente entre semana, esclavizado durante largas horas el sábado y domingo, puede ocasionar una irrupción en el balance integral del cuerpo o una homeostasis.[30] Como discutimos ya con amplitud, repartir tu movimiento no sólo a lo largo de la semana, sino del día, es el enfoque más saludable y embellecedor de una rutina de ejercicio.

SUDOR HERMOSO

Aunque no quieras hacer un esfuerzo excesivo ni agotarte para sudar un poco, el sudor en sí mismo es algo hermoso. Quizá no te consideres tan atractivo cuando estás empapado y pegajoso, pero después de un baño y tal vez un vaso de agua de coco de seguro te sentirás más energizado y seductor que antes de tu sesión de sudor.

El sudor, un producto derivado del proceso circulatorio para enfriar tu cuerpo, es una manera fantástica de promover la desintoxicación. El incremento del flujo sanguíneo que ocurre al sudar aumenta la circulación, lo cual mejora la elasticidad y el tono de tu piel, y con el tiempo te hace más radiante. Como también es una manera genial de promover el movimiento integral de tu sistema, incluso mejora la digestión y ayuda a eliminar el estreñimiento y, por lo tanto, productos de deshecho, además de promover la energía juvenil y la belleza.

Podemos desintoxicarnos a través de la piel al eliminar de nuestro sistema metales pesados —incluidos el mercurio y el plomo—,[31] pesticidas, herbicidas y otras toxinas, así como evitar que circulen por nuestro cuerpo, donde contribuyen a la inflamación y los radicales libres,[32] a la par que disminuyen la salud y la belleza. Sudar es asimismo una gran manera de estimular la producción de endorfinas,[33] con lo cual mejora tu humor y te sientes más feliz.

Una de las mejores estrategias para sudar es moverte en el exterior. Esto incluye hacer caminatas, andar en bicicleta, pasear y practicar deportes al aire libre, como el tenis. Algunas actividades de interiores, como el yoga —que también se puede practicar en exteriores cuando el clima lo permite—, el baile y la gimnasia rítmica, son altamente benéficas. Hay diferentes tipos de yoga caliente que utilizan una fuente artificial de aire cálido y estancado en un cuarto cerrado. Aunque ciertamente es una manera de promover la sudoración, resulta más natural buscar una práctica de yoga donde el calor se genere desde tu propia respiración y movimiento, más que de una fuente artificial.

Los baños sauna normales e infrarrojos también son un buen modo de promover la sudoración. Procura sudar una o dos veces a la semana y a lo largo del año, hidratándote bien antes y después, para obtener los mayores beneficios de belleza.

Cada quien tiene diferentes capacidades para el ejercicio, aunque hacerlo con una intensidad de moderada a alta durante más de una o dos horas al día en general se considera extrema —a menos que seas atleta olímpico o muy competitivo—. Dicho lo anterior, sobrepasarse es diferente para cada individuo y se puede modificar. Si has incrementado en forma natural tu condición física a lo largo de mucho tiempo, tu cuerpo puede empezar a manejar mejor los niveles de estrés oxidativo que si no te has ejercitado en meses y te lanzas de golpe a una rutina asesina. Asegúrate de que progresas a un paso razonable y que permites una recuperación adecuada entre los entrenamientos.

Escucha a tu cuerpo y mantente alerta a las señales del exceso de ejercicio, como sentirte mareado, malhumorado, ansioso o irritable. Si experimentas cambios en tus patrones de sueño, apetito, actividad o libido, o si tienes dolor o irritación crónica,[34] acaso estés ejercitándote más allá de tu límite óptimo. Si escuchas a tu cuerpo, sentirás cuando lo abrumes con estrés oxidativo, en vez de obtener una cantidad saludable de ejercicio que produce un cuerpo tonificado y esbelto, así como una piel brillante.

Programación apropiada de tu ejercicio y tus comidas

Salvo que seas un atleta de alto rendimiento que requiere combustible en cantidades extremas, ejercitarte de manera correcta después de comer o consumir alimentos pesados no es recomendable. Esto perjudica tu *agni* o digestión y divide tu energía entre digerir los alimentos y nutrir tus músculos para el ejercicio. El flujo sanguíneo se retira de tu estómago y del aparato digestivo para llegar a los músculos. Es como intentar hacer demasiadas cosas a la vez. Imagina que debes entablar una conversación seria mientras escribes un correo electrónico importante: tu comunicación en ambos frentes se verá afectada. Simplemente no es posible hacer muy bien dos cosas al mismo tiempo. Enfocar tu energía y atención en una sola tarea cada vez es la mejor manera de ser en verdad exitoso en lo que sea, y esto aplica en la energía de tu cuerpo. Permítele utilizarla al máximo, ya sea para la digestión o para el ejercicio.

Separa tus comidas y tus rutinas de ejercicio para que tengas más energía en tus prácticas de movimiento hermoso. De manera ideal, las comidas pesadas se deben consumir al menos dos horas antes del ejercicio para permitir que suficiente energía las procese y absorba, aunque, como ya lo discutimos, una caminata suave de 15 minutos después de los alimentos es muy recomendable. Aquí hay algunos consejos específicos para rutinas en diferentes momentos del día:

Rutinas matinales

ANTES: Según qué tan temprano realices tu ejercicio, puede ser mejor hacerlo en ayunas —en especial para practicar yoga—. Si necesitas algo en el estómago, un plátano o algunas moras, o bien un Licuado verde brillante (consulta la receta en la página 42), son opciones ligeras que se digieren bien. La fruta es un carbohidrato también de fácil digestión y beneficiosa si la consumes antes de hacer ejercicio, la cual no limitará la quema de grasa.[35]

EVITA: Cualquier cosa demasiado pesada, como un gran desayuno de huevos con tocino justo antes de una rutina de ejercicio, pues su digestión requiere una gran cantidad de energía. Si lo haces, realizarás un ejercicio y una digestión deficiente, de modo que saldrás perdiendo por ambas partes.

AL TERMINAR: Si no lo tomaste antes de ejercitarte, es un buen momento para el Licuado verde brillante. Si te sientes hambriento, come con algo de avena o un Licuado energético de proteínas (para consultar la receta, visita kimberlysnyder.com). Si hiciste ejercicio de alto rendimiento y te interesa aumentar el tono muscular, después del licuado bebe una mezcla simple de agua de coco, plátano y espirulina, la cual baja en grasa, aunque provee el espectro de carbohidratos y aminoácidos necesarios para la recuperación. Ya que la espirulina es un alga que se descompone y digiere con facilidad, puedes agregarla a tu Licuado verde brillante —toma en cuenta que los polvos de proteína concentrada no son recomendables para el mismo, de modo que es mejor reservarlos para otros licuados más tarde en el día.

Rutinas vespertinas

Antes: Ingiere combustible en forma de carbohidratos y proteína a lo largo del día. Algunas investigaciones señalan la importancia de consumir aminoácidos y carbohidratos antes de realizar ejercicio de resistencia para incrementar la masa muscular.[36] Intenta comer algo de quinoa para obtener carbohidratos y proteína a la hora de la comida, o unos pocos champiñones y verduras horneadas, un aguacate o semillas de girasol sobre una ensalada de kale, sopa, un licuado de proteínas o un pudín de chía para que estés llena de energía y lista para un par de horas después de esta comida. El Licuado verde brillante también satisfará esta necesidad a modo de refrigerio, ya que las verduras verdes tienen altos niveles de aminoácidos, y el plátano y el resto de la fruta de esta receta proveen carbohidratos.

Evita: Comer alimentos pesados en las dos horas anteriores a tu rutina, sin importar la hora en que la realices. Si estás hambriento y necesitas algo, un plátano u otro Licuado verde brillante son dos buenas ideas.

Al terminar: Si tienes hambre antes de la cena, también es buena idea comer un plátano al concluir tu rutina de ejercicios, pues contiene carbohidratos complejos, potasio y fibra. Consumir algo de proteína es importante para reconstruir tus músculos después de una rutina vigorizante, así que un Licuado energético de proteínas, verduras, *hummus,* nueces, semillas —la chía es en especial benéfica—, vegetales ricos en proteínas como las coles de Bruselas, o algunas legumbres como las lentejas, son buenas opciones si las ingieres tres o cuatro horas antes de ir a la cama.

EVITA: Por ningún motivo cenes tarde ni pesado. Si no hiciste ejercicio en la tarde, una ensalada ligera de kale con algo de aguacate —recuerda que los verdes también aportan proteína— o un licuado son muy buenas opciones.

A LO LARGO DEL DÍA: Hidrátate bien antes y después de ejercitarte para prevenir la deshidratación. Bebe líquidos adecuados entre comidas para que no estés tentado a beber demasiado durante las comidas, lo cual diluiría tus enzimas digestivas. Si sudas mucho durante el ejercicio, el agua de coco es una gran opción como bebida rehidratante natural.

¿NECESITAS MÁS PROTEÍNA PARA HACER MÚSCULO?

Existe una creencia generalizada de que, si eres atleta e incluso si quieres incrementar tu fuerza y tono muscular, debes ingerir más proteína. ¿Es cierto? ¿Y qué debes consumir con exactitud?

Investigaciones de la *Journal of Sport Sciences* demuestran que incluso los atletas de élite que están en entrenamiento apenas necesitan entre 1.3 y 1.8 g de proteína por kg de peso corporal para un rendimiento óptimo,[37] de modo que un varón que entrena y pesa 82 kg no necesitará mucho más de 160 g de proteína al día —recuerda: más proteína no es necesariamente mejor; consulta al respecto la página 107—. Esta cantidad se obtiene de manera fácil con un licuado de proteína vegana, nueces o semillas, y una comida moderada con algo de proteína, además de una variedad de alimentos integrales a lo largo del día. Y, por supuesto, si no eres un atleta de élite y pesas menos, necesitarás menos. Si eres mujer y no eres atleta de élite en entrenamiento, entre 40 y 60 g de proteína deben ser suficientes para tus requerimientos diarios para mantenerte en forma. Éstos se obtienen con facilidad a partir de una dieta basada en vegetales que incluya semillas, nueces, legumbres y muchas verduras, en especial verdes, y licuados proteínicos.

INGESTA DE PROTEÍNA DIARIA (EN GRAMOS) CON UNA DIETA BASADA EN VEGETALES

Con estos dos ejemplos de menú verás qué fácil es obtener los requerimientos diarios de proteína para mujeres a partir de una dieta basada en vegetales. Para los varones, porciones más grandes o algunas nueces y semillas extra cumplirán los requerimientos proteínicos. (Gramos aproximados/estimados de proteína de los alimentos enlistados; puede haber algunas variaciones.)

Ejemplo 1 de menú del día

MAÑANA

Agua caliente con limón: 0 g
450 g de Licuado verde brillante (página 43): 6 g
Avena cortada (¼ de taza antes de cocinar) preparada con agua: 4 g

ALMUERZO

Ensalada grande de kale con ¼ de taza de semillas de girasol: 13 g
Rollos verdes de col con paté de nuez (página 138): 11 g

REFRIGERIO

Pudín de chía (página 44): 5 g

CENA

1 taza de quinoa ya preparada con 1 taza de brócoli y guarnición de ensalada verde: 11 g
28 g de chocolate oscuro (con al menos 72% de cacao): 1 g

TOTAL DIARIO: 51 g DE PROTEÍNA

Ejemplo 2 de menú del día

MAÑANA

Agua caliente con limón: 0 g
450 g de Licuado verde brillante (página 43): 6 g
Manzana: 1 g
Yogur de coco con ¼ de taza de granola sin gluten: 4 g

ALMUERZO

Rollo de verduras y quinoa libre de gluten (base de tortilla hecha con *teff*): 6 g

REFRIGERIO

Licuado energético de proteínas (consulta kimberlysnyder.com): 24 g (puede ser un poco más o un poco menos, según el polvo de proteína utilizado).

CENA

Sopa de lentejas y kale (página 410): 9 g
Hongo *portobello* asado con ensalada grande de hojas verdes: 6 g
Chocolate caliente con leche de almendras: 2 g

TOTAL DIARIO: 58 g DE PROTEÍNA

Un estudio de la *Journal of Applied Physiology* mostró que es mejor consumir aminoácidos y carbohidratos hasta tres horas después de hacer ejercicio para aumentar la síntesis muscular.[38] Se descubrió que el otro macronutriente —la grasa— no formó parte de la ecuación, quizá porque ésta reduce la velocidad en la absorción de los nutrientes clave. Si te vas a involucrar en deportes o rutinas de resistencia, algunos estudios muestran que consumir grasa antes de ejercitarte mejora la conservación de los niveles de glucógeno de los músculos, es decir, el combustible necesario para dotarlos de energía por periodos más largos,[39] aunque deberán ser grasas fáciles de digerir, como aguacates y semillas de chía, consumidos con la antelación suficiente para que se permita la digestión —de manera ideal al menos dos horas antes del ejercicio.

De modo que ¿justo cuánto necesitas? Aunque en realidad depende de tu tamaño y del tipo de ejercicio que practiques, alrededor de 20 g de proteína son suficientes para después de la rutina —los estudios muestran que para el adulto promedio, la síntesis de proteína muscular se satura a los 20 g de proteína, e incrementar a 40 no hace ninguna diferencia,[40] lo cual será al menos lo que obtendrás con el Licuado energético de proteínas o en un típico licuado de leche de almendras y polvo vegano de proteína.

REQUERIMIENTOS PESO/PROTEÍNA		
Peso	**Requerimiento de proteína según la Organización Mundial de la Salud (OMS): 0.34 g por cada 450 g**	**Niveles de actividad más elevados, embarazo y otras razones: 0.5 g por cada 450 g**
54.5 kg	41 g	60 g
63.5 kg	48 g	70 g
72.5 kg	54 g	80 g
82 kg	61 g	90 g
91 kg	68 g	100 g
100 kg	75 g	110 g
109 kg	82 g	120 g

CAMBIO 17

PRACTICA RESPIRACIÓN Y YOGA PARA LA BELLEZA

Pranayama: secretos de la respiración para la belleza

La respiración es quizá el movimiento más sutil que realizamos minuto a minuto, incluso cuando dormimos, pues todos lo hacemos de manera automática. Muchos no prestamos atención a nuestra respiración y la damos por un hecho. Sin embargo, uno de los secretos para la apariencia joven y la energía es respirar en forma adecuada. Hay técnicas específicas que pueden utilizarse para mejorar la eficiencia de tus ejercicios y movimientos, además de hacer circular con mayor eficacia el oxígeno y la energía revitalizadora —o *prana*— por tu cuerpo. Esto incrementará tu Belleza Radical.

El *Pranayama*, que en una definición muy simplificada se traduce como "ejercicios de respiración", es en realidad un concepto más profundo que implica controlar de manera consiente tu *prana*. Es una de las técnicas más beneficiosas y efectivas para disipar el estrés y equilibrar tu mente.

El *Prana* es la energía de vida universal que permea el universo entero. Al cobrar conciencia y trabajar con ésta deliberadamente a través de las técnicas del *pranayama*, serás capaz de expandir tu energía más allá de cualquier limitación. Tu rejuvenecimiento se extenderá, así como tu energía magnética y tu belleza verdadera. Es posible obtener una energía centrada, tranquila y tangible si llevas a cabo el *pranayama* de manera regular —así como de la meditación, de la cual hablaremos en el Pilar 6—, el cual se encuentran entre algunas de las prácticas más poderosas a nuestro alcance.

Se considera que el *pranayama* es alcalinizador y limpiador, ya que promueve la eliminación eficiente de toxinas a través de los pulmones. Las prácticas del *pranayama* funcionan mejor si van de la mano con una dieta alcalina y de limpieza (consulta el Pilar 1). Esto ayuda a abrir los canales para que entre mayor *prana*. Las inhalaciones y exhalaciones profundas consiguen que las toxinas se muevan a través del sistema linfático y actúen como una bomba. Los yoguis tibetanos demostraron el poder extremo de la respiración y el control mental: al usar estas prácticas dinámicas, generan un calor tan intenso que son capaces de permanecer cómodos en temperaturas frías e incluso derretir la nieve a su alrededor.

Es cierto que las técnicas de respiración aumentan tu potencial de belleza. Imagina que respiraras de manera inadecuada día tras día, año tras año: no obtendrías el potencial completo del oxígeno nutriente en todas tus células y se aceleraría tu envejecimiento. La respiración más profunda y eficiente que da como resultado una mejora en la circulación equivale a una mejor distribución del oxígeno y los nutrientes. Esto, a su vez, generará una piel más radiante y juvenil y te ayudará a sentirte más energizada de manera natural.

El primer paso hacia el *pranayama* es, en primer lugar, adquirir conciencia de tu respiración y empezar a disminuir su velocidad. Cuando lo haces, tiendes a respirar más profundo. Esto te permite ser más eficiente en la ingesta de oxígeno y en la expulsión de deshechos. También te sentirás más tranquilo y balanceado a medida que te liberas del estrés y absorbes menos de sus efectos tóxicos.

Estados de la respiración

Existen tres estados de la respiración que todos realizamos de manera natural a lo largo del día y de la noche:

Puraka: Es el estado de inhalación, cuando tus pulmones están llenos de aire. Trabaja en inhalar de manera más profunda, llenando tanto la parte superior como la inferior de tus pulmones y en jalar la mayor cantidad de oxígeno posible, para que tu estómago se expanda como un globo. También pon atención en respirar despacio, quizá mucho más lento de lo que estás acostumbrado. Intenta contar hasta cuatro mientras inhalas para que disminuyas la velocidad de tu respiración en forma consciente.

Kumbhata: Es el estado de retención. En la respiración normal y cotidiana equivale a la muy sutil pausa entre la inhalación y la exhalación. El *prana* y el oxígeno de los pulmones entran al torrente sanguíneo para llegar a cada una de las células de tu cuerpo, al mismo tiempo que los gases de las células llegan a los pulmones y se preparan para ser expulsados del organismo.

Recaka: Es el estado de exhalación de sustancias tóxicas fuera del cuerpo. Es importante exhalar muy profundo, quizá incluso más que cuando inhalas, para asegurarte de que expulsaste por completo los deshechos y subproductos de la respiración. Tu vientre deberá empujar hacia adentro y ligeramente hacia la columna.

Técnicas básicas del *pranayama* que fomentan la belleza

En términos ideales, estas prácticas deben realizarse en momentos específicos señalados para cada técnica, de preferencia al aire libre. De lo contrario, ubica un entorno tranquilo donde puedas sentarte con la columna derecha. Tal vez sea más cómodo si te sientas con las piernas cruzadas en un cojín firme o en una silla con los pies firmemente plantados en el suelo. Evita los sillones deformados y los almohadones, que pueden provocar que te hundas en ellos sin darte cuenta, lo cual prevendrá el flujo óptimo de tu respiración y reducirá los sólidos beneficios de estas técnicas del *pranayama*.

Por favor, consulta a tu médico antes de empezar si es la primera vez que practicas esta o cualquier otra técnica del *pranayama*, si estás embarazada o tienes alguna condición de salud.

Ujjayi

Es la forma primaria de respiración mientras practicas *asanas* o posiciones de yoga, y asimismo es una manera fantástica de respirar cuanto te sientas estresado. La *Ujjayi* ayuda a traer la máxima cantidad de oxígeno a tu cuerpo, distribuye con eficacia los nutrientes, evita la respiración estrecha, ineficiente y basada en el pecho, y le otorga mayor energía magnética y hermosa al resplandor de tu piel y tus ojos.

Esta forma de respiración se ha utilizado durante miles de años tanto en la tradición taoísta como en la yogui. A menudo se le llama "la respiración oceánica", porque se escucha como las suaves olas del mar. Se trata de una respiración profunda, basada en el abdomen, que primero llena tu vientre, luego se eleva para llenar la parte baja del tórax y al final sube hasta la parte superior de los pulmones, el pecho y la garganta.

Para empezar, abre grande la boca y deja que salga una exhalación vocal. Ahora inhala y cierra la boca e intenta exhalar haciendo el mismo sonido, lo cual producirá en la parte trasera de tu garganta un ruido similar al océano. Si estás en público, basta con enfocarte en respirar profundo sin tensar ni levantar los hombros, para permitir que tu abdomen se expanda sin hacer sonidos audibles. Así te seguirás beneficiando de esta respiración profunda y lenta. En cualquier caso inhala y exhala por la nariz durante la misma cantidad de tiempo. Si sueles respirar muy rápido o se te dificulta entender cómo aminorar la velocidad, procura respirar hacia dentro y hacia fuera contando hasta cuatro. Practícala en cualquier momento del día.

Bhastrika

Es una técnica del *pranayama* en especial embellecedora, pues limpia y eleva el metabolismo. Inhala y exhala a través de tu nariz a un ritmo veloz. Esto expulsará la negatividad. Piensa en un perro que husmea, cuyo ritmo es parejo y rápido. Puedes hacer una o varias rondas de entre 20 y 30 segundos cada una, aumentando hasta un intervalo de dos a cinco minutos al día. Al terminar te sentirás profundamente eufórico y energizado. Ya que se trata de una práctica energizante, es mejor practicarla por la mañana y las siguientes horas del día más que por las tardes. Quizá te tome algún tiempo adquirir el ritmo, pero vale la pena el esfuerzo.

Nadi Shodhana

Esta técnica de respiración genera un balance en el cuerpo, que es un componente clave para la Belleza Radical. El término *Nadi Shodhana* significa literalmente "despejar los canales de circulación". Esta técnica también es conocida como "respiración alterna de orificios nasales" y resulta efectiva para lograr una relajación profunda entre los lados derecho e izquierdo del cuerpo. Los yoguis creen que el lado izquierdo es la *ida,* el lado lunar y frío del cuerpo, mientras que el derecho es el *pingala*, el solar y cálido, lleno de energía ardiente. Estos lados, contrastantes pero complementarios, necesitan balancearse. Si tienes demasiado fuego, te quemarás o te sentirás muy ansioso o sobrecalentada; en la filosofía hindú antigua se advertía que esto aceleraba el proceso de envejecimiento. Si eres demasiado frío y no tienes suficiente fuego, puedes caer en el letargo y la depresión.

Procura practicarla en las tardes, después del trabajo y antes de irte a la cama o antes de meditar, con el objetivo de balancear tu fuego y los elementos fríos, soltar la ansiedad, la depresión y el estrés, y generar un sentido profundo de equilibrio. Empieza con una gran exhalación y procura una respiración fluida en ambas fosas nasales. Luego lleva los dedos índice y medio —como si fueras a hacer el "signo de la paz"—, enroscados ligeramente hacia la palma, hasta el puente de tu nariz. Ahora mantén el pulgar derecho sobre tu orificio nasal derecho e inhala profundamente a través del orificio izquierdo. En el momento máximo de la inhalación, cierra el orificio izquierdo —*ida* o lunar, frío— con tu anular y tu meñique y exhala por completo a través de tu fosa derecha. Después de una exhalación completa, inhala a través del orificio derecho —*pingala* o solar, caliente—, cerrándolo con el pulgar al alcanzar el tope máximo. Repítelo una y otra vez, sin fuerza, tan sólo observando tu respiración y sintiendo el poder de esta práctica para balancear tu hermoso ser.

Kapalabhati

También es una respiración que purifica la belleza, a veces es llamada "respiración del cráneo brillante". Ayuda a todo tu ser, así como a que tu complexión irradie con el brillo de la limpieza y la paz. Esta técnica tonificadora del *pranayama* limpia tu sistema respiratorio y estimula la expulsión de toxinas. Se lleva a cabo a base de exhalaciones cortas y poderosas, e inhalaciones pasivas.

Para practicarla, siéntate en una postura cómoda con la columna recta. Descansa las manos sobre tu vientre de modo que percibas las exhalaciones con nitidez; si prefieres, descánsalas sobre tus rodillas con las palmas hacia abajo. Concentra la atención en el abdomen bajo e inhala profundo por ambos orificios nasales. Contrae el abdomen bajo o usa las manos para presionar esta área con suavidad, forzando a que tu respiración salga en un corto estallido. Esto deberá sentirse fuerte y poderoso. Tan pronto como relajes la contracción, tu inhalación deberá ser automática y pasiva. Tu concentración deberá estar puesta en exhalar.

Empieza despacio, procurando hacer entre 65 y 70 contracciones por minuto. Aprieta el paso en forma gradual hasta alcanzar de 95 a 105 ciclos de exhalación/inhalación por minuto. Siempre ve a tu propio ritmo y jamás te fuerces. Detente si te sientes mareado o con vértigo. Después de un minuto de este ejercicio, inhala profundo por la nariz y exhala lento por la boca. Según tu nivel de experiencia, puedes ir aumentando hasta lograr múltiples repeticiones. Es un gran ejercicio para realizar por las mañanas, como calentamiento previo a tu práctica matutina de yoga o meditación. Ya que es una práctica energizante, no es recomendable realizarla por las tardes o las noches.

Yoga para la desintoxicación y la belleza

De todos los tipos de movimientos, el yoga es el que mejor promueve la Belleza Radical. Las *asanas* o posiciones de yoga incorporan los movimientos circulares y las contorsiones de los distintos grupos musculares. Esto implica flexionar la columna en todas direcciones y acarrea muchas ventajas sobre los movimientos lineales, los cuales son de rango limitado.

EQUIPO PARA PRACTICAR YOGA

Para iniciar la práctica de yoga, invierte en un tapete decente que impida que te derrapes o deslices durante las *asanas* y que sea lo bastante grueso para brindarte acolchonamiento en las rodillas y las caderas durante las diversas posiciones.

Hay muchos tapetes ecológicos disponibles en el mercado. Asimismo invierte en un par de bloques de yoga para ayudarte a modificar las posiciones, sobre todo si eres principiante. Estos son relativamente baratos y muy útiles para asegurarte de que no comprometas la integridad de la posición mientras incrementas tu flexibilidad en forma natural. Para algunas posiciones, como la *Parsvottonasana* o postura de la pirámide (consulta la página 347) puedes usar un bloque en cualquiera de los dos lados de tu pierna para ayudarte a modificarla. Otros accesorios geniales, como los cinturones de yoga y las mantas, no son esenciales, en especial para los principiantes. Mejor invierte en ellos un poco más adelante, si es que los necesitas. Por ahora, un cojín o una manta resistente que tengas en casa te ayudarán a elevar las caderas para las posiciones sentadas y, mientras practicas el *paranayama*, a aumentar la comodidad y a alinear tu columna.

El yoga limpia de muchas y muy distintas maneras. Permite que estimules físicamente tus órganos abdominales, incluidos el hígado, los riñones y los órganos digestivos. Por eso es muy benéfico para la digestión, que como sabes resulta clave para la salud y belleza. También estimula las glándulas endócrinas, incluida la tiroides, que controla el metabolismo, y contribuye a limpiar el hígado, tu principal órgano purificador. Más allá de sólo quemar calorías o trabajar tus extremidades y el centro del cuerpo, si prácticas yoga en forma adecuada se puede convertir en una herramienta muy poderosa para mantener tu cuerpo esbelto, fuerte, juvenil y hermosamente saludable, con una piel de un resplandor íntegro, bello y sano.

Los *asanas* del yoga son el movimiento físico ideal para emparejarse con otros de los cambios de este libro, con el objetivo de estimular un cuerpo y una mente limpios, hermosos y saludables. Los beneficios más profundos del yoga se extienden a poner en orden y balancear tu mente, prepararte para la meditación y ayudarte en la práctica de meditación en sí misma, que discutiremos en el Pilar 6. Por ahora, enfoquémonos en sus aspectos físicos y en sus movimientos para empezar a cosechar sus múltiples beneficios de belleza.

Las mejores posiciones de la Belleza Radical para la belleza y la desintoxicación

A continuación encontrarás algunas de las posiciones más efectivas y benéficas para incorporar en tu estilo de vida. Intenta algunas con las que te sientas más conectado o prueba todas para ver cuáles son a las que responden mejor tu cuerpo y mente. Incorpóralas a tu rutina diaria justo al despertar por la mañana, pues muchas se pueden realizar en el espacio cerca de tu cama o incluso sobre ésta, si tienes un colchón firme. Otras, como la *Paschimottanasana,* que es una inclinación hacia delante mientras estás sentada, relaja el sistema nervioso y es una excelente opción para incorporar en tu rutina de la tarde a fin obtener beneficios digestivos y calmantes de la ansiedad mientras te preparas para una siempre importante siesta.

Si eres nuevo en el yoga, estás embarazada o tienes alguna condición médica, por favor consulta a tu doctor antes de empezar.

Tadasana (postura de la montaña)

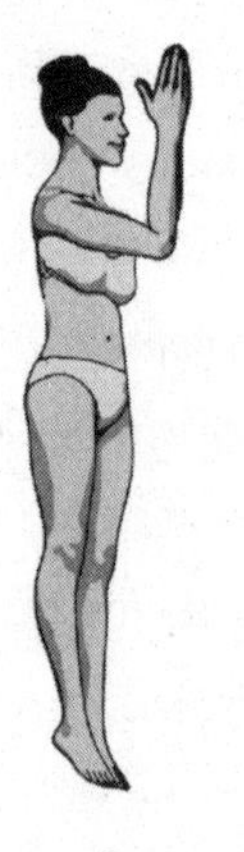

Beneficios: Esta postura brinda una conciencia profunda a una instancia en apariencia simple. Fortalece tus piernas, le da firmeza a tu abdomen y glúteos y mejora tu postura.

Descripción: Párate derecha, con la parte interior de los dedos gordos del pie tocándose. Alinea los pies en forma paralela, los talones un poco separados y los dedos medios apuntando hacia delante. Aterriza tu energía en forma pareja a través de las cuatro esquinas de los pies, y empuja la columna hacia arriba con suavidad. Abre el pecho y los hombros ligeramente, pero mantén la barbilla paralela al piso. Las manos se juntan en una *mudra Anjalu* —con las palmas presionándose— o los brazos sueltos hacia los lados.

Mejor momento para practicarla: Cualquier hora del día, aunque es una manera fantástica de empezar tu jornada sintiéndote alto, seguro de ti mismo y con los pies en la tierra.

Otros consejos: Primero intenta hacerla parada de perfil frente a un espejo de cuerpo entero, de modo que tengas una imagen de tu posición y aprendas a sentir qué es una postura apropiada en tu cuerpo.

Supta Matsyendrasana (postura de torsión de columna)

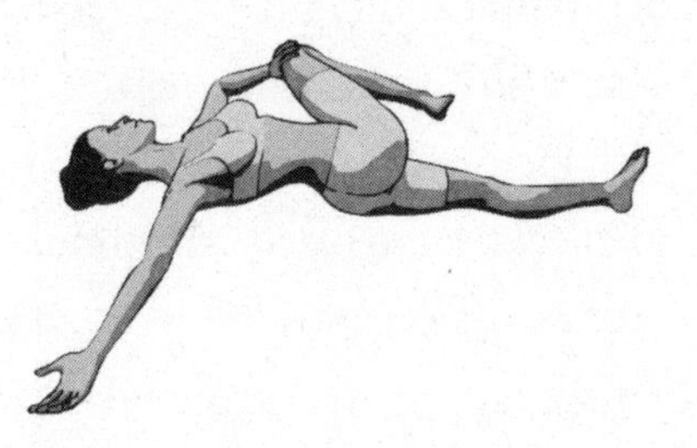

Beneficios: Literalmente, las torsiones exprimen las toxinas del hígado y los riñones, simulando la digestión, con lo que limpian y estimulan un flujo sanguíneo saludable para energizar tu columna. Al practicarlas de manera regular, las torsiones ayudan a que tengas un cuerpo más limpio y bello. Hay muchas variaciones de las torsiones de yoga que se pueden practicar de pie, sentada y acostada. Esta torsión de espalda es genial a todos los niveles.

Descripción: Acuéstate sobre la espalda. Abre los brazos hasta que estén como una T. Dobla la rodilla derecha y levántala, permitiendo que descienda y gire hacia tu cadera derecha en tanto se sienta cómodo y natural. Continúa respirando despacio mientras permites que tu cabeza gire con naturalidad hacia la izquierda, manteniendo los hombros anclados hacia abajo. Permite que la rodilla se abra hacia abajo en tanto se sienta natural, dejando que la columna y los órganos se tuerzan y se aprieten. Mantén la torsión por al menos entre cinco y 10 respiraciones o más. Repite del lado derecho.

Mejor momento para practicarla: Cualquier hora del día.

Otros consejos: Siempre gira primero la pierna izquierda para seguir el camino de tu aparato digestivo y fomentar que los deshechos salgan de tu sistema con mayor eficiencia.

Mārjāryasana Bitilasana (postura del gato-vaca)

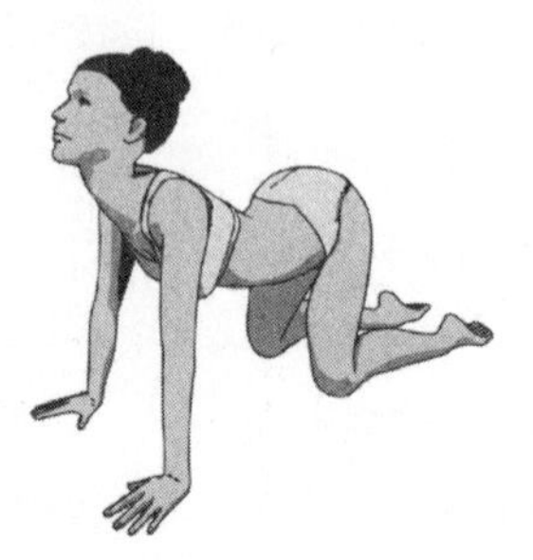

Beneficios: Flexionar tu columna con regularidad, como harás en esta secuencia, es uno de los mejores movimientos para tu belleza a largo plazo. Al estimular todos tus órganos, en particular tus riñones, que promueven la vitalidad, así como tu colon y el tracto digestivo, la *Mārjāryasana* impulsa tu circulación en general y estimula tu columna de manera integral, aliviando el estrés y revitalizando tu energía.

Descripción: Empieza por arrodillarte con las manos en el piso, manteniéndolas debajo de los hombros, y con las rodillas debajo de las caderas. Exhala profundo por la boca y contrae los músculos abdominales hacia la columna, encorvándola hacia el techo al tiempo que metes el coxis hacia dentro y la barbilla hacia el pecho. Este arco es conocido como "gato", pues aparenta un felino arqueando la espalda. Inhala y relaja el vientre para que descienda hacia la tierra y continúa con la parte de la "vaca" —aparentando el bulto de sus pronunciadas ubres—, levantando la cabeza para que mires hacia el frente, abriendo la espalda en un arco ligero y deslizando los omóplatos hacia la espalda baja. Continúa haciendo que la columna fluya por medio de varias rondas de estos movimientos de arco, mientras sientes cómo se mueve cada vértebra.

Mejor momento para practicarla: Procura hacer algunas rondas en el piso de tu habitación en cuanto te levantes —¡o cerca de la cocina, mientras calientas el agua para preparar tu agua con limón!—, a modo de llenarte de energía para el resto del día.

Otros consejos: Asegúrate de practicarla sobre un tapete de yoga o una alfombra para amortiguar las articulaciones de la rodilla.

Parsvottonasana (postura de la pirámide)

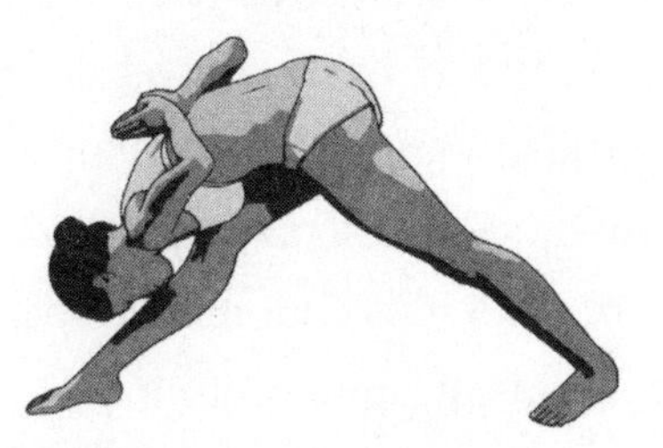

Beneficios: Estimula y tonifica los órganos abdominales y apoya la digestión. También mejora tu postura y equilibrio.

Descripción: Empieza con una postura amplia, con la pierna derecha hacia delante y apuntando hacia enfrente, y con la pierna izquierda detrás y apuntando en un ángulo de 45°. Cuadra tus caderas para que apunten hacia el frente. Al exhalar, inclínate hacia delante, flexionando las caderas hasta que tu torso se encuentre paralelo al piso o, si lo sientes cómodo, haz una flexión más profunda hacia la pierna derecha, colocando las puntas de tus dedos sobre el piso o sobre dos bloques en cada lado de la pierna derecha. Respira profundo por entre cinco y 10 respiraciones. Repite del otro lado.

Mejor momento para practicarla: Cualquier hora del día.

Otros consejos: Ésta y otras posiciones de flexión hacia delante son muy buenas para cuando te sientas estresado o abrumado.

Utkatasana (postura de la silla)

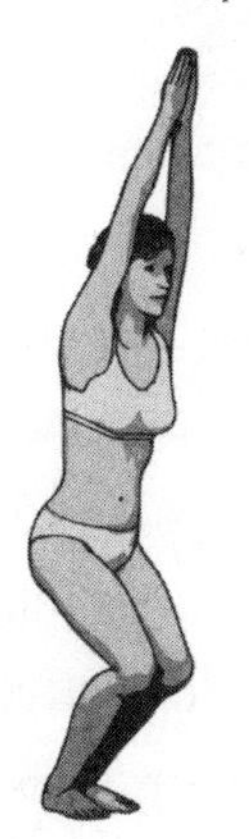

Beneficios: No sólo estimula tus órganos abdominales y promueve la limpieza, ya que también es una postura poderosa para tonificar los muslos y el resto de las piernas.

Descripción: Empieza con la *Tadasana* (postura de la montaña), con los pies tocándose y la columna derecha. Muévete hacia atrás y hacia abajo como si fueras a sentarte en una silla. Si eres principiante, esto puede ser tan sólo unos centímetros hacia atrás. A continuación eleva los brazos hacia enfrente, hasta el nivel de las orejas, con las palmas una frente a la otra, los omóplatos moviéndose hacia abajo y el pecho amplio, al tiempo que te asientas con solidez sobre tus talones. Mantén apretados los músculos abdominales para darle apoyo a tu espalda mientras te sientas. Respira profundo.

Mejor momento para practicarla: Cualquier hora del día.

Otros consejos: Para obtener un beneficio adicional, añade una o dos rondas de respiración *Kapalabhati* (página 340) mientras te encuentres en esta postura.

Utthita Trikonasana (postura del triángulo extendido)

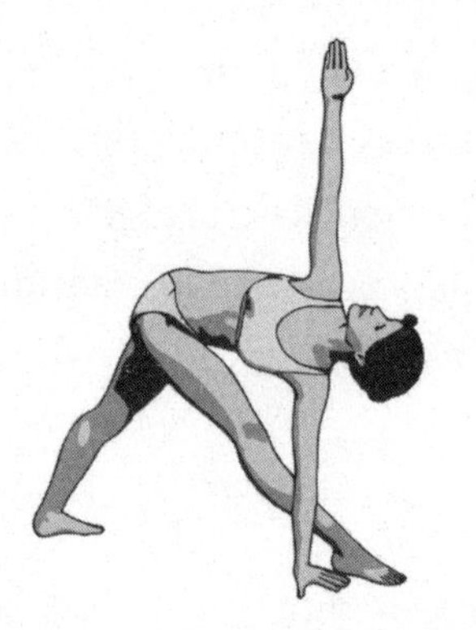

Beneficios: Esta excelente postura estimula la digestión y la eliminación mientras provee un maravilloso estiramiento de los músculos de tus piernas, espalda, pecho, hombros y músculos oblicuos.

Descripción: Empieza con la *Tadasana* (postura de la montaña). Da un paso atrás con el pie derecho y gira hacia fuera en un ángulo de 45°, hacia la esquina del tapete. Dirige la punta de los dedos del pie izquierdo hacia delante, de manera que tus caderas se abran para quedar de frente hacia el lado del tapete. Inhala y mueve los brazos hasta quedar en T, con las palmas hacia abajo y los hombros relajados. Exhala y empuja las caderas hacia el pie derecho, que está detrás. Alarga la espina en tanto conservas ambas piernas derechas. Mantén el cuádriceps izquierdo ocupado y girado hacia fuera. Mueve la mano izquierda hacia la barbilla, a un bloque, al tobillo o hacia el piso, mientras el brazo derecho se mueve hacia el techo. Mantén la columna y el torso alargados mientras respiras por al menos cinco respiraciones. Repite del otro lado.

MEJOR MOMENTO PARA PRACTICARLA: Cualquier hora del día.

OTROS CONSEJOS: Con esta postura es fácil caerse de espaldas al tratar de alcanzar la pierna mientras estás de lado. Un bloque es especialmente útil, pues te ayudará a establecer la sensación de levantarte en lugar de colgarte hacia la pierna más baja.

Bhujaṅgasana (postura de la cobra)

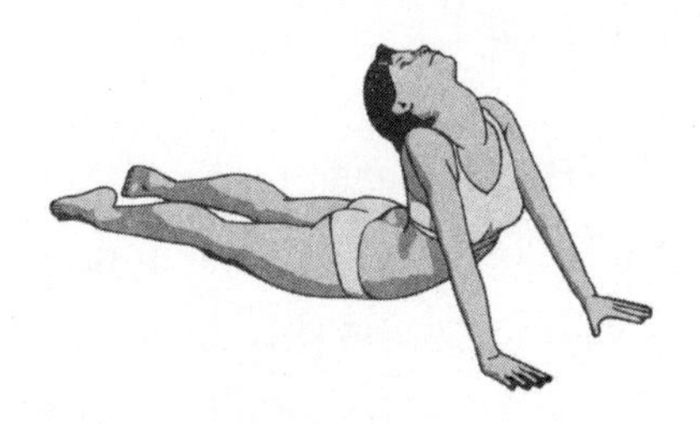

BENEFICIOS: Es una de las posiciones más efectivas para apoyar una digestión óptima. También funciona muy bien para incrementar la circulación y estimular los riñones, al tiempo que estiras tu columna y activas la tiroides. Esto equilibra el metabolismo y te ayuda a sentirte revitalizada y radiante.

DESCRIPCIÓN: Empieza acostado sobre el abdomen. Coloca las palmas debajo de los hombros, con las puntas de los dedos hacia delante y los codos muy pegados al cuerpo, cercanos a las costillas. Estira las piernas, con los empeines presionando hacia abajo en el tapete, y dos dedos de los pies apuntando en línea recta, hacia atrás. Mientras inhalas, presiona las manos o las puntas de los dedos hacia abajo, sobre el tapete, para estirar con suavidad los brazos mientras te estiras hacia atrás. No debe haber tensión. Flexiónate tanto como se sienta natural. Levanta el pecho y abre tu corazón radiante, empujando tus omóplatos hacia abajo. Realiza al menos cinco respiraciones en esta flexión. Para salir de la postura, dobla los codos y baja despacio la espalda hasta el tapete.

Mejor momento para practicarla: Por las mañanas o poco después del mediodía; las flexiones de espalda pueden sentirse demasiado estimulantes para las últimas horas de la tarde.

Otros consejos: Intenta realizar variaciones, como mantenerte sobre tus manos y levantarte con las almohadillas de los dedos. Así descubrirás cuál versión es la mejor para ti. También puedes girar con cuidado la cabeza de un lado al otro mientras flexionas la espalda, a modo de lograr un estiramiento suave de cuello.

Dhanurasana (postura de reverencia)

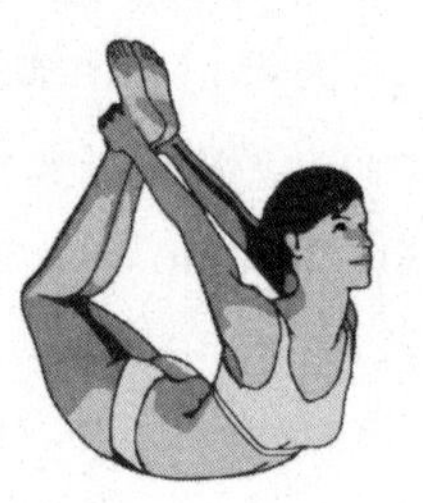

Beneficios: Estira y estimula los órganos abdominales y es muy buena para mejorar la desintoxicación. También fortalece los músculos de la espalda y los muslos.

Descripción: Recuéstate sobre el estómago, con los brazos a los lados y las palmas hacia arriba. Rueda los hombros hacia arriba y de regreso. Dobla ambas rodillas, flexionando los talones y acercando los pies hacia los glúteos. Si puedes, sujeta con las manos la parte exterior de tus tobillos; si no, presiona con energía los tobillos y los pies uno contra el otro. Continúa respirando profundo mientras presionas las rodillas una contra la otra, juntándolas en el centro y con los tobillos echados hacia atrás, aumentando gradualmente la apertura del pecho y de tu corazón. Si lo sientes natural, mécete con suavidad. Realiza al menos cinco respiraciones. Puedes repetir hasta tres rondas.

Mejor momento para practicarla: Las mañanas y las tardes son ideales, ya que las flexiones de espalda son demasiado estimulantes para las noches.

Otros consejos: Sé paciente y no te presiones de más ni intentes flexionar demasiado antes de que tu columna esté lista. Mantén las piernas muy activas y fuertes y evita contraer los glúteos.

Nāvasana (postura del bote)

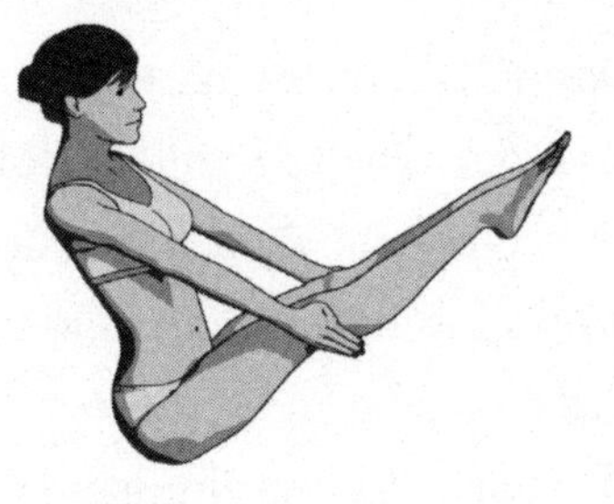

Beneficios: Esta postura para fortalecer tu centro estimula la digestión, así como la desintoxicación de los riñones. También tonifica las caderas y les da firmeza, así como a la parte media del cuerpo.

Descripción: Siéntate en el tapete, junta los pies y dobla las rodillas, también juntas. Sujeta la parte baja de los muslos o las rodillas. Inclínate un poco hacia atrás y, con fuerza, haz que tu centro trabaje. Mantén estirada la columna y, si lo sientes cómodo, deja los pies sobre el tapete, levanta los talones hasta la altura de las rodillas o estira despacio las piernas hasta que estén rectas a la altura de los hombros. Mantén la postura por entre 15 y 20 respiraciones.

Mejor momento para practicarla: Cualquier hora del día, aunque, tal como lo sugerimos para la práctica completa, esta postura en particular se debe realizar con el estómago vacío.

Otros consejos: Para aumentar los beneficios de desintoxicación, procura añadir la respiración *Bhastrika* (página 339) mientras permanezcas en esta postura.

Setu Bandha Sarvangasana (postura del puente)

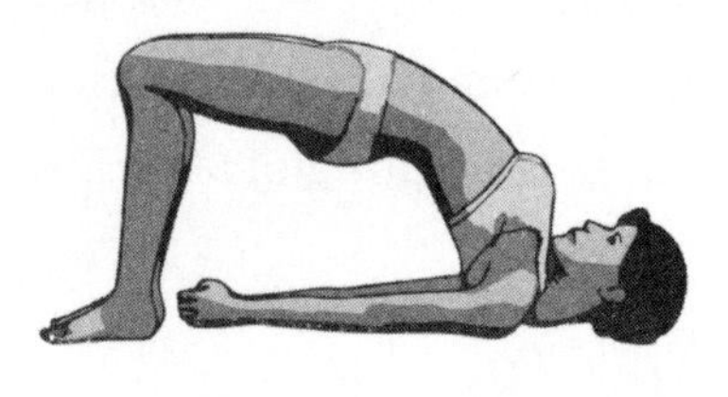

Beneficios: Esta muy efectiva *asana* es terapéutica y benéfica. Estimula la tiroides, balancea tu metabolismo, ayuda a la digestión y a los síntomas menstruales. Al mismo tiempo calma la mente y abre la columna, el pecho y el corazón, al revertir los movimientos de las flexiones hacia el frente, que la mayoría de nosotros realizamos durante todo el día al estar sentados frente a nuestras computadoras y teléfonos.

Descripción: Acostado en el piso, flexiona las rodillas y coloca los pies en el piso, apoyando la planta completa. Coloca los talones a la altura de las caderas y justo bajo las rodillas. Asegúrate de que los pies apunten al frente. Presiona las palmas contra el piso y poco a poco levanta las caderas y la espalda baja hasta una altura cómoda, idealmente al nivel de las rodillas, al tiempo que plantas los pies con fuerza en la tierra. Mantén la postura a lo largo de cinco respiraciones. Para bajar, regresa con suavidad las caderas hasta el tapete. Puedes repetir entre una y tres rondas.

Mejor momento para practicarla: Cualquier hora del día. Como es una flexión muy suave de espalda, tal vez no resulte tan estimulante para la noche como otras variaciones.

Otros consejos: Para aumentar los beneficios, intenta bajar el ritmo de tu respiración *Ujjayi* (página 338) aún más mientras permaneces en esta postura.

Paschimottanasana (postura de la pinza)

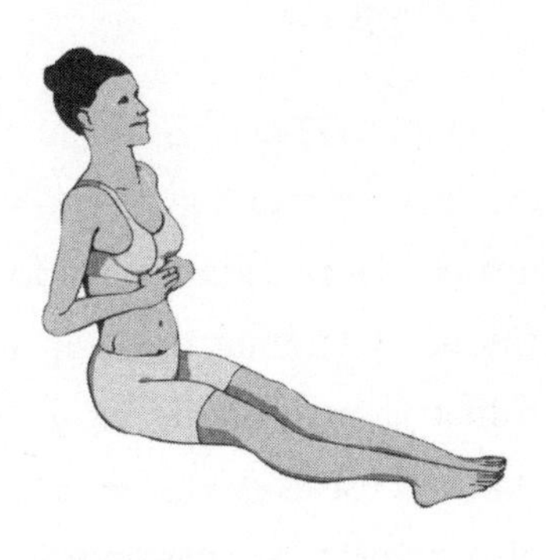

Beneficios: Además de dar masaje a los órganos internos y ayudar a la digestión, esta flexión hacia delante calma la ansiedad y tranquiliza el sistema nervioso. Es muy importante eliminar el estrés con regularidad para mantener la Belleza Radical.

Descripción: Empieza con las piernas frente a ti, con los tobillos flexionados y los dedos gordos del pie apuntando hacia arriba. Inhala y estira las manos hacia arriba, con los brazos a los lados de las orejas para estirar tu espina. Mientras exhalas, inclínate hacia delante moviendo las articulaciones de la cadera, a modo de estirarte lo más posible con los brazos hacia delante. Quizá no llegues muy cerca de las piernas, y está bien. ¡No te fuerces en absoluto! Lleva algo de tiempo abrir las corvas y otros músculos de las piernas. Para apoyarte, descansa en el tapete las manos, las puntas de los dedos y los antebrazos. También puedes sujetar el exterior de las pantorrillas.

Mejor momento para practicarla: Cualquier hora del día. Las posiciones con flexión hacia delante como ésta son muy buenas para cuando te sientas estresado o abrumado.

Otros consejos: Para una versión segura y cómoda, flexiona bastante las rodillas, hasta que el pecho toque los muslos, y luego empieza a mecer las caderas, procurando que el pecho y los muslos continúen en contacto, lo cual protegerá tu espalda baja. Haz una pausa en cuanto lo necesites, sin sobrepasarte jamás y siempre respirando. Para salir de la postura con suavidad, incorpórate de nuevo.

Janu Sirsasana (postura con la cabeza inclinada hacia las rodillas)

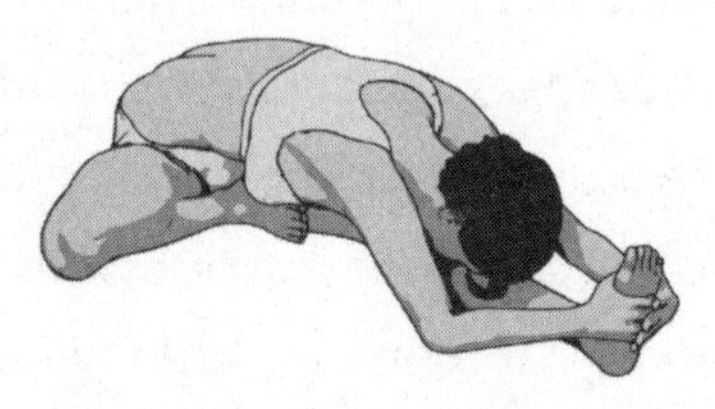

Beneficios: Es ideal para estirar y estimular los órganos internos, sobre todo el hígado, los riñones y los intestinos. Ayuda a calmar la mente y aliviar la ansiedad y el estrés.

Descripción: Siéntate en el piso con las piernas estiradas al frente. Inhala y dobla la rodilla izquierda hasta que el talón quede debajo de la ingle, presionando contra el interior del muslo derecho. Mantén la pierna derecha estirada y el pie derecho flexionado. Estira los brazos por encima de la cabeza, exhala y gira el torso ligeramente hacia la derecha, para alinear el ombligo con el dedo gordo del pie derecho. Comienza a estirar los brazos hacia delante, estirando la columna tanto como te sea posible y bajando despacio las manos hasta el tapete, hasta ambos lados de la pierna, para apoyarte. Con el tiempo lograrás sujetar los dos lados del pie derecho. Para salir de la postura, levanta el torso con suavidad. Estira la pierna izquierda y repite del otro lado.

Mejor momento para practicarla: En tu cama o cerca de ella al final de cualquier rutina de ejercicios o de yoga para aumentar la flexibilidad, reducir la rigidez y regresar al equilibrio.

Otros consejos: Si se te dificulta mucho lograr algo de adherencia, intenta envolver una toalla alrededor del pie flexionado y jala de ella hacia atrás, con suavidad y con ambas manos.

Halasana (postura del arado)

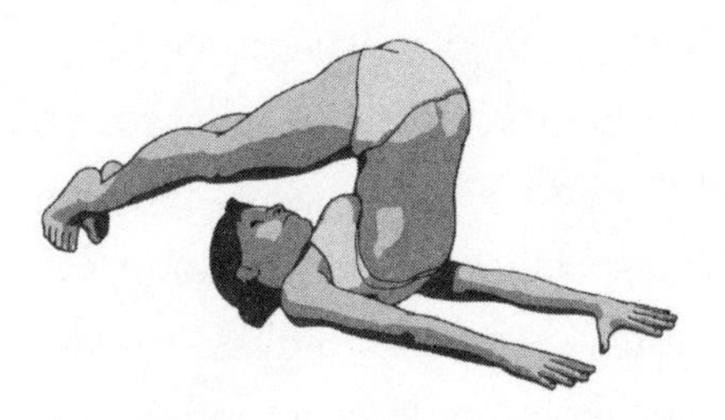

BENEFICIOS: Es excelente para aumentar la circulación y el flujo sanguíneo adecuados para lograr un resplandor íntegro y hermoso. Calma el sistema nervioso central y ayuda con el estrés y la ansiedad, promueve la digestión y remueve el moco y la congestión.

DESCRIPCIÓN: Acuéstate por completo en el tapete, con los brazos a los lados y las palmas hacia abajo. Mientras inhalas, usa los músculos abdominales para levantar los pies del piso y llevar las piernas por encima de la cabeza. Tus pies pueden o no tocar el piso detrás de ti. Dale apoyo a las caderas y la espalda con tus manos, con las palmas hacia arriba. Para evitar que el cuello se estreche demasiado, la parte alta de los hombros deberá empujar hacia abajo, hasta el tapete. Mantén la postura entre cinco y diez respiraciones o más. Para salir de ella, levántate hasta la *Nirālamba Sarvāṅgasana* (postura sobre los hombros, descrita a continuación) o ruédate de regreso al tapete con suavidad.

MEJOR MOMENTO PARA PRACTICARLA: Cualquier hora del día.

OTROS CONSEJOS: Asegúrate de que siempre la practiques sobre un tapete de yoga o una alfombra y nunca sobre un piso duro, donde tus hombros pueden encajarse.

Nirālamba Sarvāṅgasana (postura sobre los hombros)

Beneficios: El gran maestro de yoga B. K. S. Iyengar afirma en *Light on Yoga* que "los beneficios de la postura sobre los hombros no pueden exagerarse".[1] Al revertir el flujo de la sangre, se estimula el sistema circulatorio y se genera un resplandor hermoso en tu rostro, además de calmar el cerebro y aliviar el estrés. Estimula la tiroides mientras aumenta tu energía y el metabolismo, lo cual promueve la pérdida de peso.

Descripción: Acuéstate sobre la espalda y levanta las piernas hacia atrás con suavidad, hasta la *Halasana* (postura del arado, página 355), con las piernas sobre la cabeza. Dobla los codos y coloca las manos en la espalda con las palmas hacia arriba como apoyo. Mantén los omóplatos metidos debajo de la espalda. Luego, levanta las piernas hacia arriba, apuntando al techo. Apunta los dedos del pie para darle fuerza a las piernas y el abdomen. Una vez que hayas levantado las piernas, mantén la mirada hacia arriba y el cuello derecho. Elévate apoyada en los metatarsos. Mueve las caderas hacia el frente y los pies hacia atrás para enderezar el cuerpo y aprieta el abdomen para evitar una postura arqueada. Respira de manera profunda y pareja. Intenta mantenerte allí por al menos 30 segundos e incrementa hasta lograr hacerlo por algunos minutos. Para salir de la postura, regresa con cuidado los pies hasta la parte de atrás de tu cabeza, para volver a la *Halasana*.

Mejor momento para practicarla: Cualquier hora del día.

Otros consejos: Si con esta postura sientes incomodidad en los hombros, intenta plegar el tapete un par de veces o dobla una manta en forma de rectángulo para acomodarla bajo los omóplatos, de modo que la cabeza permanezca fuera del tapete o la manta, pero te permita una ligera elevación de los omóplatos.

PILAR 6

BELLEZA ESPIRITUAL

La belleza interior es uno de los tipos más preciados y también de los más misteriosos. Todos hemos escuchado acerca de "vivir en la luz" y "encontrar nuestra alma gemela", al grado de que estas frases han perdido su significado. Sin embargo, el espíritu y el alma son experiencias reales, y el amor de alguien que te respalda como un perfecto compañero en la vida no es sólo un sueño. El Pilar 6 lleva la Belleza Radical hasta su último peldaño: la luz del espíritu, donde la experiencia diaria validará tus más altos valores personales. Es necesario que alcances la belleza espiritual para expresar tu potencial más elevado de belleza.

Haz una pausa por un momento y pregúntate qué significa, en tu opinión, "vivir en la luz". Para una persona puede ser como levantarse a saludar el amanecer, en un sentido de frescura gozosa y renovación. Alguien más imaginará de inmediato el brillo de amor en los ojos de un niño: la luz es amor. No importa cómo lo definas: la luz es una fuente de belleza interior.

Debido a que la belleza es natural, también lo es la belleza espiritual. No hay razón alguna para sentir que la belleza espiritual sea algo raro. Nacemos para vivir en la luz. En la tradición espiritual hindú existe una hermosa expresión para esta verdad: "Para saber quién eres, imagina dos pájaros posados en un árbol. Un pájaro come la fruta del árbol, mientras que el compañero observa amorosamente: éste es tu verdadero yo, donde la belleza exterior e interior se enlazan por el amor".

El ser verdadero es otro elemento de la Belleza Radical, una belleza que trasciende las apariencias y nos llama desde un lugar profundamente personal y a la vez universal. Mientras experimentas la vida cotidiana —trabajando, amando, alcanzando aquello que deseas—, una parte escondida y silenciosa de ti no se involucra en la acción. Tan sólo observa. El aspecto silencioso del ser vive en la luz. Desde allí irradia la belleza espiritual.

Cómo encontrar tu camino personal hacia la belleza espiritual

Encontrar tu belleza espiritual no es una tarea difícil como escalar una montaña. Digamos que has tenido un día complicado en el trabajo y vas de vuelta a casa, manejando entre el tráfico congestionado. No hay nada placentero en esta situación. Te encuentras atrapado por la rutina diaria. De pronto cae un chubasco y unos minutos más tarde aparece un arcoíris maravilloso en el cielo. ¿Qué sucedió en tu interior? Casi cualquiera diría que sentiste un momento de placer, y mientras duró, fue abarcador. En un instante así no quieres distracciones, porque el hechizo de semejante belleza te cautivó.

En la Belleza Radical queremos que te sientas igual de cautivado por tu propio ser, el verdadero ser que está hecho de luz. Lo has visto de reojo mil veces en momentos en que viviste cualquiera de las siguientes experiencias:

- Te sentiste feliz y con paz interior.
- Te sentiste inspirada por la visión de algo hermoso.

- Te sentiste segura y protegida.
- Tu mente se calmó y aquietó.
- Te sentiste amada y adorable.
- Te sentiste conectada con un poder superior, ya sea que lo llames Dios o no.
- Te sentiste renovada y fresca.
- Deseaste conocer la verdad de la vida.
- Te diste cuenta de que perteneces.

Éstas no son experiencias raras: todo mundo las tiene. Nos hacen sentir, aunque sea por un instante, que la vida es bella. Y en esos momentos nuestro verdadero ser estaba asomándose. Como parte de la Belleza Radical, queremos que estos asomos se vuelvan duraderos y permanentes. De hecho, ésta es la manera más natural de vivir. En un día nublado no quisieras pensar: "Siempre debe estar gris: un día soleado es la excepción". Incluso en el más melancólico de los climas todos damos por hecho que el sol es una fuerza permanente, mientras que las nubes van y vienen. Lo mismo ocurre con el espíritu. No importa qué tan nublado se torne —debido a emociones negativas, distracciones, viejas heridas o situaciones dolorosas—, el ser verdadero es estable y siempre está presente.

Hay muchas razones por las que no podemos ver nuestra belleza interior, pero la más importante es que nunca nos enseñaron cómo hacerlo. Un arcoíris llama nuestra atención porque estamos entrenados desde la infancia a mirar con los ojos del cuerpo. Mirar con los ojos del alma es igual de fácil y natural, una vez que aprendes a hacerlo.

No hay nada nuevo aquí. Por miles de años la gente ha deseado profundamente tres cosas: amor, sanación y lucidez. En las tradiciones de sabiduría ancestral se ha acumulado una vasta reserva de conocimiento acerca del camino que conduce hacia estas cosas. El conocimiento más valioso puede establecerse en unas cuantas frases:

- El camino debe ser inspirador.
- Debe ir acorde con tu propia personalidad y tendencias.
- Debe estar exento de estrés y presión.

El desafío es convertir estos tres principios en un plan práctico. Es aquí donde las tradiciones de sabiduría ancestral exponen tres acercamientos principales. Se trata de una especie de mapas o planes estratégicos que han demostrado que funcionan una y otra vez. A medida que los describamos, detente y considera cuál aproximación te resulta más cercana en el ámbito personal:

EL CAMINO DEL AMOR Y LA DEVOCIÓN: Aquí el incentivo es la alegría. Al ver la belleza del mundo, buscarás más, y entre más encuentres, más dichoso te sentirás. Los momentos de amor empezarán a profundizarse. Estás invitado a contemplar la creación permeada de amor. Este camino es muy privado, pues tiene lugar, íntegramente, en tu corazón. Más adelante sientes que el amor puede ser incondicional y te encuentras a ti mismo ofreciendo devoción a la fuente de tan puro amor.

CUALIDADES DE ESTE CAMINO: Dicha, alegría, amor y belleza, deseo de dar y recibir amor, hambre por lo divino y la sensación de calidez sincera.

LA META: Vivir a la luz de la gracia divina.

EL CAMINO DE LA ACCIÓN Y EL SERVICIO: Aquí el incentivo es el crecimiento espiritual. Al haber tenido un vistazo de lo que es mejor para ti, deseas actuar desde tu mejor ser, siempre. Existe un fuerte deseo de satisfacer tu potencial interior. Esto se logra mediante la expansión de tu conciencia, pues entre más expandida te sientas, más completa estarás. Este camino es dinámico y sucede en el ajetreo del mundo real. Más a fondo, la acción más satisfactoria ya no es egoísta. Te sientes más satisfecha al servir a los otros. Entre más entregas de ti, más recibes. Esto te motiva a deshacerte de cualquier atadura, pues te das cuenta de que lo que siempre deseaste era libertad pura.

Cualidades de este camino: Evolución, crecimiento, potencial satisfecho, dar, servir, anhelo de libertad, renovación, sentimiento de expansión, deshacerse de la carga y adquirir libertad, al tiempo que se actúa en el mundo.

La meta: Liberación.

El camino del conocimiento y la verdad: Aquí el incentivo es la sed de comprensión. Has vislumbrado la realidad que se asoma a través del velo de la ilusión. El mundo físico no es suficiente para satisfacer tu necesidad de conocer la verdad. Ahondas en la escritura, la poesía y otros textos que hablan acerca de realidades más profundas. Este camino es mental. Cada día buscas un nuevo nivel de comprensión. La sabiduría te inspira. Más adelante la mente se da cuenta de que la sabiduría no puede hallarse en los libros ni a través de ningún sistema de pensamiento. La comprensión última se basa en la conciencia silenciosa, la cual, simplemente, sabe. Al confiar en esta mente silenciosa más que en los pensamientos fugaces que llenan la mente, descubres que la realidad es conciencia pura e ilimitada. Con este entendimiento, toda búsqueda cesa.

Cualidades de este camino: Búsqueda, ser genuino contigo mismo, sed de conocimiento, confianza en ti mismo, la motivación de la sabiduría, lecciones espirituales, inspiración a partir de lo que descubre la mente.

La meta: Conciencia ilimitada.

Los tres caminos son iguales y se han probado por siglos, donde sea que la gente haya deseado hallar algo más de la vida que lo que se presenta en la superficie. Una vez que encuentres el que se ajusta a tu personalidad, se volverá más fácil y de lo más natural que sigas uno de ellos. Cada camino implica una nueva forma de vida, pero es importante que sepas que si un estilo de vida implica estrés o presión, pronto volverás a tu antigua forma de vida.

Establecer el escenario

¿Te ves a ti mismo tomando alguno de los tres caminos? Cada uno despierta la Belleza Radical en su más profundo nivel, pero debes sentirte cómodo buscando el que te resulte mejor. Para algunas personas la elección es muy clara. Para otras hay un grado de incertidumbre. Pueden ser un poco ellas mismas en cada uno de los tres caminos, el camino del amor, de la acción y del conocimiento. Para ayudarte a elegir, observa con cuidado tu vida y la manera en que vives. Incluso antes de pensar en tomar un camino, el escenario ha quedado establecido para que des el primer paso.

Una manera de vivir que es naturalmente compatible con el amor y la devoción tiende hacia la comunidad y el compañerismo. Implica cuidar de los demás. La familia es primero. A un hogar amoroso se le considera el ideal. La calidez y las emociones sinceras llegan con naturalidad. Por lo regular existe una atracción hacia la iglesia o el templo. Los sentimientos de reverencia surgen de manera natural. Buscas comunión con la naturaleza, con la gente que amas y con la humanidad entera. Crees en el poder de la oración y has experimentado momentos de gracia. Tu personalidad es acaso tímida y la mantienes oculta, pero no es siempre así. En tus mejores momentos sientes gratitud y devoción por los regalos que llenan tu existencia.

Una manera de vivir que es naturalmente compatible con el crecimiento personal tiende a nuevas posibilidades. Es algo más que la vida ordinaria en acción, dominada por demandas externas y deberes. En este caso la chispa proviene del interior, por medio de la búsqueda constante e incansable. El descubrimiento y la curiosidad ocupan tu mente. Te gusta plantearte desafíos para saber de qué eres capaz. En lo espiritual, te sientes atraída por grupos que ofrecen una mejor manera de vivir y la satisfacción de tu potencial oculto. Tienes un fuerte sentido del deber, bien plantado en la seguridad en ti mismo. Mides tu valor personal no por medio de recompensas como dinero o posesiones, sino por qué tanto se expande tu interior. Eres impaciente con las demandas de tu ego, el cual sólo piensa en sí mismo y en el siguiente placer que experimentará. Tu búsqueda va más allá del ego, hacia estados más elevados de la conciencia. Te atrae ser lo mejor que puedas y ésta es una fuerte motivación espiritual. Aunque otros te perciban sólo en términos terrenales, los puedes sorprender al mostrarte desinteresada, generosa y deseosa de servir a los demás.

Una manera de vivir que es naturalmente compatible con el entendimiento es la que tiende hacia la verdad. Hay una constante necesidad de saber más. Valoras mucho vivir tu propia verdad, lo cual se asocia con la integridad y la honestidad. Confías en tu mente para guiarte hacia delante. No tienes tiempo para opiniones secundarias ni para la sabiduría convencional. Admiras a la gente con capacidad de introspección y que la transmite a los demás. Gracias a esa vena escéptica evitas seguir a nadie que no se haya ganado tu respeto por decir la verdad. En tu mente, distingues entre apariencia y realidad. Hay momentos en que la realidad te parece muy misteriosa. El mundo material no te narra la historia completa. Quieres ir más allá, trascender. La manera de hacer esto es principalmente yendo hacia lo más profundo de tu comprensión personal y la conciencia de ti mismo. En tus mejores momentos te sientes lo bastante segura como para abrir nuevas puertas que te lleven a lo desconocido.

El proceso de despertar: encontrar tu belleza en la luz

Una hermosa transformación se inicia cuando te das cuenta de que perteneces a la luz. Cuando la gente exitosa halla la forma de vivir en la luz, las experiencias en el camino resultan muy similares, porque hay ciertas etapas que aplican para casi todos.

- Etapa 1: Primeros signos del despertar.
- Etapa 2: Abrir la puerta.
- Etapa 3: Dedicarse al camino.
- Etapa 4: Vivir la existencia en paz.
- Etapa 5: El verdadero ser se convierte en el único ser.

La Belleza Radical es universal. Éstas son etapas de despertar experimentadas durante miles de años en diferentes culturas. Aunque los roles sociales han cambiado en forma radical y la sociedad se ha vuelto mucho más secular, descubrirás que tu camino personal repetirá el mismo sendero espiritual que se atravesó en los tiempos del Buda, Jesús, santa Teresa o cualquier persona que viva en la luz en la actualidad. Estudiemos esto más de cerca y veamos la manera en que estas cinco etapas se desarrollan.

ETAPA 1

PRIMEROS SIGNOS DEL DESPERTAR

Ser hermoso significa verte a ti mismo como tal, y para ello debes estar despierto. La luz de la conciencia existe para todos, y por eso es difícil imaginar una vida que no contenga momentos de despertar. Sin embargo, muchas otras cosas suceden durante un día cualquiera, y es común que no notemos las señales. Digamos que una mañana te levantas con una sensación de ligereza y facilidad a medida que inicias la jornada. La ligereza se queda contigo e incluso crece en lugar de desvanecerse. Acaso pienses: "Estoy teniendo un buen día". La gente te sonríe más de lo usual y las cosas que necesitas se concretan con mucha más facilidad: es como si todos los engranes estuvieran lubricados, con la mínima fricción. Te vas a la cama sintiéndote descansado y satisfecho. Pero cuando despiertas a la mañana siguiente todo ha vuelto a la normalidad. Encaras un día de obligaciones y demandas que se siente como cualquier otro. El recuerdo de tu muy buena jornada se desvanece con rapidez.

De hecho, lo que experimentaste fue un signo de despertar, y te dio una pista de la belleza interna que podría irradiar todo el tiempo. Ya mencionamos que, cuando estás detenido en algo hermoso fuera de ti, te comunicas con tu belleza interior. De la misma manera, cuando tu existencia se siente más ligera y fácil, tu belleza interior también se refleja. Avistas la verdad por lo que en realidad es, ya que la belleza y la verdad no pueden separarse. Son cualidades de conciencia pura, de ser puro.

En esta etapa, los términos como “conciencia pura” y “ser puro” difícilmente parecen relevantes, porque resultan demasiado ajenos a tu experiencia cotidiana. Aun así, la existencia de todos contiene destellos de belleza, amor, alegría y satisfacción que se registran en el ámbito emocional. El problema es que necesitamos hacer más en el ámbito mental.

Necesitamos reconocer que un signo de despertar ha aparecido.

Necesitamos darle significado a esta experiencia.

Necesitamos valorarlo y procurarlo.

Muchas personas se encuentran atoradas en la existencia del día tras día y aceptan como normal una vida en la que no hay expectativa de despertar. Los destellos de luz, por más llamativos que sean, no las conminan a una nueva manera de normalidad, que es mejor y más elevada. Pero si mentalmente te das cuenta de lo que te sucede y le otorgas significado, en lugar de decirte a ti mismo: “Estoy teniendo un buen día”, dirás: “Estoy siendo tocado por la luz”. Basta este simple cambio para reestructurar tu experiencia entera, al convertirla en una pista para alcanzar la conciencia elevada.

Por favor, revisa la lista de la página 358-359, donde se reúnen las señales más comunes del despertar: cada una es un momento en la luz. Continúa percibiendo momentos como éste y haz una pausa para interiorizarlos. Mira en tu interior y deléitate con lo que sucede en lugar de dejarlo pasar. Permite que cada imagen de belleza que observes —de aquellos a quienes amas, de niños jugando, de la gloria de la naturaleza— en verdad se instale en ti. Saborea el momento como un regalo precioso. Te estás aventurando hacia la experiencia de comunión con tu ser verdadero. Entre más lo hagas, más querrás perseguir estas hermosas experiencias de manera natural. Estás comenzando a despertar tu belleza espiritual.

ETAPA 2

ABRIR LA PUERTA

Una vez que pruebas la belleza, quieres más. En cierto punto, una vez que hayas notado el valor de los signos del despertar, sentirás el deseo de explorar lo que te sucede. Hay una sensación de curiosidad sobre lo que la vida puede ser si cambiara de maneras inesperadas. Tal vez te sientas inquieta e insatisfecha con el estado actual de las cosas en tu vida. Entonces es necesario tomar una decisión consciente para dejar entrar la luz. Una decisión mayúscula implica ser más amable y compasivo contigo mismo. Analicemos este cambio, el cual trae más luz mientras más la experimentes.

Cuando nos mostramos amables con los demás, les hacemos saber que son buenos y dignos de amor tal como son. La compasión hacia ti mismo te dice algo similar. Haz una pausa por un momento. ¿Te amas tal como eres? La manera en que la gente responde a esta pregunta revela mucho sobre ella, porque muy a menudo esperamos que alguien nos trate muy bien y con amabilidad, sin críticas ni reservas.

Si eres afortunado, esto ya te ha sucedido. Sin embargo, las tradiciones de sabiduría ancestral nos enseñan que el amor que recibes del exterior es un reflejo del que tienes dentro. El amor más perfecto proviene del ser verdadero, el cual siempre te ve en la luz. Cuando abres la puerta a la luz, estás pidiendo experimentar una nueva relación en tu interior. Justo en este momento es probable que experimentes amor y luz tan sólo como brotes, como si abrieran la puerta y la cerraran deprisa, y tal vez de esta forma experimentes momentos en los que te relaciones contigo como merecedor de amor. En otros momentos no lo vives así. Los reflejos negativos del exterior te mantienen imposibilitado para mirar tu belleza interior.

Lo ideal sería que todos fuéramos amados a la perfección desde la niñez. No obstante, la manera en que te sientes respecto a ti mismo casi siempre es el resultado de los mensajes mezclados que has escuchado a lo largo de tu vida. Cuando necesitabas amor, amabilidad y compasión, aprendiste que te los darían sólo bajo ciertas condiciones. Todos hemos recibido mensajes como los siguientes:

- Te amo siempre y cuando tú me ames.
- Te amo siempre y cuando seas bueno.
- Te amo siempre y cuando lo merezcas.
- Te amo, pero no me pidas demasiado o lo arruinarás.

Quizá recuerdes este tipo de mensajes mientras crecías o en tu relación presente: plantean condiciones en el amor que experimentas, y tales condiciones llegan a sentirse como algo normal. Pero si el amor siempre es limitado, también te limitarás en cuán bien te sientas. El viejo juego de las comparaciones se mantiene vivo porque sentimos que no hay suficiente amor ni belleza que alcancen y que, en comparación con nosotros, la gente recibe más de lo que le corresponde.

¿Puedes cambiar tu imagen interior de cuánto eres amado? Jamás te sentirás seguro en tu belleza hasta que la fusiones con el amor. El camino hacia el amor incondicional sólo pide que le abras la puerta. Nadie más puede abrirla por ti. No existe una fuente de amor incondicional afuera de ti mismo. Justo en este minuto tienes la habilidad de encontrar el lugar en tu interior donde el amor incondicional existe. Para mostrarte lo fácil que es, realiza el siguiente ejercicio:

Siéntate cómodo, tú solo, en un lugar tranquilo. Ahora, di para ti mismo: "Yo soy ______". Usa tu nombre para completar el espacio; por ejemplo: "Yo soy Sharon Thompson". Espera unos segundos y deja que este pensamiento se asiente. Ahora acórtalo: "Yo soy Sharon". Detente un momento para que el pensamiento se asiente. Ahora reduce la idea a: "Yo soy", luego a: "Yo", y permanece en silencio. La mayoría de las personas experimenta esta secuencia como una manera natural de encontrar el silencio interior. Es una experiencia placentera, que puede ser breve o durar algunos minutos. Esto no es importante. Lo fundamental es ver que tu identidad puede virar de: "Yo soy *X*" a, simplemente: "Yo soy", y después el silencio.

En este ejercicio no necesitas usar tu nombre. Cualquier *X* servirá, porque siempre que te dices a ti mismo: "Estoy enojado" o: "Estoy aburrido" o: "Estoy preparando la cena", estableces una condición de quién eres. Estas condiciones van y vienen todo el tiempo. Suben y se desploman, mientras que tu ser verdadero permanece constante. Por desgracia, hemos desarrollado el hábito de vivir con etiquetas y de pensar que éstas nos indican quiénes somos: "Soy *X*, de 36 años, multirracial, sin afiliaciones religiosas, abogada, con un esposo y dos hijos".

En el juego de etiquetar, todos querríamos pegarnos la de "hermoso". Sin embargo, una vez que lo haces, se presenta la inseguridad. La etiqueta podría desgastarse o caerse. Todas las etiquetas son temporales. Por lo tanto, comprende muy bien que la belleza no es eso, sino un estado del ser.

Todas las etiquetas con que nos identificamos sirven de distracción en cuanto a quiénes somos en realidad: hijos de la luz. Cuando dejes de distraerte pensando: "Yo soy *X*", encontrarás con facilidad el camino para ser tú mismo. No hay un gran secreto espiritual detrás de esto. El camino espiritual consiste en deshacerse de etiquetas, imágenes, viejos recuerdos, y dejar atrás los condicionantes que te impiden la simple experiencia de tu verdadero lugar en la luz.

No puedes convertir el amor condicional en incondicional, al igual que no podrías convertir el agua sucia en limpia. En cambio, debes ir al lugar interno donde seas tú mismo sin juicios ni comparaciones, donde te sientas bello, amado y adorable. Llegar a ese lugar no es difícil. Lo acabas de hacer con un sencillo ejercicio. Entonces, ¿por qué no sentiste la dicha, la alegría ni el éxtasis repentinos que en teoría aparecerían? Porque requiere que practiques para que te acostumbres al: "Yo soy" en lugar de: "Yo soy todas las etiquetas que me queden". La calidad de la dicha, la alegría y el éxtasis forma ya parte de ti. El término hindú para ese estado es *Ananda*, el cual no es un ideal lejano, sólo alcanzable por unos cuantos afortunados después de años de fe y devoción: es una cualidad de la conciencia misma, lo cual significa que la vives cuando experimentas el silencio en tu propia mente.

Aquí es donde entra la compasión por ti mismo. Una vez que sabes que puedes experimentar amor incondicional, dicha y alegría al acudir al lugar donde estas cosas son naturales, significa que no necesitas trabajar en tu propio ser, limitado y condicionado. No debes criticarlo para encontrar falta alguna. Por el contrario, trata a tu ser condicionado como un aliado en tu viaje interior. Después de todo, te ha permitido destellos de amor, dicha y alegría en tu vida. Te enfrentas a una elección simple: puedes ver a tu ser imperfecto y condicionado y decir: "Has causado todos mis problemas. Gracias a ti he sido herido y he sufrido. No estás a la altura de mis ideales. Estoy frustrado y exasperado a causa de ti".

Ésta es una actitud muy común. Puedes acusar y rechazar a tu ser limitado en forma directa, pero cada vez que pienses que no eres lo bastante bueno, bello, delgado y así sucesivamente, de hecho te estás rechazando a ti mismo.

El otro lado de la moneda consiste en mirar a tu ser limitado y decir: "Gracias por estar siempre aquí. Gracias a ti he experimentado la luz. He conocido el amor y la belleza. Únete a mí y confía en mí. Vamos a encontrar nuestro verdadero hogar en la luz". Así se inicia la compasión hacia ti mismo, al cambiar la acusación y el juicio por la aceptación y el optimismo.

Tras adoptar esta nueva actitud hacia ti mismo, querrás mantenerla. Hay diversas maneras de practicar la autocompasión cada día, y a continuación te presentamos varias:

Para ser amable contigo mismo, **HAZ** lo siguiente:

- Sonríele a tu reflejo en el espejo.
- Permite que otros te halaguen.
- Disfruta de la aprobación de los demás cuando se presente.
- Acepta tu apariencia personal y tu cuerpo, y no los juzgues.
- Valora quién eres y defiéndete a ti mismo.
- Conócete como si fueras un amigo.
- Relájate respecto a tus propias peculiaridades.
- Sé lo más natural posible, sin preocuparte por complacer o incomodar a los demás.
- Di siempre la verdad cuando sepas que debes hacerlo.

La lista de lo que puedes hacer se centra en relacionarte contigo mismo con una actitud exenta de juicio. También hay una lista de qué no hacer, y se trata de eliminar los juicios hacia ti porque, al final, toda falta de amor por ti mismo se basa en un juicio que hiciste de ti.

Para dejar de juzgarte a ti mismo, **NO HAGAS** lo siguiente:

- Ignora los halagos.
- Rechaza el reconocimiento de los demás.

- Subestímate a ti mismo, incluso con humor humillante.
- Ahonda en tus faltas como tema de conversación.
- Racionaliza todos los momentos en que alguien te lastime.
- Acepta la indiferencia de las personas que supuestamente te aman.
- Relaciónate con otros que tengan la autoestima baja y que esperen que la tengas igual.
- Aguanta en silencio el maltrato cuando sepas que deberías denunciarlo.

El reflejo de cómo te sientes respecto a ti mismo se encuentra en todo a tu alrededor. Incluso los reflejos negativos son increíblemente útiles si los tomas como guías para el cambio. ¿Las personas en tu vida te subestiman aun cuando no deberían? Más que intentar cambiarlas, asúmelo como un reflejo de cuánto te valoras a ti mismo: en este caso, no lo suficiente. Tal vez quieras escribir la siguiente lista, para revisar si algo de eso te sucede durante la próxima semana; contiene observaciones comunes en la vida de cualquier persona, tanto positivas como negativas.

Observaciones positivas

__ Alguien me apreció.
__ Me gustó la persona que vi en el espejo.
__ Recibí un cumplido sincero.
__ Me sentí orgulloso de algo que hice por mí mismo.
__ Sentí que pertenecía.
__ Alguien expresó su amor por mí de una manera significativa.
__ Me sentí digno de amor.
__ Me sentí muy amado.
__ La belleza de la vida que llevo me tocó.
__ Me sentí como una persona única: no hay nadie en el mundo como yo.

Observaciones negativas

__ Alguien me criticó de frente.

__ Me fruncí el ceño a mí mismo frente al espejo.

__ Me sentí culpable o avergonzado de algo que recordé y que sucedió hace mucho tiempo.

__ Me subestimé mientras hablaba con alguien.

__ Me sentí indeseado, ajeno.

__ Recibí algo que se sintió como palabras y gestos de amor vacíos.

__ Me sentí poco digno de amor.

__ Me quedé escuchando la letanía de quejas de alguien más.

__ Algo sinsentido acerca de mi vida me tocó.

__ Me sentí aburrido de mi existencia y de la gente que veo a diario.

Hay quienes se niegan a revisar estas listas porque temen lo que hallarán. O acaso piensen que notar las observaciones negativas es una señal de baja autoestima. No es así. Al mirar a tu alrededor y ser sincero contigo, estás dando pasos gigantescos hacia la compasión por ti mismo. Ser amable con tu persona requiere que decidas optar por el cambio. El juicio hacia ti mismo evita que ames quién eres en este momento. Cada paso que des, alejándote de las observaciones negativas, es un paso hacia el amor incondicional.

La Belleza Radical te pide que exhortes a tu valentía interior. Para algunos, abrir la puerta es más difícil que para otros. Continúan sintiendo el jalón de la ansiedad o la amenaza, y su mente se resiste a la posibilidad del cambio. Los siguientes pensamientos son comunes cuando te encuentras en un estado mental de resistencia:

- Estoy bien donde estoy. ¿Para qué hacer olas?
- Si cambio, mis amigos y mi familia no me aceptarán.

- Quizá mis experiencias ni siquiera sean reales: me estoy engañando a mí mismo.
- No soy el tipo de persona que cambia: ésas son sólo ilusiones.
- No quiero llamar la atención entre la multitud: la sociedad me verá como anormal.

Pensamientos así surgen en todos nosotros, porque todos tenemos un ser social. Tu ser social es de donde provienen los juicios, y si no te miras a ti mismo bello, tal es el motivo. Este ser ha aprendido a arreglárselas, a menudo por medio de un doloroso ensayo de prueba y error. Encajar no es sencillo, y en la vida hay guardianes de las reglas que siempre estarán prestos a notar cuando alguien ose romperlas. Nos referimos a las reglas de comportamiento, que nos han sido incrustadas desde la infancia. Así que ¿cómo ignorar estas voces de advertencia en tu cabeza? No podrás abrir la puerta a tu ser verdadero hasta que esto suceda.

Intentar tranquilizarte diciéndote que todo saldrá bien no es una táctica efectiva. Tu ser social tiene raíces profundas: está habituado a guiarte a través de cada encuentro cotidiano, monitoreando en forma constante si tu comportamiento es seguro y aceptable. (Por el momento dejamos a un lado al pequeño grupo de desadaptados, artistas, rebeldes, sabios y santos cuyo comportamiento transgrede las normas sociales. Este tipo de gente a menudo lleva vidas extraordinarias, pero también tiende a pagar precios muy altos por ello.)

Necesitas reconocer que tienes la influencia de años de condicionamiento y, por lo tanto, para escapar de él es necesario sustituir con creencias nuevas y positivas las advertencias que intentan evitar que abras la puerta. Aquí hay algunos ejemplos:

ADVERTENCIA: Estoy bien donde estoy. ¿Para qué hacer olas?

PENSAMIENTO NUEVO: Puedo mantener lo que está bien en mi vida. Los cambios que quiero vendrán por añadidura.

Advertencia: Si cambio, mis amigos y mi familia no me aceptarán.

Pensamiento nuevo: Si traigo más luz a mi vida, al mismo tiempo la traeré a mis amigos y familiares. Ellos le darán la bienvenida al cambio.

Advertencia: Quizá mis experiencias ni siquiera sean reales: me estoy engañando a mí mismo.

Pensamiento nuevo: No puedo negar que mis experiencias me hacen sentir bien. Eso es lo bastante real como para que confíe en ellas.

Advertencia: No soy el tipo de persona que cambia: ésas son sólo ilusiones.

Pensamiento nuevo: Hay una parte de mí que no puede esperar para empezar este nuevo estilo de vida. Debo darle una oportunidad. La única razón que necesito para hacerlo es que esto es lo que quiero.

Advertencia: No quiero llamar la atención entre la multitud: la sociedad me verá como anormal.

Pensamiento nuevo: Nadie más necesita saber lo que sucede en mi interior. Esto es algo sólo para mí: algo enteramente mío.

Estos nuevos pensamientos no sólo son un consuelo. Te ponen en contacto con tu verdadero yo y, de hecho, eso es lo que significa abrir la puerta. La Belleza Radical se trata de verte a ti mismo en la luz, que es donde se originan todos los pensamientos positivos. El espíritu nunca ha olvidado lo bello que eres y siempre has sido.

ETAPA 3

DEDICARSE AL CAMINO

Ahora que abriste la puerta, el amor y la belleza surgirán. Los encontrarás en los lugares más inesperados. A estas alturas es natural que desees un cambio total en tu vida, nada menos que una transformación. Conforme la Belleza Radical se despliegue, te prometemos que ésta será posible, ya que la manera más natural de vivir es desde el nivel del ser verdadero. Coloca la belleza, la gracia y el amor juntos en un mismo lugar, como una forma de vida normal. El camino está frente a ti. ¿Qué sigue? Te dedicas a alcanzar tu meta. Ésta es una dedicación que renuevas cada día. Pero, como todos sabemos, es fácil que el día se escurra entre los dedos, pues nuestro tiempo está consagrado al trabajo, la familia, los mandados, así como las tareas y demandas inesperadas que se comen el tiempo.

Por fortuna, no necesitas dejar de un lado tu vida diaria para dedicarte a lo espiritual, aunque sí te recomendamos un cambio importante, que consiste en meditar dos veces al día entre 10 y 15 minutos —o más—. Quizá ya tengas una opinión sobre la meditación. Se ha vuelto tan popular que pocas personas la consideran una práctica exótica o ajena. La imagen que ahora nos viene a la mente es la de una mujer joven y vibrante, sentada en posición de loto en medio de una clase de yoga, y no la de un gurú hindú de barba blanca en una cueva.

La sociedad ha promovido la meditación como un hábito saludable, y de hecho existe mucha evidencia de que la meditación es buena para el cuerpo entero, sobre todo porque disminuye el riesgo de enfermedades coronarias y contrarresta los efectos dañinos del estrés. Si tuviste un día pesado y quieres relajarte con una pacífica sesión de meditación, te invitamos a que lo hagas. Sin embargo, en lo que se refiere a la transformación y a alcanzar tu más alto potencial de belleza espiritual, la meditación es mucho más que todo lo anterior.

Aunque sea breve, tu tiempo de meditación te llevará hasta el silencioso centro de tu ser; es allí donde encontrarás la verdad de tu propia belleza y donde se abrirá la puerta del amor incondicional.

Cómo meditar: Técnica 1

Ésta es una meditación simple, basada en la respiración, que puedes realizar en cualquier parte. Es mejor elegir un lugar tranquilo, con iluminación tenue y donde estés solo. Siéntate por un momento con los ojos cerrados para tranquilizarte. Ahora, dirige la atención a tu nariz: siente el suave flujo del aire a medida que entra y sale.

No intentes alterar la respiración ni mantener un ritmo: simplemente haz conciencia de tu respiración normal. Si tu atención se desvía, enfócala de nuevo en tu respiración de una manera suave y fácil. No te preocupes si te sientes adormilado o si incluso dormitas un poco: son signos de que tu cuerpo necesita descansar y descargar el estrés.

Continúa entre 10 y 15 minutos. Luego permanece sentada por un momento con los ojos cerrados, antes de volver a tus actividades regulares. No te apresures a levantarte de la silla ni te saltes este momento para regresar a tu estado normal de conciencia. Es deseable que dejes que tu mente permanezca en ese estado meditativo, y vale mucho la pena cultivarlo mientras continúas tu práctica en las semanas y los meses venideros.

Cómo meditar: Técnica 2

Un segundo tipo de meditación utiliza un mantra, una palabra seleccionada por su cualidad vibratoria para tranquilizar la mente. Los mantras se remontan a miles de años y hay investigaciones impresionantes que afirman que conducen a un estado más profundo de meditación. Un mantra sencillo y adecuado para todo mundo es *So Hum*. Medita con él de la siguiente manera:

Al igual que con tus meditaciones de respiración, intenta encontrar un lugar silencioso, iluminado tenuemente y donde estés solo. Siéntate un momento con los ojos cerrados para relajarte. Ahora, con calma, piensa en el mantra *So Hum*. Piensa en estas sílabas con tanta facilidad como con otros pensamientos. Repítelo una segunda vez y luego una tercera: *So Hum, So Hum*.

Repite el mantra entre 10 y 15 minutos, pero no intentes establecer un ritmo regular. En este estilo de meditación no se trata de cantar mentalmente el mantra con un ritmo regular. Más bien piensa en *So Hum* cuando sea natural y sencillo. Si tu atención se distrae, regresa con facilidad a tu mantra. Que no te importe si te adormilas o dormitas un poco. No te preocupes si olvidas decir el mantra por un buen rato.

El objetivo es permitir que la vibración de *So Hum* se instale en tu conciencia con tanta naturalidad como sea posible. No necesitas manipularlo ni controlarlo de ninguna manera. Después de entre 10 y 15 minutos, siéntate un momento antes de volver a tu rutina cotidiana. Hacer esta transición con suavidad te ayudará a permanecer en estado meditativo.

La meditación despeja el camino y facilita la renovación y el cambio. Tu conciencia se torna brillante y más alerta: los obstáculos mentales y emocionales se disuelven. Por lo tanto, no hay nada más efectivo que adoptar un programa regular de meditación. Al mismo tiempo, existe otra dimensión a considerar. Mientras despejas el camino, ciertos potenciales empezarán a despertar dentro de ti. Intuirás que podría haber más amor, belleza, creatividad y satisfacción en tu vida. Mucha gente ha llegado a esta etapa en su búsqueda, pero luego encuentra un problema y se queda en ese lugar al que la meditación la ha conducido.

Éste es un buen lugar para depositar un miedo común. Algunas personas temen que, si empiezan a meditar, removerán pensamientos, sentimientos y recuerdos ocultos, los cuales prefieren no encarar. Al entrar más profundo en tu mente, ¿no estás removiendo esos demonios que todos tenemos? En realidad, la meditación posee un valor neutral. No está conformada por valores como "bueno" o "malo", "positivo" o "negativo". Lo que sucede es que alcanzas un nivel de conciencia más profundo. Nada te acechará desde la oscuridad. La experiencia principal es el alivio del estrés, acompañado de capas de fatiga que se diluyen. El estrés puede generar imágenes de las razones por las que te sentías estresado en primer lugar. Sin embargo, todo lo que debes hacer cuando esto suceda es abrir los ojos y respirar hondo. Al tratarse de imágenes mentales, los pensamientos y las situaciones negativas pasan. Si en verdad quieres hurgar en los compartimentos secretos de tu mente —algunas personas quieren hacerlo, ya que son espiritualmente aventureras—, debes tomar la decisión en forma consciente. Si prefieres que tu meditación sea sencilla y ligera, también cuentas con esa opción. La mente ofrece lo que se le pide.

El hallazgo de tu belleza interior debería ser algo duradero, y así será. El estrés es la causa principal que provoca que se desvanezca la experiencia profunda de la meditación. Cuando te sientas a solas a meditar, el mundo exterior se queda atrás por algunos minutos, pero, cuando regresas a él, sus demandas no se pueden evadir. Tales demandas crean un flujo constante de estrés, como sabemos bien. Los efectos destructivos del estrés se han estudiado durante casi medio siglo. Cuando alguien se encuentra en una situación estresante, el cerebro y el cuerpo responden al generar hormonas de estrés, como el cortisol y la adrenalina. Éstas son herramientas naturales muy efectivas que inducen al cuerpo de golpe a un estado óptimo de lucha o huida.

Los efectos dañinos del estrés crónico

La Belleza Radical implica recuperar el equilibrio y restaurar el estado natural de la mente y el cuerpo. La belleza es un estado de sanación. El estrés es enemigo de la sanación. No fuimos diseñados para permanecer estresados durante largos periodos. Se supone que la situación de luchar o huir debe durar unos cuantos minutos, pero las actividades de estrés crónico de bajo impacto activan estas hormonas con gran frecuencia y su efecto dura demasiado. Lo que debería ser una reacción temporal se ha convertido en rutina. El resultado es un desequilibrio bioquímico al que al cerebro y al cuerpo se les dificulta ajustarse. No es posible sostener un estado meditativo y uno de estrés al mismo tiempo: no pueden mezclarse. Por "estado meditativo" nos referimos al estado de conciencia relajada, en el cual te sientes calmado y centrado, y a la vez muy despierto. El estrés crónico de bajo impacto impone un estado del cuerpo y la mente muy distinto. Los siguientes síntomas son muy comunes en la vida moderna, incluso entre personas que creen que se han adaptado bien al estrés cotidiano —de hecho, hay personas de alto rendimiento que presumen de prosperar en medio del estrés.

¿Te está afectando el estrés crónico?

Algunos signos típicos del estrés de bajo impacto

- Te sientes irritable e irascible.
- Tus músculos se sienten apretados, sobre todo en la espalda y el cuello.
- Tu estómago es un nudo.
- Oscilas entre sentirte muy alerta y atontado.
- Pierdes energía con rapidez durante el día.
- Te resulta difícil enfocarte y mantener la concentración.
- Tu eficiencia en el trabajo está en declive.
- Cuando te vas a la cama, tu mente no para de dar vueltas y se te dificulta conciliar el sueño.
- Duermes poco y sin descanso.
- Te levantas cansado.
- Tu impulso sexual decrece.
- Te sientes ligeramente ansioso sin razón.
- Te vuelves letárgico y deprimido.
- Se te dificulta expresar entusiasmo y optimismo.
- Sientes dolores y malestares inexplicables.
- Tienes dificultades digestivas o dolor intestinal.
- Sufres resfriados y gripas más a menudo de lo normal.

Como ves, se trata de una lista extensa. Millones de personas ignoran el estrés porque se encuentran dispuestas a soportar un estado menos que ideal, hasta que llegan a un punto en que la falta de sueño, la energía decreciente, la ansiedad permanente y la atención adormecida se normalizan. Cuando se ignora esta situación, se daña más a la belleza natural que con cualquier otra cosa. Si alguien ve arrugas, palidez, piel colgada, ojos apagados y otros signos de envejecimiento prematuro en el espejo, estará leyendo la historia de cómo ha manejado el estrés en el pasado. Nada de lo que causa el estrés crónico es normal, y mientras tu cuerpo esté sujeto al desequilibrio químico provocado por el estrés, te hallarás fuera de balance.

¿Por qué crear algo tan valioso como el estado meditativo sólo para permitir que se interrumpa a causa de nuestras experiencias cotidianas? Nuestra meta es evitar eso. La vida de nadie está exenta de estrés. Al mismo tiempo, la vida de todos cuenta con áreas en las que el estrés podría reducirse. Para simplificar el problema, en cualquier momento estás haciendo alguna de las siguientes cosas:

- Generando estrés.
- Reaccionando al estrés provocado por fuerzas externas.
- Sanando tu estrés o el estrés a tu alrededor.

Queremos ayudarte a superar las primeras dos situaciones para que te conviertas en alguien nuevo: un sanador de estrés. De esta manera serás capaz de mantener la conciencia relajada, que es el cimiento verdadero del equilibrio mente-cuerpo.

El mayor paso que puedes dar es rechazar el papel de víctima.

La gente hace chistes como: "Las canas son hereditarias. Tus hijos te las sacan". Se quejan del estrés y la presión de la vida moderna. Es como si fuera contaminación ambiental, como si existiera a nuestro alrededor y no hubiera mucho que hacer al respecto. Pero sí podemos hacer mucho, en cuanto escapemos del papel de víctimas. Ya mencionamos el estrés de pasada, pero no en términos de lograr un control real y duradero sobre él. Al entender cómo se genera, empezarás a disminuir los niveles de estrés donde te encuentres: en el trabajo, en situaciones familiares, en las crisis y los desafíos diarios.

Es cierto, pero a menudo ignorado, que cada uno de nosotros es el creador del estrés que sufre. El estrés es viral. Una vez que alguien lo crea, los resultados estresantes se extienden hasta los demás. El ejemplo más infame es gritar: "¡Fuego!" en un teatro abarrotado. Esparcir el pánico en medio de una multitud parecería un ejemplo extremo, aunque de una manera más pequeña y menos notoria cualquiera de nosotros puede contribuir al virus del estrés. Aquí hay algunos ejemplos de cómo sucede. Como para casi todos una de las principales áreas de estrés es el trabajo, empecemos por ahí:

Cómo se viraliza el estrés en el trabajo

Condiciones comunes que generan estrés innecesario

- Alguien es demandante, crítico y perfeccionista.
- La persona a cargo da órdenes erráticas, propensas a cambios impredecibles.
- Los empleados se faltan al respeto entre sí.
- Existe un ambiente poco digno de trabajo (por ejemplo, se permiten las groserías, el chisme y las observaciones sexuales).
- Los asuntos personales son ventilados en el trabajo y se convierten en asunto de todos.
- Los empleados son criticados en público.
- Las personas con autoridad no son confiables.
- Hay una presión constante para cumplir con fechas límite.
- No se aprecia la lealtad.
- Perder el trabajo es una amenaza constante.
- No se valoran la experiencia ni el conocimiento de un empleado.
- Las reglas del trabajo son rígidas y se deja poco espacio para la creatividad y las sugerencias personales.

Al repasar la lista, considera tres opciones con las que te enfrentes cada día.

- ¿Estás generando estrés?
- ¿Estás reaccionando al estrés del exterior?
- ¿Estás ayudando a reducir y sanar el estrés?

Quizá algunos de los comportamientos estresantes de la lista te parezcan muy ordinarios. En general eso es un signo de negación. Cada uno de estos comportamientos ejerce presión sobre ti o alguien más, y con la presión el sistema mente-cuerpo reacciona estresándose. Los expertos en estrés a menudo hablan de que es muy antiguo, pues sus disparadores están en la base del cráneo, en la sección más antigua del cerebro, conocida como el cerebro reptiliano, el cual no piensa mucho sobre qué provoca la sensación de amenaza. El ejemplo frecuente es el de una persona atorada en el tráfico de regreso a casa. La frustración ante la situación causa la secreción de las mismas hormonas de lucha o huida que nuestros ancestros experimentaban cuando se acercaba un tigre dientes de sable. El cerebro inferior no registra la diferencia, y eso significa que nuestra respuesta es primitiva y química, no inteligente y racional.

Por lo tanto, incluso cuando piensas que estás haciendo algo inofensivo y necesario, como criticar a otra persona por un pobre desempeño, el cerebro inferior no registra nada razonable: sólo se siente amenazado. Lo mismo sucede fuera del trabajo, en la manera como nos comportamos con nuestra familia y amigos. Se suele decir que la vida moderna es estresante porque estamos expuestos a mucho ruido, velocidad y tareas complejas, en comparación con la generación de nuestros abuelos. Sin duda son factores estresantes, aunque lo peor del estrés es psicológico. Caemos en el hábito negligente de presionar a los demás sin darnos cuenta.

Estrés psicológico: todo está en la familia

Los hábitos estresantes de la vida cotidiana incluyen lo siguiente

- Molestar constantemente, humillar a los demás, abusar de los débiles
- Culpar a los otros
- Insistir en las faltas y errores de los demás
- No escuchar
- No permitir que cada quien tenga su opinión
- Ser irrespetuoso
- Abusar verbal y emocionalmente
- Recurrir a la violencia física
- No responsabilizarte de las acciones
- Presionar a los niños para que tengan un desempeño específico
- Hacer que las personas de la tercera edad se sientan viejas, inútiles y rechazadas
- Crear una atmósfera de resentimiento y quejas
- Llenar el ambiente con discusiones constantes
- Discutir una y otra vez viejos agravios
- Imponer reglas rígidas
- Hacer sentir a alguien inferior e indeseable
- Ser una figura de autoridad severa, o vivir a la sombra de alguna
- Crear una atmósfera de represión emocional, donde los sentimientos genuinos no se puedan expresar
- Un comportamiento poco amoroso en general

Al igual que antes, cuando repases esta lista, necesitas preguntarte:

- ¿Estás generando estrés?
- ¿Estás reaccionando al estrés del exterior?
- ¿Estás ayudando a reducir y sanar el estrés?

Millones de personas dirán que tienen una familia amorosa, aunque en realidad el comportamiento estresante exista bajo su techo. Es fácil olvidar que la familia debe ser un lugar lo más libre de estrés posible. No es donde desechas tus asuntos: las quejas, la negatividad, la ira y la frustración acumulados durante el día.

Da tristeza decirlo, pero mucha gente que sinceramente cree estar en un camino espiritual permanece ajena al comportamiento estresante que exhibe o propicia en los demás. Le falta conciencia de sí misma, que es de lo que se trata el camino espiritual.

Una vez que comprendas la manera en que el estrés de bajo impacto te afecta a ti y a las personas que te rodean, querrás romper el ciclo. No necesitas adoptar el papel de víctima; tampoco el opuesto, de abusadora o agresora. El ciclo de comportamiento estresante afecta a todos por igual. En última instancia, tu meta es encontrar el amor, la belleza y la verdad interior, dejándolos alumbrar todo a tu alrededor. El estrés es incompatible con este objetivo, sin dejar de lado todo el daño que genera.

Cómo ser una sanadora de estrés

Si el estrés puede ser viral, también la belleza. La Belleza Radical implica irradiar tu belleza para que aliente a aquellos a tu alrededor. Ésta es una forma de sanación espiritual. "Estrés" y "espiritual" no son dos palabras que veas juntas a menudo: una parece demasiado mundana, mientras que la otra no lo es. Sin embargo, las palabras "sanación", "integridad" y "sagrado" tienen la misma raíz etimológica. Cuando sanas el daño creado por el estrés, encuentras tu integridad y tu santidad.

Para convertirte en un sanador de estrés, primero deja de presionar a los demás, y a ti mismo, a un nivel psicológico. Para la mayoría no es sencillo pensar psicológicamente. Volvamos de nuevo al lugar de trabajo. Si te enseñaron que una actitud de pocos amigos, las tácticas confrontadoras y la presión constante son buenas para la productividad, los estudios en los entornos de trabajo no lo apoyan. Los mejores entornos profesionales le dan a los empleados un espacio personal, estimulan la creatividad y permiten horarios flexibles, asignando tareas de acuerdo con las fortalezas únicas de cada quien, y generan una atmósfera de respeto general. Esto es psicología básica puesta en práctica.

Si no apuestas mucho por la psicología, mira alrededor. Si eres el foco o la causa de estrés de otras personas, lo siguiente será evidente en cierta medida: la gente no se ve feliz a tu alrededor ni trabajando contigo. Evitan mirarte directo a los ojos. Parecen nerviosos en tu presencia. La atmósfera se vuelve tensa y silenciosa cuando entras a un cuarto y repartes órdenes. Hay una resistencia silenciosa para entregarte aquello que solicitas: tienes que pedirlo una segunda vez, e incluso así hay retrasos. Tus subalternos dan excusas o perdieron la motivación para desempeñarse.

Una buena llamada de atención es mirar de manera similar lo que sucede en la familia. En lugar del espacio de trabajo, sustitúyelo por tu hogar. En lugar de los empleados, sustitúyelos con el esposo o los hijos. Quizá te sorprenda lo viral que es el estrés a tu alrededor. La sociedad nos manda mensajes sobre adolescentes rebeldes que no hacen lo que se les pide, que actúan de maneras incómodas frente a los adultos, flojean en la escuela y exhiben una actitud resentida y taciturna. Estos comportamientos son estereotipos, aunque no por ello son normales. Hay signos de estrés. No decimos que los adolescentes no enfrenten desafíos especiales, porque ciertamente los tienen. El punto es que, si a esos retos se les añade una presión estresante en casa, resulta tan dañina como las presiones que aplicamos en el trabajo.

Por lo general es inútil acercarse a alguien y decir: "Lo siento, pero tu comportamiento me está estresando". Sólo obtendrás una respuesta defensiva que te alejará. Por el contrario, debes enfocarte en ti.

Al revertir tu propio comportamiento estresante, te convertirás en un sanador de estrés y terminarás con el ciclo de una vez por todas. De hecho, éste es un enfoque poderoso que induce a otros individuos que han provocado estrés a cambiar justo frente a tus ojos. Lo hemos visto funcionar con todo tipo de personas difíciles, tanto en casa como en la oficina.

Doce maneras en que puedes sanar el estrés
Comportamientos que reducen la presión en ti y en los demás

1. Deja de ser demandante, crítico y perfeccionista.
2. Sé más consistente y menos variable en lo que pides a los demás.
3. Nunca muestres falta de respeto a otras personas.
4. Mantén un ambiente digno (por ejemplo, no permitas que se digan groserías, chismes ni señalamientos sexuales).
5. Dale a las personas su propio espacio.
6. Hazte cargo de tu propio estrés antes de transmitirlo a quienes dependen de ti.
7. No tengas favoritos si esto excluye o minimiza a los demás.
8. Nunca critiques a alguien en público ni a la hora de sentarse a comer.
9. Interésate de manera personal en los demás, y ofrece con generosidad aprecio y elogios.
10. Sé leal: demuestra que puedes ser confiable.

11. Cuando alguien más esté hablando, pon atención y mantente pendiente por si necesita algo.
12. Pide sugerencias a los demás y demuéstrales así que valoras su experiencia y conocimiento.

Piensa en todo esto en términos de dejar que la belleza interior se vuelva viral. Con cambios pequeños de comportamiento, junto con la conciencia de ti mismo, te sorprenderás al darte cuenta de que te conviertes en un faro de luz. Esto es testimonio de tu nueva realidad: te has dedicado sinceramente a este camino. La zanja entre tu ser social y tu ser verdadero se reduce cada vez más, y la belleza de tu ser verdadero se hace realidad.

ETAPA 4

VIVIR LA EXISTENCIA EN PAZ

Toda persona conoce la sensación de no ser suficiente. Se nos pide tanto hoy en día —y nos exigimos tanto a nosotros mismos— que la inseguridad es sólo el principio. Hay una batalla constante contra los sentimientos de ansiedad y depresión. Existen dudas en cuanto a la manera en que este conjunto de valores —ser exitoso y altamente competitivo— pueden ser en realidad compatibles con otro conjunto de valores: ser amado, apreciado y honrado. La pregunta irritante de: "¿Puedo tenerlo todo?" ronda a diario las mentes de millones de personas.

La respuesta a: "¿Puedo tenerlo todo?" no es fácil de encontrar en nuestra sociedad, pero sentimos que hay una que se ha subestimado. Puedes tenerlo todo cuando te des cuenta de que tú eres todo. No hay nada que puedas comprar en ninguna tienda que llene por completo un sentimiento de carencia. Sin embargo, cuando encuentras tu satisfacción interior, tenerlo todo queda reemplazado por una satisfacción interior contigo mismo, y entonces ya nada te falta. Digamos que ésta es la respuesta correcta. ¿Cómo alcanzas tal estado de satisfacción interior? Al darte cuenta de tu belleza espiritual. ¿Y cómo lo logras? Siguiendo las instrucciones más poderosas del camino espiritual:

- Entregarte
- Soltar
- Aceptar
- Ser

Estas instrucciones no son fáciles de seguir. Todos sentimos el deseo poderoso de hacer algo. No nos gusta soportar lo malo en nuestras vidas. La sociedad fomenta la imagen de la persona competitiva y de acción, en constante movimiento. Así, no es de sorprender que hayamos perdido la habilidad y la sabiduría de simplemente dejar ir. Equiparamos la soltura con no hacer nada. En un nivel más profundo, cada una de estas palabras implica una acción escondida que va más allá de la superficie:

- *Entregarte* significa que no lucharás más.
- *Soltar* significa que no te aferrarás ni te frustrarás.
- *Aceptar* significa que puedes apreciar y estar agradecido por las cosas en tu vida.
- *Ser* significa que confías en un poder más allá de tu propio ego y entendimiento limitado.

Cuando comprendes el significado de estas palabras en términos espirituales, te das cuenta de que una vida mucho mejor puede ser tuya una vez que te entregues, sueltes, aceptes y simplemente seas. Hemos resumido esto en una única frase: "Vivir la existencia en paz". En cada tradición espiritual, la importancia está puesta en entregarse a Dios, pero ésa parece ser una idea que no aplica en los tiempos modernos. En el pasado, cuando nuestros ancestros se preocupaban cada día por conseguir para comer, era un desastre si las cosechas no bastaban o si las presas de la cacería eran escasas. Confiar en que Dios proveyera era la única manera en que uno podía conectarse con las fuerzas externas de la naturaleza. Hoy en día, casi todo el trabajo se realiza en oficinas o corporaciones; allí es donde la gente siente que tiene mucho mayor control sobre lo que sucede. Hay poca o ninguna necesidad de confiar en un poder más elevado, excepto en emergencias médicas imprevistas y en tiempos de crisis. Incluso entonces mucha gente deposita su confianza en instituciones humanas, como los encargados de aplicar la ley.

Así que pedirte que deposites tu confianza en tu propia existencia es demasiado. De hecho, como estrategia de vida, esto puede sonar algo extraño. Considera las siguientes posibilidades:

- ¿Y si la vida existiera para fluir y darte satisfacción como consecuencia natural?
- ¿Y si estuvieras conectada a una fuente más profunda de inteligencia que sepa cómo cuidar de ti y tus necesidades?
- ¿Y si existiera un plan superior que guíe tu vida?

Ninguna de estas ideas resulta del todo ajena. Todos hemos estado expuestos a comentarios como: "Las cosas pasan por algo" o: "Dios tiene un plan". El problema es que el plan divino, si existe, es invisible e impredecible. Sin mencionar que situar ese argumento en términos religiosos va contra la vida moderna, donde el mundo secular se basa en los eventos de la vida real y las cosas que podemos ver, escuchar y tocar.

En otras palabras, hay una zanja entre una idea hermosa —que toda vida tiene un significado que se despliega de la mejor manera posible— y nuestra experiencia cotidiana. Quizá hayas leído acerca de una estrategia de vida que consiste en siempre decir que sí y jamás decir que no. Ésta es una manera de entrega total, porque decir que sí a literalmente todo implica una confianza enorme en que nada saldrá muy mal. (¿Dirías que sí a cualquier extraño que te ofrezca llevarte en coche, o a todas las llamadas no solicitadas de teléfono en que te piden dinero, o a cada petición de un niño de cinco años?) Por otra parte, decir que no te coloca en oposición con los demás, lo cual genera desencuentros y desacuerdos, así como oportunidades desperdiciadas. (¿Habrías dicho que no hace 20 años si te hubieran ofrecido acciones de Apple al precio más bajo del mercado de valores?)

De hecho, decidir cuándo decir que sí y cuándo decir que no es uno de los desafíos más difíciles en la vida de cualquier persona. La decisión respecto a con quién casarse o qué tipo de trabajo desempeñar depende de dar la respuesta correcta, al igual que miles de decisiones menores. No obstante, si decir que sí todo el tiempo no funciona, y tampoco decir que no, ¿cuál es la alternativa? ¿Nos embrollaremos tratando de encontrar la respuesta correcta, caso por caso?

Casi todos lo hacen. Si hay una mejor manera, acaso las tradiciones de sabiduría del mundo la ofrezcan. Desde su perspectiva, el alma la conoce. Entonces, ¿qué debemos hacer? Éste es un asunto íntimo. Tu alma observa cualquier situación con una mirada fresca, y no son los ojos de nadie más. Aun así, hay un patrón de confianza que necesita desarrollarse en el interior de cada uno de nosotros, mediante el cual confiamos en el ser verdadero para encontrar las soluciones correctas a los retos diarios.

No puedes confiar y mantenerte en control total al mismo tiempo: las dos opciones no son compatibles. Hay una parábola de la India que empieza a iluminar el motivo por el cual una persona puede estar tranquila y confiar en su propia existencia. No está pensada en términos religiosos. Es acerca del conductor de un carruaje de pasajeros que dirige un grupo de seis caballos. Los caballos están briosos y el conductor los anima a ir cada vez más rápido.

De pronto, del interior del carruaje una suave voz susurra: "Detén el carro". Ahora el conductor se siente nervioso y dice en voz alta: "¿Por qué debería hacerlo? Sé cómo conducir y quiero ir más rápido". A lo que la voz replica: "Pero yo soy dueño de este carro y digo que pares". A estas alturas el conductor no tiene más remedio y hace alto total.

El significado de la parábola sólo se revela cuando sabes que el conductor es el ego; los seis caballos, los cinco sentidos y la mente, y el dueño, el ser superior. Pasamos nuestras vidas actuando como si el ego estuviera a cargo, y éste toma el control de nuestros cinco sentidos y nuestra mente, los cuales obedecen las órdenes del ego en forma voluntaria. Como caballos con arnés, nuestros cinco sentidos y la mente pueden ser dirigidos a un lado o al otro. Vemos lo que el ego quiere que veamos; escuchamos lo que quiere que escuchemos. Y en cuanto a la mente, puede ser condicionada para creer cualquier historia que el ego le cuente.

A todos nos han contado una historia similar, y el resultado es que se repite generación tras generación. Es la historia de la vida como una lucha constante donde los humanos son seres débiles confrontados con los inexorables poderes de la naturaleza. Nadie es inmune al peligro ni a las catástrofes inminentes. Ya que la vida no es justa y la naturaleza es ciega, no nos queda más remedio que luchar si queremos sobrevivir.

La parábola del conductor del carruaje contradice esta historia al afirmar que, a pesar de las apariencias, de hecho el ego está a cargo de como sucede la vida. El dueño del carruaje es *Atman,* el ser supremo, al que hemos estado llamando ser verdadero y hemos descrito como la fuente de la belleza, la inteligencia, la verdad y la creatividad en el interior de cada uno de nosotros. Este ser verdadero ha estado en control de nuestras vidas desde el nacimiento, pero el ego, con su historia convincente sobre la vida como una lucha constante, lo ha dominado. Mientras el ego continúe dominando nuestra conciencia, perderemos perspectiva sobre la manera en que funciona la realidad, al igual que el conductor no se daba cuenta de que él no era el dueño del carruaje.

En algún momento de tu crecimiento personal querrás poner a prueba la posibilidad de vivir una nueva historia. No tienes que probar esta nueva historia luchando contra el ego y sus demandas constantes, sus miedos, sus viejos recuerdos y tu condicionamiento desgastado. Lo único que debes hacer es vivir la vida en paz. Éste es realmente el proceso para aceptar tu propia belleza espiritual. Así, realiza lo siguiente de manera cotidiana:

El lado práctico de entregarte

Cómo posibilitar que brille la belleza espiritual

- Cuando haya un problema, mira hacia el interior para encontrar una solución, a sabiendas de que siempre estará ahí.
- Aun cuando los detalles no sean perfectos, acepta que una visión más amplia de las cosas tendrá resultados positivos al final.
- No actúes cuando estés molesto, enojado, temeroso o con incertidumbre.
- Mantente centrado, y si descubres que no lo estás, tómate unos momentos para recuperar tu sentido de equilibrio y calma.
- No te resistas a los demás, en la medida de lo posible: mantén la mente abierta y sé tolerante con el punto de vista de los demás.
- Mantén un flujo impecable en tu actividad.
- No te canses hasta el punto del agotamiento, pero tampoco seas flojo.
- Busca las pistas de tu ser superior para saber a dónde dirigirte: aprende a confiar en tus instintos.
- No hagas aquello que ya sabes que es incorrecto.
- Considera que las situaciones externas son un reflejo de tu situación interna.
- Responsabilízate de lo que dices, piensas y haces, sin culpar a alguien más ni depender de otros para solucionar las cosas.

Puedes poner a prueba cada uno de estos puntos a tu propio ritmo. Para la mayoría de las personas, cambiar su historia sólo se inicia cuando tienen la esperanza de que lo pueden lograr. La inercia es una fuerza poderosa. Si te encuentras en una mala relación o en un trabajo que odias, si te sientes solo todo el tiempo o batallas con la depresión, es poco realista decir: "Simplemente confiará en que todo estará bien y seguirá la corriente". No te aconsejamos que lo hagas. En cambio, para empezar, necesitas estar razonablemente centrado, lo cual lograrás por medio de la meditación. Necesitas sentirte razonablemente libre del estrés dañino y tener el espacio suficiente para tomar nuevas decisiones. Si estas condiciones no se cumplen, no significa que estés en un predicamento sin esperanzas, sino tan sólo que deberías considerar etapas más tempranas del crecimiento como tu punto de partida.

Sin embargo, hay muchas personas que están listas para cambiar la historia de su existencia como una lucha y, por lo tanto, pueden empezar a experimentar un estilo de vida más abierto, relajado y confiable. Un inconveniente de las tradiciones religiosas y espirituales, por más bello que sea su mensaje, es la falta de sentido práctico. Muy a menudo la dureza del mundo es considerada el enemigo del espíritu, lo cual también implica que debes elegir entre uno u otro, ya sea un éxito mundano o vivir en la luz, sin punto intermedio. Con base en esto, o en algo similar, millones de personas añoran la espiritualidad, pero continúan postergándola por miedo a perder las satisfacciones mundanas.

Si tu situación externa es buena, tu situación interna probablemente también. Casi todos experimentamos una mezcla de lo bueno y lo malo, en ambos términos, y por eso no miramos con claridad el camino que tenemos enfrente. Es más probable que lidiemos con los asuntos del mundo —trabajo, familia, política, relaciones, actividades comunitarias— en sus propios términos, sellando nuestras vidas interiores como algo privado y aislado. Sin embargo, el mensaje que necesita salir a la luz es que lo interior y lo exterior nunca están separados, y que cuando empieces a confiar en que estás seguro y cuidado por un estrato más profundo dentro de ti, las dos mitades de tu vida se unirán. En la plenitud reside la belleza del alma, la esencia de la Belleza Radical, que es tuya para reivindicarla como propia y celebrarla por siempre.

ETAPA 5

EL VERDADERO SER SE CONVIERTE EN EL ÚNICO SER

Hemos esbozado la imagen de la belleza espiritual para que cambies tu vida por completo. Es el tipo de belleza más radical que existe. Al empezar con experiencias que todos hemos experimentado —como ser amados, observar la inocencia de los niños o mirar un atardecer glorioso—, se abre una nueva forma de vida. La decisión es tuya. Puedes andar por el camino de la belleza interior o bien detenerte. Como hay mucho potencial dentro de ti para el amor y la belleza, tienes el apoyo de estas cosas por el simple hecho de estar aquí, en este planeta. La decisión de caminar este sendero nunca es cancelada, porque las tradiciones de sabiduría del mundo declaran que el amor, la verdad y la belleza son eternas.

Hoy te espera tu ser verdadero, como lo ha hecho con paciencia cada día. Si eliges hacerlo, puedes viajar hasta donde vive tu ser verdadero, en lo profundo de tu conciencia. ¿Qué sucederá entonces? Te transformarás en la imagen de tu ser verdadero. Experimentarás tu realidad cotidiana como algo expresado hermosamente por el gran poeta indio Rabindranath Tagore: "El amor es la única realidad y no un mero sentimiento. Es la verdad última, que reside en el centro de la creación". Para hallar el corazón de la creación, necesitas explorar tu propio corazón. En su interior se almacenan muchas experiencias de amor y desamor.

La promesa de la transformación

La Belleza Radical es un viaje de transformación. Esto difícilmente parece posible en nuestra época, cuando tanta gente lucha por mantener un sentido y propósito en sus vidas. No existe un modelo para aceptar el amor incondicional como la realidad última. En una cultura de celebridades, la belleza exterior se acepta como signo de belleza interior —tal vez—, pero la conexión podría ser imaginaria. La conexión real entre belleza interior y exterior empieza en el interior, como hemos enfatizado a lo largo de este libro. Cuando esta conexión sea irrompible, descubrirás que te has transformado por completo.

Los signos de la transformación

Las cualidades del ser verdadero que se inician en tu vida

- Aceptación completa de ti mismo: “Estoy aquí y soy suficiente”.
- El amor propio como un estado natural que nunca cambia: “Mi propósito siempre ha sido el amor”.
- Una vida llena de significado y propósito: “Encuentro alegría al procurar alcanzar mi visión”.
- Paz interior: “Encuentro satisfacción en la quietud”.
- Reverencia ante la vida: “Cuido con ternura de todo en la creación”.
- Un sentido de humanidad común con los demás: “El mundo es mi familia”.
- Empatía sin juicio: “Déjame abrazarte, quienquiera que seas”.
- Un sentido de posibilidades ilimitadas: “Mi creatividad encuentra una nueva forma de expresarse cada día”.
- La expansión de la identidad personal como *yo* se conecta con la conciencia cósmica: “Me veo en todo lo que observo”.

- La expresión de amor, verdad y belleza aparece en la actividad diaria: "No hay diferencia entre la verdad que vivo, la belleza que observo y el amor que siento".

Tal vez pienses que estas cualidades son un cuento de hadas inalcanzable en medio del trajín de la existencia cotidiana. Acaso sólo individuos excepcionales, nacidos con una fe inquebrantable, estén destinados a acercarse al ser verdadero. Pero la fe de ninguna manera es lo que necesitas si quieres viajar hacia el verdadero yo. El conocimiento y la experiencia son mucho más importantes. En este momento tienes algo de ambas. Has experimentado lo bella que puede ser la vida, incluso si has presenciado algunos destellos de esto. Después de leer este libro, ya tienes el conocimiento de cómo se despliega la belleza interior. Por lo tanto, las claves de la transformación ya están en tus manos: no hay un secreto antiguo y escondido que deba ser misteriosamente importado.

Sólo hay una cosa que te falta hacer: activar tu evolución. ¿Cómo? Enfocando tu atención en las cosas buenas que deseas aumentar en tu vida. En suma, convertirte en el cambio que quieres ver.

Las cualidades del ser verdadero nunca se van, pero la gente no las activa. Cuando nos encontramos absortos en las demandas de nuestras vidas ocupadas, el deseo de crecer y evolucionar se hace borroso y pasa inadvertido. En ese punto hay una desconexión. En una noche clara puedes caminar en el exterior y mirar miles de estrellas y galaxias; en cualquier mañana clara puedes ver el amanecer y su delicada belleza. Todos pueden elegir ver la belleza externa. Lo que requiere dedicación es mirar hacia dentro y descubrir el mismo asombro y la misma maravilla cuando te observas.

Mirabai fue una princesa de la India medieval que también era una gran poeta mística. Ella habló de manera conmovedora acerca de la vida que sólo es posible a través de la transformación:

Llévame a ese lugar al cual nadie puede viajar,
donde la muerte teme
y los cisnes descienden para jugar
en el siempre abundante lago del amor.
Ahí los fieles se reúnen,
siempre leales a su Señor.

Mirabai vivió en tiempos religiosos, durante una época de fe, pero "ese lugar al cual nadie puede viajar" es el mismo ser verdadero del que hemos estado hablando. No puedes viajar a él porque no hay lugar a donde ir allá afuera, en el mundo. Una vez que te has dedicado al camino, haces una promesa personal para participar en una realidad por completo trasformadora. Eso es lo que la evolución personal, y sólo la evolución personal, puede lograr. Permite que la transformación se lleve a cabo en tu interior y, cuando esto suceda, la transformación exterior proseguirá sin esfuerzo. No puedes obligarla. Por supuesto que puedes trabajar en cambios en tu vida por separado: todos lo hacemos. Puedes perder peso, tratar la depresión, encontrar una nueva pareja, dejar de fumar y cosas por el estilo. Tales esfuerzos pueden ser difíciles, pues requieren que rompas con viejos hábitos o que hagas cambios drásticos que molestan a las personas a tu alrededor.

Sin embargo, la transformación es diferente, ya que implica a la persona integral y no sólo pequeños cambios individuales que suceden uno a uno. Las tradiciones espirituales alrededor del mundo a menudo utilizan el mismo término —"un segundo nacimiento"— para describir la transformación interior. Un segundo nacimiento borra los errores del pasado y regresa a la persona a ese estado de inocencia, a un inicio completamente fresco.

Es un ideal hermoso, aunque en términos prácticos hay un problema. Nadie necesita cambiar todo de sí mismo. En todos hay partes buenas y malas. Si te observas hoy, puedes enlistar muchos aspectos de tu situación actual que valoras y amas, junto con los logros de los que estás orgulloso y los años de maduración que te han convertido en una persona valiosa.

¿En verdad querrías dejar todo eso por la promesa de un inicio desde cero?

No, claro que no, y no tienes que hacerlo. Dado que es un proceso, la transformación se parece a lo que le pasa cada día a un niño mientras se desarrolla, etapa tras etapa, desde el momento de su nacimiento. No hace nada más que ser él mismo. Lo que experimenta el martes no es muy distinto a lo que experimenta en lunes.

Sin embargo, a una escala más profunda —en este caso, el desdoblamiento del potencial dentro del ADN humano—, cada día no es igual al anterior. El niño está creciendo y se desarrolla sin necesidad de hacer ninguna clase de esfuerzo. Un día, este pequeño puede fascinarse con muñecos de papel y un arenero. Un poco después, dentro de seis meses, éstos serán juegos del pasado, y algo nuevo lo fascinará, acaso fragmentos del alfabeto o aprender una canción. Lo que está sucediendo, y lo que continúa sucediendo a lo largo de la vida, es crecimiento interior: evolución.

Esto nos dice que la evolución es natural. En tu ser actual casi no queda nada de quien fuiste a los dos años. Lo que estaba escondido en tu interior entonces eran semillas y potenciales. ¿Por qué sientes, como afirman muchas personas, que no estás alcanzando tu verdadero potencial? Porque, como adultos, debemos elegir evolucionar de manera consciente.

Te hemos mostrado muchas facetas de la Belleza Radical, y hemos guardado la más importante para el final: la renovación. Cualquiera que sea el camino que tomes, por favor, por favor, renuévate por siempre y sin fin. La vida es un proceso de renovación sin fin, y tú estás junto al botón de encendido, haciendo lo que debes hacer para impulsar tu evolución hacia delante o hacia el lado opuesto, provocando que disminuya su paso o se estanque.

De aquí en adelante puedes volverte tan bello como cualquier cosa en la creación, sobrepasando incluso a la más perfecta rosa, gracias a la virtud de este extraño regalo llamado conciencia de uno mismo. Te dejamos con las palabras de Rumi, el poeta persa que testificó la existencia de la belleza detrás de todas las cosas:

La puerta abierta

La gente constantemente cruza
el dintel de la eternidad.
La puerta está abierta
si puedes mantenerte despierto.

APÉNDICE

RECETAS PARA LA BELLEZA RADICAL

NOTA: al igual que con las recetas para la Belleza Radical a lo largo del libro y de esta sección, te invitamos a usar ingredientes orgánicos tanto como sea posible.

ENSALADAS PARA LA BELLEZA RADICAL

Ensalada antioxidante de verduras y garbanzo

RINDE DE 3 A 4 PORCIONES

INGREDIENTES

1½ de taza de garbanzos cocidos y escurridos
1½ taza de arúgula, picada en cortes gruesos
¾ de taza de pimiento rojo dulce, picado
¾ de taza de pepino inglés, picado y sin semilla
1 tomate amarillo pequeño, picado en cubos
⅓ de taza de cilantro
1½ cucharadas de jugo de limón
¼ de taza de aceite de oliva extravirgen o de aguacate
1 cucharada de albahaca fresca picada
¼ de cucharadita (o al gusto) de sal de mar
Pimienta recién molida al gusto
¼ de cucharadita de orégano seco

INSTRUCCIONES

1. En un recipiente mediano, mezcla los garbanzos con las verduras.
2. En un recipiente aparte, bate el jugo de limón, el aceite, la albahaca, la sal de mar, la pimienta y el orégano.
3. Vierte el aderezo sobre la ensalada y remueve con suavidad.

Ensalada de kale y quinoa con aderezo de albahaca

RINDE 2 PORCIONES

INGREDIENTES

1 taza de leche de coco (la baja en grasa siempre es una opción)
1 taza de caldo de verduras o agua

1 taza de quinoa roja, remojada toda la noche y escurrida
Una pizca de sal de mar
Un puñado pequeño de kale, sin tallos y con las hojas picadas en cortes finos

INGREDIENTES PARA EL ADEREZO DE ALBAHACA

½ taza de hojas frescas enteras de albahaca, sin tallos, enjuagadas y secas
½ taza de hojas de arúgula, enjuagadas y secas
1 taza de hojas de espinaca, enjuagadas y secas
1 diente de ajo pequeño
1 cucharada de jugo fresco de limón
Sal de mar al gusto
Pimienta negra recién molida al gusto
¼ de taza de aceite de oliva
Pimientos dulces picados en cubos, para decorar
Jitomate picado en cuadros, para decorar
Aguacate en rebanadas, para decorar

INSTRUCCIONES

1. En un sartén mediano, mezcla la leche de coco con el caldo de verduras y calienta hasta hervir.
2. Añade la quinoa y la pizca de sal.
3. Cubre y déjalo reposar a fuego lento por unos 15 minutos, hasta que se cueza.
4. Remueve de la estufa y déjalo enfriar.
5. Mientras tanto, prepara el aderezo: coloca en un procesador de alimentos la albahaca, la arúgula, la espinaca, el ajo, el jugo de limón, la sal de mar y la pimienta.
6. Procesa la mezcla y, lentamente, vierte el aceite de oliva.
7. Procesa hasta que todo esté bien mezclado.
8. En un recipiente para servir, mezcla la quinoa cocida, el kale picado y el aderezo.

9. Mezcla bien con una cuchara y agrega un poco de pimienta y sal al gusto.
10. Decora con el pimiento dulce, el jitomate y las rebanadas de aguacate.

Ensalada pródiga verde para suavizar la piel

RINDE 1 PORCIÓN

INGREDIENTES

4 hojas de lechuga romana, trozada
1 taza de arúgula, trozada
1 taza de hojas de espinaca *baby*
¼ de poros, hojas y algunos tallos
1 cucharada de nueces picadas
¼ de taza de pimientos amarillos o rojos picados en cubos
½ taza de betabel partido en cuartos, rostizado o al vapor
Un poco de aceite de oliva extravirgen o de aguacate
1 cucharada de jugo fresco de limón
1 pizca de sal de mar

INSTRUCCIONES

1. Coloca todos los ingredientes en un recipiente y mézclalos bien (¡con amor!).
2. Disfruta de inmediato.

SOPAS PARA LA BELLEZA RADICAL

Sopa hindú picante de calabaza

RINDE 2 PORCIONES

INGREDIENTES

2 cucharadas de aceite de coco
Una pizca de hojuelas de chile seco rojo
½ taza de cebolla o poro picado
2 cucharaditas de jengibre fresco, pelado y molido
1 diente de ajo fresco, pelado y molido (opcional)
5 tazas de calabaza, pelada y en cubos (entre 1 y 1½ kilos, aproximadamente)
1 camote pelado y cortado en cubos
1½ cucharaditas de *garam masala*
½ cucharadita de comino molido
¼ de cucharadita de pimienta blanca
6 tazas de caldo de verduras
½ taza de leche de coco (la baja en grasa siempre es una opción)
2 cucharaditas de jugo de limón
Sal de mar al gusto
Cilantro fresco, para decorar
Pan sin gluten o arroz integral, para servir (opcional)

INSTRUCCIONES

1. En una olla grande, a fuego medio, combina el aceite, el chile, la cebolla, el jengibre, el ajo —si lo usarás—, la calabaza, el camote, el *garam masala*, el comino y la pimienta.
2. Saltea todo por 5 minutos.
3. Añade el caldo de verduras y cocina a fuego lento; con la olla tapada.
4. Deja al fuego 30 minutos o hasta que se cuezan la calabaza y el camote.

5. Retira y deja enfriar.
6. Añade la leche de coco y el jugo de limón.
7. Licúa la sopa hasta obtener una consistencia suave y cremosa. Utiliza una licuadora común, una manual, o bien un procesador de alimentos.
8. Recalienta antes de servir.
9. Añade sal al gusto y decora con cilantro fresco picado o con hojas enteras de cilantro.
10. Sirve con tu pan sin gluten favorito y con algo de arroz integral, si así lo deseas.

Sopa de lentejas y kale

RINDE 4 PORCIONES

INGREDIENTES

1 cucharadita de aceite de oliva o coco
1 taza de poro, picado
1 taza de apio, picado en cortes de aproximadamente 1 cm
2 dientes de ajo, aplastados, o ½ cucharadita de ajo granulado
1 cucharadita de jengibre fresco, pelado y picado
1 pizca de hojuelas de chile rojo
1 cucharadita de romero fresco, picado
1 taza de zanahorias en cubos
1 cucharadita de comino molido
½ cucharadita de pimienta gorda
1 taza de lentejas cafés, limpias, enjuagadas, escurridas e idealmente remojadas durante la noche
5 o 6 tazas de caldo de verduras, y un poco más conforme se requiera
2 hojas de laurel
2 cucharadas de pasta de tomate o ½ de taza de jitomate fresco en cubos
2 tazas de kale, picado

Sal de mar, al gusto
Pimienta negra recién molida, al gusto
2 cucharadas de perejil fresco picado o de cilantro, para decorar
Quinoa cocida o arroz integral, para servir

INSTRUCCIONES

1. Calienta el aceite en una olla grande a fuego medio.
2. Añade el poro, el apio, el ajo, el jengibre, las hojuelas de chile y el romero.
3. Saltea por 2 minutos.
4. Añade las zanahorias, el comino, la pimienta gorda, las lentejas, el caldo de verduras y las hojas de laurel.
5. Al primer hervor, reduce a fuego lento y mantenlo así entre 30 y 45 minutos, hasta que las lentejas estén suaves. Si es necesario, añade más caldo.
6. Añade la pasta de tomate y el kale, y mantén a fuego lento por 5 minutos más.
7. Sazona con sal de mar y pimienta negra, al gusto.
8. Remueve las hojas de laurel antes de servir.
9. Vierte la sopa en los platos y decora con perejil y cilantro frescos.
10. Sirve con quinoa cocida o arroz integral.

Sopa de brócoli con sabor a nuez

RINDE 4 PORCIONES

INGREDIENTES

1 brócoli grande
1 cucharadita de aceite de oliva
1 taza de poros picados o cebolla
2 cucharaditas de salsa de soya
1 cucharadita de tomillo (si es seco) o 1 cucharada (si es fresco), picado

1 cucharadita de mejorana (si es seco) o 1 cucharada (si es fresca), picada
1 cucharadita de eneldo (si es seco) o 1 cucharada (si es fresco), picado
1 cucharadita de nuez moscada en polvo
½ cucharadita de pimienta negra
4 tazas de caldo de verduras
½ taza de almendras, picadas en cortes finos, o 2 cucharadas de mantequilla de almendras para un sabor más intenso
2 cucharaditas de jugo de limón
2 cucharadas de perejil fresco, picado, para adornar

INSTRUCCIONES

1. Corta el brócoli en pequeños floretes.
2. Pela y pica el tallo.
3. Calienta el aceite en una olla a fuego medio.
4. Añade el poro, la salsa de soya, las hierbas, las especies y la pimienta.
5. Cocina entre 2 a 3 minutos
6. Añade el brócoli sin dejar de mover y por varios minutos.
7. Añade el caldo de verduras.
8. Después del primer hervor, baja a fuego lento hasta que el brócoli esté casi suave, pero no demasiado cocido.
9. Deja que se enfríe la sopa por unos 10 minutos.
10. Añade las almendras o la mantequilla de almendras.
11. Con una licuadora manual o procesador de alimentos, licúa hasta que la mezcla sea un puré.
12. Recalienta ligeramente.
13. Añade el jugo de limón.
14. Vierte en platos hondos y decora con perejil picado.

ENTRADAS PARA LA BELLEZA RADICAL

Salteado de verduras deliciosas de Buda

RINDE 2 PORCIONES

INGREDIENTES

1 cucharadita más ½ cucharada de aceite de coco o 2 cucharadas de caldo de verduras
1 diente de ajo, picado
½ cucharadita de jengibre fresco, rallado
⅛ de cucharadita de hojuelas de chile rojo seco
2 cucharadas de salsa de soya
1½ cucharadas de vinagre de arroz
½ cucharada de jugo de limón
½ cucharada de miel de maple o néctar de coco
½ cucharadita de mostaza seca
¾ de taza de caldo de verduras
1 cucharada de harina de tapioca disuelta en 2 cucharadas de agua
½ taza de zanahorias, rebanadas en cortes muy finos y en diagonal
½ taza de floretes de coliflor
½ taza de trozos de brócoli tamaño bocado, incluido el tallo pelado y rebanado
1 taza de col china, rebanada en cortes finos y en diagonal
1 taza de col blanca, cortada en juliana
½ taza de pimientos dulces, rojos o verdes, rebanados en cortes finos
1 taza de soya verde germinada
1 taza de espinaca, cortada en juliana
½ taza de chícharos chinos
2 cucharaditas de aceite de ajonjolí, de preferencia sin tostar
Arroz al vapor o tallarines *udon*, para servir
Cebolla verde rebanada, para adornar

INSTRUCCIONES

1. En un sartén mediano a fuego medio, calienta 1 cucharadita de aceite de coco o 1 cucharada de caldo.
2. Añade el ajo, el jengibre y las hojuelas de chile.
3. Saltea brevemente.
4. Añade la salsa de soya, el vinagre, el jugo de limón, la miel de maple y la mostaza seca.
5. Bate y añade el caldo paulatinamente, hasta que la mezcla haga ebullición.
6. Cuando la salsa empiece a hervir, añade la harina de tapioca disuelta, sin dejar de mover, hasta que espese.
7. Retira del fuego y deja a un lado.
8. En un *wok* grande o un sartén para saltear a fuego alto, calienta la ½ cucharadita restante de aceite de coco o 1 cucharada de caldo de verduras.
9. Añade las verduras una por una, en el orden enlistado, hasta que todas estén en el *wok* o sartén.
10. Deja que las verduras se cocinen hasta quedar al *dente*, ligeramente crujientes, no más de entre 5 y 7 minutos.
11. Vierte la salsa sobre las verduras una vez que estén cocidas.
12. Retira del fuego y añade el aceite de ajonjolí para dar sabor.
13. Sirve sobre arroz al vapor o tallarines *udon* y decora con cebollas verdes rebanadas.

Guisado cremoso *masala* de verduras

RINDE 2 PORCIONES

INGREDIENTES

½ cucharadita de ajo en polvo (opcional)
1½ cucharaditas de comino molido
1½ cucharaditas de semillas de cilantro molidas

¼ de cucharadita de cúrcuma molida
¼ de cucharadita de cardamomo molido
¼ de cucharadita de pimienta gorda molida
2 cucharaditas de aceite de coco
½ cucharadita de semillas de mostaza café
1 cucharadita de semillas de fenogreco
¼ de cucharadita de hojuelas de chile rojo seco
½ taza de poro o cebolla, picados
1 cucharada de jengibre fresco, molido
1½ tazas de jitomate partido en cubos
1 taza de apio, partido en cubos
½ taza de pimiento dulce, partido en cubos
1 taza de ejotes, con los extremos de los tallos cortados
1 taza de calabacita, partida en cubos
2½ tazas de caldo de verduras
Sal de mar, al gusto
2 tazas de camote o batata, partidos en cubos
1 taza de floretes pequeños de coliflor
1 taza de leche de coco (la baja en grasa siempre es una opción)
2 cucharadas de harina de arroz integral o harina de garbanzo
2 cucharadas de cilantro fresco, picado
2 cucharadas de albahaca fresca, picada

INSTRUCCIONES

1. En un recipiente pequeño, mezcla el ajo en polvo, el comino, las semillas de cilantro, la cúrcuma, el cardamomo y la pimienta gorda Reserva.
2. En un sartén grande o en una olla a fuego medio-alto, calienta el aceite de coco, añade las semillas de mostaza, las semillas de fenogreco y las hojuelas de chile rojo.
3. Deja que las semillas revienten durante 1 minuto y luego añade los poros y el jengibre.
4. Saltea por 2 minutos y añade los jitomates y la mezcla de especias que ya preparaste.

5. Cocina a fuego medio durante 5 minutos.
6. Añade el apio, los pimientos dulces, los ejotes, la calabacita, el caldo de verduras y la sal de mar.
7. Cubre y deja cocinar por 5 minutos.
8. Hierve agua en una olla y blanquea las batatas o los camotes y la coliflor por 3 minutos.
9. Escurre y añade a la olla de la sopa.
10. En un recipiente separado, bate la leche de coco y la harina de arroz integral hasta dejar la mezcla suave, y añade a la olla de la sopa.
11. Calienta hasta que suelte el primer hervor y reduce a fuego lento hasta que las verduras estén tiernas.
12. Sazona con sal de mar al gusto.
13. Añade el cilantro fresco y la albahaca, y sirve.

Curry de berenjena y coliflor

RINDE ENTRE 3 Y 4 PORCIONES

INGREDIENTES

3 tazas de berenjena cortada en cubos de 2 cm
2 cucharaditas de aceite de coco
1 cucharada de polvo de *curry*
1 cucharada de eneldo seco
1 cucharadita de sal de mar o un poco más, al gusto
3 tazas de floretes de coliflor
1 taza de poros picados
2 cucharaditas de jengibre fresco, pelado y molido
½ taza de caldo de verduras, y más si es necesario
2 cucharaditas de comino molido
2 cucharaditas de semillas de cilantro molidas
2 cucharaditas de *garam masala*
1 pizca de hojuelas secas de chile rojo

2 cucharaditas de jugo de limón
¾ de taza de leche de coco (la baja en grasa siempre es una opción), y más si es necesario
1 taza de leche de almendra sin endulzar
¼ de taza de cilantro fresco, picado, y más si es necesario, para la decoración
Pimienta negra recién molida, al gusto
Quinoa cocida, *teff* o arroz integral, para servir

INSTRUCCIONES

1. Precalienta el horno a 180° C.
2. En un recipiente grande, coloca la berenjena, 1 cucharadita de aceite de coco, el polvo de *curry*, el eneldo y la sal de mar.
3. Mezcla hasta cubrir la berenjena.
4. Acomoda los cubos de berenjena en una bandeja para hornear y rostiza durante 20 minutos.
5. Saca del horno y deja enfriar.
6. Mientras tanto, hierve 1 litro de agua, añade la coliflor y blanquéala durante 3 minutos.
7. Escurre y aparta.
8. En una olla para sopa con capacidad de 1 litro, calienta la cucharadita restante de aceite de coco.
9. Añade los poros, el jengibre, el caldo de verduras, el comino, las semillas de cilantro, el *garam masala* y las hojuelas de chile.
10. Baja a fuego lento y cocina durante 5 minutos.
11. Añade el jugo de limón, la leche de coco y el cilantro.
12. Añade la berenjena rostizada y la coliflor, y continúa cociendo entre 4 y 5 minutos. Si la mezcla se seca, añade un poco de caldo de verduras extra y de leche de coco.
13. Sazona con sal de mar y pimienta negra, al gusto.
14. Sirve con quinoa, *teff* o arroz integral, y decora con más cilantro fresco.

Rollos de *tofu* marinado y *nori* con salsa con sabor a nuez

RINDE 2 PORCIONES

INGREDIENTES PARA LA SALSA CON SABOR A NUEZ

¼ de cucharadita de aceite de oliva o de ajonjolí
1 diente de ajo, molido
1 pizca de hojuelas de chile rojo seco
½ taza de caldo de verduras, y más si se necesita
½ cucharada de salsa de soya
¼ de cucharada de néctar de coco o miel de maple
2 cucharadas de mantequilla de almendras, de preferencia crudas
¼ de cucharada de ajonjolí
¼ de cucharada de menta picada o cilantro

INGREDIENTES PARA LOS ROLLOS

½ taza de *tofu* orgánico firme, rebanado en cortes finos
2 envolturas *nori* sin tostar (si puedes encontrarlas así)
2 o 3 cucharadas de la salsa con sabor a nuez
2 cucharadas de zanahoria rallada
2 cucharadas de calabacita rallada
2 cucharadas de calabaza roja, rebanada en cortes finos
2 cucharadas de cilantro, picado
½ taza de germinado de girasol
2 hojas de lechuga de hoja roja o romana

INSTRUCCIONES PARA LA SALSA

1. En un sartén a fuego medio, calienta el aceite.
2. Saltea brevemente el ajo y las hojuelas de chile.
3. Añade ½ taza de caldo de verduras, salsa de soya y néctar de coco.
4. Calienta muy bien.
5. Retira del fuego.

6. Licúa la mezcla hasta hacerla puré junto con la mantequilla de almendras, el ajonjolí y la menta.
7. Añade más caldo de verduras en caso de que sea necesario adelgazar la salsa.

INSTRUCCIONES PARA LOS ROLLOS

1. Coloca ¼ de taza de tiras de *tofu* en el centro de cada una de las dos envolturas *nori*, y unta 1 cucharada de salsa con sabor a nuez en cada una.
2. Añade a cada envoltura la mitad de la zanahoria rallada, la calabacita, el cilantro, el germinado y las hojas de lechuga.
3. Salpica las verduras con un poco más de salsa con sabor a nuez.
4. Enrolla y dobla por la mitad, y disfruta.

Pasta mediterránea sin gluten

RINDE 4 PORCIONES

INGREDIENTES

1 taza de poro picado
2 cucharadas de aceite de oliva
1 taza de mitades de alcachofa, marinadas o no
1 taza de trozos de espárragos de 2.5 cm
1 taza de ejotes, rebanados a la francesa
1 taza de caldo de verduras, y más si es necesario
2 tazas de berros o acelgas de tallo rojo
2 cucharadas de jugo de limón fresco
Sal de mar al gusto
Pimienta negra recién molida, al gusto
2 cucharadas de albahaca fresca picada
1 cucharada de orégano fresco picado o 1 cucharadita de orégano seco
Pasta cocida sin gluten (¡elige tu favorita!) o quinoa cocida

INSTRUCCIONES

1. En un sartén a fuego medio, saltea el poro con el aceite de oliva.
2. Cuece por 1 minuto y añade las alcachofas, los espárragos y los ejotes.
3. Cuece entre 2 y 3 minutos más.
4. Añade el caldo. Si deseas una consistencia más ligera, agrega un poco más.
5. Añade los berros y cuece hasta que las verduras se reblandezcan.
6. Añade el jugo de limón, la sal, la pimienta, la albahaca y el orégano.
7. Vierte la mezcla vegetal sobre la pasta sin gluten o la quinoa, y mezcla con suavidad.
8. Sirve de inmediato.

Risotto arcoíris

RINDE 2 PORCIONES

INGREDIENTES

2 cucharaditas de aceite de coco
½ taza de poros o echalotes picados
1 cucharada de salsa de soya
1½ cucharaditas de albahaca (si es fresca) o ½ cucharada (si es seca)
1½ cucharaditas de romero (si es fresco) o ½ cucharada (si es seco)
½ taza de arroz *arborio*, enjuagado y escurrido
2½ tazas de caldo de verduras caliente, y más si es necesario
¼ de taza de zanahorias, rebanadas en cortes finos
¼ de taza de apio, rebanado en cortes finos
½ taza de calabacita rebanada (nota: primero corta a lo largo y luego en rebanadas de 1 cm)

½ taza de espinaca trozada
1 cucharada de menta fresca picada
2 cucharaditas de vinagre puro de sidra de manzana
Sal de mar, al gusto
Pimienta negra recién molida, al gusto

Cilantro o perejil fresco, picados, para decorar

INSTRUCCIONES

1. En una olla mediana a fuego medio, calienta 1 cucharadita de aceite de coco.
2. Saltea el poro y la salsa de soya, la albahaca y el romero, hasta que los poros se vean traslúcidos.
3. Añade el arroz y saltea, sin dejar de mover, hasta que adquiera un color dorado o esté caramelizado.
4. Baja el fuego.
5. Conforme el arroz se seque, empieza a añadir el caldo caliente, una taza a la vez, sin dejar de mover y permitiendo que el arroz absorba el caldo antes de añadir más.
6. Continúa moviendo.
7. El *risotto* debe tener una textura suave y cremosa (no pastosa). Ten cuidado de no cocer demasiado ni dejar que el arroz se seque. El proceso de cocción tomará entre 20 y 30 minutos en total. Prueba lo cremoso del arroz y agrega caldo si es necesario.
8. Calienta la cucharadita sobrante de aceite de coco en un sartén a fuego medio-alto y añade las zanahorias, el apio y la calabacita. Si es necesario, agrega un poco de caldo para mantener las verduras húmedas.
9. Saltea hasta que las zanahorias estén al *dente* o casi suaves.
10. Añade las espinacas y continúa cocinando hasta que se suavicen.

11. Vierte todos los ingredientes del sartén sobre el arroz, añade la menta y el vinagre puro de sidra de manzana y combina con suavidad.
12. Sazona con sal de mar y pimienta negra, al gusto.
13. Coloca el arroz en un platón para servir y decóralo con perejil fresco picado.

POSTRES PARA LA BELLEZA RADICAL

Licuado de belleza maravillosa de almendra

RINDE 1 PORCIÓN

INGREDIENTES

1 taza de leche de almendra sin endulzar
1 cucharada de mantequilla de almendras
2 cucharaditas de néctar de coco o de miel orgánica pura
1 pizca de nuez moscada en polvo
1 pizca de cardamomo en polvo
½ cucharadita de semillas de chía
1 cucharadita de trocitos de cacao (opcional)

INSTRUCCIONES

1. Coloca los ingredientes en la licuadora y licúa hasta que la mezcla esté suave.

Mousse sedoso de chocolate

RINDE 4 PORCIONES

INGREDIENTES

1 taza de chispas de chocolate amargo orgánico o trocitos de cacao
1 cucharada de aceite de coco
1 paquete de 350 g de *tofu* orgánico, firme y bajo en grasas
¼ de taza de miel de maple o néctar de coco
1 cucharadita de extracto puro de vainilla
Coco rallado sin endulzar, para decorar (opcional)
Almendras crudas rebanadas o quebradas (opcionales)

INSTRUCCIONES

1. En un sartén pequeño a fuego lento, derrite las chispas de chocolate y el aceite de coco.
2. Mueve continuamente para evitar que el chocolate se queme.
3. Cuando las chispas se hayan derretido, retira del fuego y mueve hasta obtener una consistencia cremosa.
4. Reserva para que se enfríe.
5. En una licuadora o procesador de alimentos, coloca el *tofu*, la miel de maple y la vainilla, y procesa o licúa por aproximadamente 1 minuto.
6. Limpia los lados con una espátula y continúa licuando hasta obtener una consistencia pareja y lisa.
7. Añade el chocolate derretido que dejaste enfriar.
8. Procesa o licúa de nuevo hasta obtener una consistencia pareja y suave.
9. Sirve el *mousse* con platos de postre y decora con coco rallado o almendras, si así lo deseas.

Bocadillos de la diosa de arándanos

RINDE 6 BOLAS

INGREDIENTES

¼ de taza de piñones
¼ de taza de semillas de girasol
¼ de taza de almendras
½ taza de arándanos secos
2 cucharadas de miel de maple, y más si es necesario
1½ cucharadas de aceite de coco
½ cucharadita de extracto de vainilla
½ cucharadita de nuez moscada
1 pizca de sal de mar
½ taza de hojuelas de coco, finamente ralladas y sin endulzar

Nota: De manera ideal, remoja las semillas durante la noche y enjuágalas bien.

INSTRUCCIONES

1. Coloca los piñones, las semillas de girasol y las almendras en un procesador de alimentos hasta obtener trozos gruesos.
2. Añade los arándanos y procesa de nuevo.
3. Añade la miel de maple, el aceite de coco, la vainilla, la nuez moscada y la sal de mar.
4. Continúa procesando hasta que la mezcla se integre.
5. Prueba la dulzura y añade más miel de maple, si es necesario.
6. Coloca las hojuelas de coco en un recipiente plano.
7. Toma la mezcla de arándanos y semillas y dale forma de pelotas de entre 3 y 4 cm de diámetro.
8. Ruédalas por las hojuelas de coco.
9. Colócalas en el refrigerador por al menos una hora antes de servir, para que se endurezcan.
10. Almacénalas en el refrigerador, en un recipiente herméticamente sellado.

AGRADECIMIENTOS

De Deepak Chopra

Todos aluden a un equipo de edición, y *Belleza Radical* fue un libro con la suficiente fortuna para contar con uno soberbio, empezando por nuestro astuto y alentador editor Gary Jansen. También muchas gracias a otras personas en Harmony Books, quienes constituyeron y manejaron el equipo de trabajo: Aaron Wehner, editor; Diana Baroni, vicepresidenta y directora editorial; Tammy Blake, vicepresidente y director publicitario; Julie Cepler, directora de mercadotecnia; Lauren Cook, publicista en jefe; Christina Foxley, gerente de mercadotecnia; Jenny Carrow y Christopher Brand, nuestro equipo de diseño para la camisa; Elizabeth Rendfleisch, directora de diseño de interiores; Heather Williamson, gerente de producción, y Patricia Shaw, editora en jefe de producción.

Todos conocemos las presiones que implica publicar un libro hoy en día, de modo que agradezco especialmente a los ejecutivos que toman decisiones difíciles en cuanto a qué libros publicar, incluido el nuestro. Mi generoso agradecimiento a Maya Mavjee, presidenta y editora de Crown Publishing Group, y a Aaron Wehner, vicepresidente en jefe y editor de Harmony Books.

Quiero dedicar un momento para agradecer a las personas a mi alrededor, quienes son tan desinteresadas en su dedicación. Del Chopra Center for Wellbeing: Sheila Patel, Valencia Porter, Lizabeth Weiss, Wendi Cohen y Sara Harvey.

Deepak agradece al fantástico equipo cuyos esfuerzos incansables hacen que todo sea posible día tras día y año tras año: Carolyn Rangel, Felicia Rangel, Gabriela Rangel y Tori Bruce. Todas ustedes tienen un lugar especial en mi corazón. Gracias también a Poonacha Machaiah, cofundador de Jiyo, por ayudar a que buena parte de mi trabajo tenga una presencia en línea. Como siempre, mi familia se mantiene en el centro de mi mundo y es amada a medida que se expande: Rita, Mallika, Sumant, Gotham, Candice, Krishan, Tara, Leela y Geeta.

De Kimberly Snyder

Siento un profundo aprecio por todos aquellos que contribuyeron a la creación de *Belleza Radical*. Primero que nada, quiero agradecer a nuestro fantástico editor, Gary Jansen, quien hizo que el proceso de colaboración fuera un gozo. ¡No podríamos haber pedido un mejor colaborador! Gracias también al equipo completo de Crown Publishing Group y de Harmony Books, incluyendo a Aaron Wehner, Diana Baroni, Julie Cepler, Tammy Blake, Christina Foxley, Lauren Cook, y a todos los que trabajaron tan duro para producir este libro. Gracias al Chopra Center por proveer la base de las recetas usadas en la sección de recetas de Belleza Radical. Y un gran agradecimiento de corazón a mi inspirador coautor, Deepak. Gracias por los reglaos de tu colaboración y tu amistad.

Siento una gratitud inconmensurable hacia el talentoso y brillante John Pisani, quien es mi cocreador en todo y brindó su sólido apoyo y amor desde el primer día y a lo largo de este viaje. También quiero expresar mi más profunda gratitud a mis superestrellas de la desintoxicación, Katelyn Hughes y Cheri Alberts, quienes trabajan en forma tan apasionada e incansable para hacer de este mundo un mejor lugar, así como a Dorothy Lysek y todas las bellezas que son parte de la tribu/comunidad de Belleza y Desintoxicación. Un agradecimiento especial a mi agente literaria, Hannah Brown Gordon, así como a Jodi Lipper y Tony Flores, por ayudarme a organizar mi material de investigación. Y en todo está la influencia de mi adorado Guruji Paramahansa Yogananda.

Le envío un enorme agradecimiento a mi familia y amigos, en especial a Forrest y Lisa Masters, quienes me regalaron el uso del hermoso departamento en Tres Sirenas, en Rincón, Puerto Rico, donde me recluí por unas cuantas semanas para empezar a escribir este libro. Estoy muy agradecida con mi hijo, Emerson, de quien estaba embarazada durante la escritura de *Belleza Radical,* y quien me ayudó a despertar la creatividad y la inspiración de maneras inesperadas. Y a mi amor, Mick, quien trae infinitos rayos de sol y dicha a mi vida. Los amo a todos.

NOTAS

Cambio 1: Abandona tus nociones preconcebidas acerca de la comida

1 Benoit Chassaing, Omry Koren, Julia K. Goodrich *et al.*, "Dietary Emulsifiers Impact the Mouse Gut Microbiota Promoting Colitis and Metabolic Syndrome", *Nature,* núm. 519, 5 de marzo de 2015, pp. 92-96, DOI: 10.1038/nature14232.

2 Dora Anne Mills, "Chronic Disease: the Epidemic of the Twentieth Century", *Maine Policy Review,* vol. 9, núm. 1, 2000, pp. 50-65, <http://digitalcommons.library.umaine.edu/mpr/vol9/iss1/8>.

3 Organización Mundial de la Salud, "The Top 10 Causes of Death", <http://www.who.int/mediacentre/factsheets/fs310/en/index2.html>, consultado el 7 de febrero de 2016.

4 Stephanie Watson, "Healthy Aging: What Can You Control?", *WebMD,* <http://www.webmd.com/healthy-aging/features/healthy-aging>, consultado el 12 de julio de 2013.

Cambio 2: Recobra el control de los procesos naturales de tu cuerpo

1 Nicholas Wade, "Your Body Is Younger Than You Think", *New York Times,* 2 de agosto de 2005, <http://www.nytimes.com/2005/08/02/science/02cell.html>.

2 *Ibid.*

3 Angela Epstein, "Believe It or Not, Your Lungs Are Six Weeks Old—and Your Taste Buds Just Ten Days! So How Old Is the Rest of Your Body?", *Daily Mail,* <http://www.dailymail.co.uk/health/article-1219995/Believe-lungs-weeks-old--taste-buds-just-days-So-old-rest-body.html#ixzz3bS9ZL4Ij>, actualizado el 13 de octubre de 2009.

[4] Wade, "Your Body Is Younger Than You Think".

[5] E. B. Lohman, K. S. B. Sackiriyas, G. S. Bains *et al.*, "A Comparison of Whole Body Vibration and Moist Heat on Lower Extremity Skin Temperature and Skin Blood Flow in Healthy Older Individuals", *Medical Science Monitor: International Medical Journal of Experimental and Clinical Research,* vol. 18, núm. 7, 2012, CR415-CR424, DOI: 10.12659/MSM.883209.

[6] Buck Institute for Research on Aging, "Is There a Connection Between Heavy Metals and Aging?", 15 de enero de 2015, <http://www.thebuck.org/buck-news/there-connection-between-heavy-metals-and-aging>.

[7] N. Anim-Nyame, S. R. Sooranna, M. R. Johnson *et al.*, "Garlic Supplementation Increases Peripheral Blood Flow: A Role for Interleukin-6?", *Journal of Nutritional Biochemistry,* vol. 15, núm. 1, pp. 30-36.

[8] Mohammad El-Sayed Yassin El-Sayed Haggag, Rafaat Mohamed Elsanhoty y Mohamed Fawzy Ramadan, "Impact of Dietary Oils and Fats on Lipid Peroxidation in Liver and Blood of Albino Rats", *Asian Pacific Journal of Tropical Biomedicine,* vol. 4, núm. 1, 2014, pp. 52-58, DOI: 10.1016/S2221-1691(14)60208-2.

[9] Véase <www.fda.gov/ForConsumers/ConsumerUpdates/ucm094550.htm>.

[10] Harvard T. H. Chan School of Public Health, "Calcium and Milk: What's Best for Your Bones and Health?", en *The Nutrition Source,* <www.hsph.harvard.edu/nutritionsource/calcium-full-story/>.

[11] A. J. Lanou, S. E. Berkow y N. D. Barnard, "Calcium, Dairy Products, and Bone Health in Children and Young Adults: A Reevaluation of the Evidence", *Pediatrics,* núm. 115, 2005, pp. 736-743.

[12] D. Feskanich, W. C. Willett y G. A. Colditz, "Calcium, Vitamin D, Milk Consumption, and Hip Fractures: A Prospective Study Among Postmenopausal Women", *American Journal of Clinical Nutrition,* núm. 77, 2003, pp. 504-511.

[13] L. H. Kushi, P. J. Mink, A. R. Folsom *et al.*, "Prospective Study of Diet and Ovarian Cancer", *American Journal of Epidemiology,* núm. 149, 1999, pp. 21-31.

[14] M. Zwolińska-Wcisło, D. Galicka-Latała, L. Rudnicka-Sosin *et al.*, "Coeliac Disease and Other Autoimmunological Disorders Coexistence" [en polaco], *Przeglad lekarski,* vol. 66, núm. 7, 2009, pp. 370-372.

[15] Keeve E. Nachman, Patrick A. Baron, Georg Raber *et al.*, "Roxarsone, Inorganic Arsenic, and Other Arsenic Species in Chicken: A U. S.-Based Market Basket Sample", *Environmental Health Perspectives,* vol. 121, núm. 7, julio de 2013, pp. 818-824, DOI: 10.1289/ehp.1206245.

[16] James E. McWilliams, “Beware the Myth of Grass-Fed Beef: Cows Raised at Pasture Are Not Immune to Deadly *E. coli* Bacteria”, *Slate,* 22 de enero de 2010, <http://www.slate.com/articles/health_and_science/green_room/2010/01/beware_the_myth_of_grassfed_beef.html>, consultado el 11 de febrero de 2016.

[17] Organic Consumers Association, “Growth Hormones Fed to Beef Cattle Damage Human Health”, 1° de mayo de 2007, <https://www.organicconsumers.org/scientific/growth-hormones-fed-beef-cattle-damage-human-health>.

[18] G. Paolella, C. Mandato, L. Pierri *et al.,* “Gut-Liver Axis and Probiotics: Their Role in Non-Alcoholic Fatty Liver Disease”, *World Journal of Gastroenterology,* vol. 20, núm. 42, 2014, pp. 15518-15531, DOI: 10.3748/wjg.v20.i42.15518.

[19] *Ibid.*

[20] A. Parodi, S. Paolino, A. Greco *et al.,* “Small Intestinal Bacterial Overgrowth in Rosacea: Clinical Effectiveness of Its Erradication”, *Clinical Gastroenterology and Hepatology,* vol. 6, núm. 7, julio de 2008, pp. 759-764, DOI: 10.1016/j.cgh.2008.02.054.

[21] R. H. Siver, “Lactobacillus for the Control of Acne”, *Journal of the Medical Society of New Jersey,* vol. 59, 1961, pp. 52-53.

[22] F. Marchetti, R. Capizzi y A. Tulli, “Efficacy of Regulators of the Intestinal Bacterial Flora in the Therapy of Acne Vulgaris”, *La Clínica Terapéutica,* vol. 122, núm. 5, 15 de septiembre de 1987, pp. 339-343.

[23] T. F. Teixeira, M. C. Collado, C. L. Ferreira *et al.,* “Potential Mechanisms for the Emerging Link Between Obesity and Increased Intestinal Permeability”, *Nutrition Research,* vol. 32, núm. 9, septiembre de 2012, pp. 637-647, DOI: 10.1016/j.nutres.2012.07.003.

[24] *Ibid.*

[25] D. J. Jenkins, C. W. Kendall, D. G. Popovich *et al.,* “Effect of a Very-High-Fiber Vegetable, Fruit, and Nut Diet on Serum Lipids and Colonic Function”, *Metabolism,* vol. 50, núm. 4, abril de 2001, pp. 494-503, <http://www.ncbi.nlm.nih.gov/pubmed/11288049>.

[26] Nick Ng, “B Vitamins and the Liver”, Livestrong.com, <http://www.livestrong.com/article/280046-b-vitamins-the-liver/>, última actualización el 22 de octubre de 2015.

[27] Pacific College of Oriental Medicine, “Managing Women's Issues with Chinese Medicine”, <http://www.pacificcollege.edu/acupuncture-massage-news/articles/587-managing-womens-issues-with-chinese-medicine.html>, consultado el 18 de febrero de 2016.

[28] Morgan E. Levine, Jorge A. Suarez, Sebastian Brandhorst *et al.*, "Low Protein Intake Is Associated with a Major Reduction in IGF-1, Cancer, and Overall Mortality in the 65 and Younger but Not Older Population", *Cell Metabolism*, vol. 19, núm. 3, 4 de marzo de 2014, pp. 407-417.

[29] Alice G. Walton, "Why High-Protein Diets May Be Linked to Cancer Risk", *Forbes*, <http://www.forbes.com/sites/alicegwalton/2014/03/04/the-protein-puzzle-meat-and-dairy-may-significantly-increase-cancer-risk/>.

[30] Ioannis Delimaris,"Adverse Effects Associated with Protein Intake Above the Recommended Dietary Allowance for Adults", *ISRN Nutrition,* 2013, ID del artículo: 126929 (2013), DOI: 10.5402/2013/126929.

[31] "Metabolic Functions of the Liver", About.com, <http://biology.about.com/library/organs/bldigestliver5.htm>, consultado el 18 de febrero de 2016.

[32] Carolyn Robbins, "High-Protein Diet and the Liver", Livestrong.com, <http://www.livestrong.com/article/280961-high-protein-diet-and-the-liver/>, última actualización el 8 de octubre de 2015.

[33] Salynn Boyles, "Study: Tylenol Liver Effect Stronger", *WebMD,* 5 de julio de 2006, <http://www.webmd.com/news/20060705/study-tylenol-liver-effect-stronger>.

[34] Paul Fassa, "Ten Reasons Why You Should Drink Warm Lemon or Lime Water Daily", *Natural News,* 21 de agosto de 2011, <http://www.naturalnews.com/033383_lemon_juice_digestion.html>.

[35] K. E. Mayer, R. P. Myers y S. S. Lee, "Silymarin Treatment of Viral Hepatitis: A Systematic Review", *Journal of Viral Hepatitis,* vol. 12, núm. 6, noviembre de 2005, pp. 559-567.

[36] Maurizio Battino, José L. Quiles, Jesús R. Huertas *et al.*, "Feeding Fried Oil Changes Antioxidant and Fatty Acid Pattern of Rat and Affects Rat Liver Mitochondrial Respiratory Chain Components", *Journal of Bioenergetics and Biomembranes,* vol. 34, núm. 2, abril de 2002, pp. 127-134.

[37] José L. Quiles, Jesús R. Huertas, Maurizio Battino *et al.*, "The Intake of Fried Virgin Olive or Sunflower Oils Differentially Induces Oxidative Stress in Rat Liver Microsomes", *British Journal of Nutrition,* vol. 88, 2002, pp. 57-65, DOI: 10.1079/BJN2002588.

[38] Will MacLean y Jane Lyttleton, *Clinical Handbook of Internal Medicine: The Treatment of Disease with Traditional Chinese Medicine,* vol. 2: *Spleen and Stomach,* Sídney, University of Western Sydney, 2002.

[39] I. Álvarez-González, E. Madrigal-Bujaidar y V. Y. Sánchez-García, "Inhibitory Effect of Grape-fruit Juice on the Genotoxic Damage Induced by

Ifosfamide in Mouse", *Plant Foods Human Nutrition,* vol. 65, núm. 4, diciembre de 2010, pp. 369-373.

[40] John L. Ingraham, "Understanding Congeners in Wine: How Does Fusel Oil Form, and How Important Is It?", *Wines & Vines*, mayo de 2010, <http://www.winesandvines.com/template.cfm?section=features&content=74439&ftitle=Understanding%20Congeners%20in%20Wine>, consultado el 19 de febrero de 2016.

[41] "Whisky Hangover 'Worse Than Vodka', Study Suggests", *BBC News*, <http://news.bbc.co.uk/2/hi/health/8416431.stm>, última actualización el 19 de diciembre de 2009.

[42] "Find a Vitamin or Supplement: Hops", *WebMD*, <http://www.webmd.com/vitamins-supplements/ingredientmono-856-HOPS.aspx?activeIngredientId=856&activeIngredientName=HOPS>, consultado el 19 de febrero de 2016.

Cambio 3: Índices de Belleza Radical y equilibrio de macronutrientes

[1] Apostolos Pappas, "The Relationship of Diet and Acne: A Review", *Dermato-Endocrinology,* vol. 1, núm. 5, 2009, pp. 262-267.

[2] C. C. Zouboulis, "Is Acne Vulgaris a Genuine Inflammatory Disease?", *Dermatology,* vol. 203, núm. 4, 2001, pp. 277-279.

[3] A. P. Simopoulos, "The Importance of the Ratio of Omega-6/Omega-3 Essential Fatty Acids", *Biomedicine and Pharmacotherapy,* vol. 56, núm. 8, octubre de 2002, pp. 365-379.

[4] E. M. Conner y M. B. Grisham, "Inflammation, Free Radicals, and Antioxidants", *Nutrition,* vol. 12, núm. 4, abril de 1996, pp. 274-277.

[5] Ying Chen y John Lyga, "Brain-Skin Connection: Stress, Inflammation and Skin Aging", *Inflammation and Allergy Drug Targets,* vol. 13, núm. 3, 2014, pp. 177-190, DOI: 10.2174/1871528113666140522104422.

[6] J. G. Robinson, N. Ijioma y W. Harris, "Omega-3 Fatty Acids and Cognitive Function in Women", *Women's Health,* vol. 6, núm. 1, 2010, pp. 119-134, DOI: 10.2217/whe.09.75.

[7] Marianne Klokk, Karl Gunnar Gotestam y Arnstein Mykletun, "Factors Accounting for the Association Between Anxiety and Depression, and Eczema: The Hordaland Health Study (HUSK)", *BMC Dermatology,* vol. 10, núm. 3, 2010, DOI: 10.1186/1471-5945-10-3.

[8] C. Y. Chang, D. S. Ke y J. Y. Chen, "Essential Fatty Acids and Human Brain", *Acta Neurologica Taiwanica,* vol. 18, núm. 4, diciembre de 2009, pp. 231-241.

[9] Brian Hallahan y Malcolm R. Garland, "Essential Fatty Acids and Mental Health", *British Journal of Psychiatry,* vol. 186, núm. 4, marzo de 2005, pp. 275-277, DOI: 10.1192/bjp.186.4.275.

[10] Simopoulos, "The Importance of the Ratio of Omega-6/Omega-3 Essential Fatty Acids".

[11] Dr. Joseph Mercola, "Major Trouble Ahead if You Don't Fix Omega-3 Fat Deficiency", Mercola.com, 12 de enero de 2012, <http://articles.mercola.com/sites/articles/archive/2012/01/12/aha-position-on-omega-6-fats.aspx>.

[12] Dr. Susan E. Brown y Larry Trivieri Jr., *The Acid Alkaline Food Guide: A Quick Reference to Foods and Their Effect on pH Levels,* Garden City Park, Nueva York, Square One Publishers, 2006, p. 2.

[13] G. K. Schwalfenberg, "The Alkaline Diet: Is There Evidence That an Alkaline pH Diet Benefits Health?", *Journal of Environmental and Public Health,* 2012, ID del artículo: 727630, DOI: 10.1155 /2012/727630.

[14] *Ibid.*, p. 33.

[15] *Ibid.*, p. 3.

[16] Russell Blaylock, MD, *Excitotoxins: The Taste That Kills,* Santa Fe, Nuevo México, Health Press, 2006.

[17] D. C. Willcox, B. J. Willcox, W.C. Hsueh *et al.*, "Genetic Determinants of Exceptional Human Longevity: Insights from the Okinawa Centenarian Study", *Age,* vol. 28, núm. 4, 2006, pp. 313-332, DOI: 10.1007/s11357-006-9020-x.

[18] X. Ouyang, P. Cirillo, Y. Sautin *et al.*, "Fructose Consumption as a Risk Factor for Non- alcoholic Fatty Liver Disease", *Journal of Hepatology,* vol. 48, núm. 6, 2008, pp. 993-999, DOI: 10.1016/j.jhep.2008.02.011.

[19] "Nutrition Recommendations and Interventions for Diabetes: A Position Statement of the American Diabetes Association", *Diabetes Care,* vol. 31, suplemento 1, enero de 2008, S61-S78, <http://care.diabetesjournals.org/content/31/Supplement_1/S61.full.pdf>.

[20] Elena Conis, "Is Crystalline Fructose a Better Choice of Sweetener?", *Los Angeles Times,* 2 de febrero de 2009, <http://articles.latimes.com/2009/feb/02/health/he-nutrition2>.

[21] R. J. Wurtman y J. J. Wurtman, "Brain Serotonin, Carbohydrate-Craving, Obesity and Depression", *Obesity Research,* vol. 3, suplemento 4, noviembre de 1995, 477S-480S, <http://www.ncbi.nlm.nih.gov/pubmed/8697046>.

[22] R. E. Strecker, M. M. Thakkar, T. Porkka-Heiskanen *et al.*, "Behavioral State-Related Changes of Extracellular Serotonin Concentration in the

Pedunculopontine Tegmental Nucleus: A Microdialysis Study in Freely Moving Animals", *Sleep Research Online,* vol. 2, núm. 2, 1999, pp. 21-27.

[23] Linda Ray, "Ketosis and Acidosis", Livestrong.com, <http://www.livestrong.com/article/449496-ketosis-acidosis/>, última actualización el 11 de agosto de 2015.

[24] Mardia López-Alarcón, Otilia Perichart-Perera, Samuel Flores-Huerta *et al.*, "Excessive Refined Carbohydrates and Scarce Micronutrients Intakes Increase Inflammatory Mediators and Insulin Resistance in Prepubertal and Pubertal Obese Children Independently of Obesity", *Mediators of Inflammation,* vol. 2014, 2014, ID del artículo: 849031, DOI: 10.1155/2014/849031.

[25] Rebecca Adams, "Why Sugar Is Just as Bad for Your Skin as It Is for Your Waistline", *Hufftington Post,* 10 de octubre de 2013, <http://www.hufftingtonpost.com/entry/sugar-bad-for-skin_n_4071548>.

[26] Patrick J. Skerrett, "Is Fructose Bad for You?", en *Harvard Health Publications,* Harvard Medical School, 26 de abril de 2011, <http://www.health.harvard.edu/blog/is-fructose-bad-for-you-201104262425>.

[27] T. Colin Campbell, *The Low-Carb Fraud,* Dallas, Texas, Benbella Books, 2013, p. 54.

[28] L. Cordain, J. B. Miller, S. B. Eaton *et al.*, "Plant-Animal Subsistence Ratios and Macronutrient Energy Estimations in Worldwide Hunter-Gatherer Diets", *American Journal of Clinical Nutrition,* vol. 71, núm 3, marzo de 2000, pp. 682-692; L. Cordain, S. B. Eaten, J. B. Miller *et al.*, "The Paradoxical Nature of Hunter-Gatherer Diets: Meat-Based, Yet Non-atherogenic", *European Journal of Clinical Nutrition,* vol. 56, suplemento 1, 2002, S42-S52.

[29] Citado en Campbell, *The Low-Carb Fraud,* p. 54.

[30] *Ibid.*

[31] Citado en Campbell, *The Low-Carb Fraud,* p. 54; R. B. Lee, *What Humans Do for a Living, or How to Make Out on Scarce Resources,* Chicago, Aldine Publishing House, 1968.

[32] Citado en Campbell, *The Low-Carb Fraud,* p. 54; L. Cordain, J. Brand Miller, S. B. Eaten *et al.*, "Plant-Animal Subsistence Ratios and Macronutrient Energy Estimations in Worldwide Hunter-Gatherer Diets", *American Journal of Clinical Nutrition,* vol. 71, 2000, pp. 682-692.

[33] Citado en Campbell, *The Low-Carb Fraud,* p. 54; K. Milton, "Hunter-Gatherer Diets: A Different Perspective", *American Journal of Clinical Nutrition,* vol. 71, 2000, pp. 665-667.

[34] K. Milton, "Nutritional Characteristics of Wild Primate Foods: Do the Diets of Our Closest Living Relatives Have Lessons for Us?", *Nutrition,* vol. 15, núm. 6, 1999, pp. 488-498.

[35] K. K. Carroll, "Experimental Evidence of Dietary Factors and Hormone-Dependent Cancers", *Cancer Research,* vol. 35, noviembre de 1975, pp. 3374-3383; World Cancer Research Fund/American Institute for Cancer Research, *Food, Nutrition, Physical Activity, and Prevention of Cancer: A Global Perspective,* Washington, D. C., American Institute for Cancer Research, 2007.

[36] L. D. Youngman y T. C. Campbell, "Inhibition of Aflatoxin B1-induced Gamma-Glutamyl Transpeptidase Positive (GGT+) Hepatic Preneoplastic Foci and Tumors by Low Protein Diets: Evidence at Altered GGT+ Foci Indicate Neoplastic Potential", *Carcinogenesis,* vol. 13, núm. 9, 1992, pp. 1607-1613.

[37] G. L. G. Hildenbrand, L. C. Hildenbrand, K. Bradford *et al.*, "Five-Year Survival Rates of Melanoma Patients Treated by Diet Therapy After the Manner of Gerson: A Retrospective Review", *Alternative Therapies in Health and Medicine,* vol. 1, núm. 4, septiembre de 1995, pp. 29-37.

[38] Caldwell B. Esselstyn, MD, "Updating a 12-Year Experience with Arrest and Reversal Therapy for Coronary Heart Disease (An Overdue Requiem for Palliative Cardiology)", *American Journal of Cardiology,* vol. 84, núm. 3, 1° de agosto de 1999, pp. 339-341; L. M. Morrison, "Diet in Coronary Atherosclerosis", *Journal of the American Medical Association,* vol. 173, núm. 8, 25 de junio de 1960, pp. 884-888; D. Ornish, S. E. Brown, L. W. Scherwitz *et al.*, "Can Lifestyle Changes Reverse Coronary Heart Disease?", *Lancet,* vol. 336, núm. 8708, 21 de julio de 1990, pp. 129-133.

[39] R. J. Barnard, L. Lattimore, R. G. Holly *et al.*, "Response of Non-insulin-dependent Diabetic Patients to an Intensive Program of Diet and Exercise", *Diabetes Care,* vol. 5, núm. 4, julio-agosto de 1982, pp. 370-374.

[40] Dr. T. Colin Campbell y Thomas M. Campbell II, *The China Study: The Most Comprehensive Study of Nutrition Ever Conducted and the Startling Implications for Diet, Weight Loss, and Long-Term Health,* Dallas, Texas, Benbella Books, 2006.

[41] Olfa Saidi, Nadia Ben Mansour, Martin O'Flaherty *et al.*, "Analyzing Recent Coronary Heart Disease Mortality Trends in Tunisia between 1997 and 2009", *PLoS One,* vol. 8, núm. 5, 3 de mayo de 2013, DOI: 10.1371/journal.pone.0063202.

[42] Julia Critchley, Jing Liu, Dong Zhao *et al.*, "Explaining the Increase in Coronary Heart Disease Mortality in Beijing Between 1984 and 1999", *Circulation,* vol. 110, 2004, pp. 1236-1244, DOI: 10.1161/01.CIR.0000140668.91896.AE.

[43] Taina Backstrom y Sarah Wamala, “Folkhälsan i Sverige” [en sueco], 26 de marzo de 2013, <www.socialstyrelsen.se>.

[44] Morgan E. Levine, Jorge A. Suarez, Sebastian Brandhorst *et al.*, “Low Protein Intake Is Associated with a Major Reduction in IGF-1, Cancer, and Overall Mortality in the 65 and Younger but Not Older Population”, *Cell Metabolism,* vol. 19, núm. 3, 4 de marzo de 2014, pp. 407-417.

[45] “Your Body Recycling Itself—Captured on Film”, McGill University Department of Biochemistry, 13 de septiembre de 2010, <https://www.mcgill.ca/channels/news/your-body-recycling-itself-%E2%80%93-captured-film-167428>.

[46] Ray, “Ketosis and Acidosis”.

[47] N. Kazerouni, R. Sinha, C.-H. Hsu *et al.*, “Analysis of 200 Food Items for Benzo[a]pyrene and Estimation of Its Intake in an Epidemiologic Study”, *Food Chemistry and Toxicology,* vol. 39, núm. 5, mayo de 2001, pp. 423-436.

[48] M. J. Kaiserman y W. S. Rickert, “Carcinogens in Tobacco Smoke: Benzo[a] pyrene from Canadian Cigarettes and Cigarette Tobacco”, *American Journal of Public Health,* vol. 82, núm. 7, julio de 1992, pp. 1023-1026.

[49] Cai Weijing, Jaimie Uribarri, Li Zhu *et al.*, “Oral Glycotoxins Are a Modifiable Cause of Dementia and the Metabolic Syndrome in Mice and Humans”, *Proceedings of the National Academy of Sciences,* vol. 111, núm. 13, 1° de abril de 2014, pp. 4940-4945, DOI: 10.1073/pnas.1316013111.

[50] *Ibid.*

[51] Levine, Suarez, Brandhorst *et al.*, “Low Protein Intake Is Associated with a Major Reduction in IGF-1, Cancer, and Overall Mortality in the 65 and Younger but Not Older Population”.

[52] *Ibid.*

[53] T. Sugimura, K. Wakabayashi, H. Nakagama *et al.*, “Heterocyclic Amines: Mutagens/Carcinogens Produced During Cooking of Meat and Fish”, *Cancer Science,* vol. 95, núm. 4, abril de 2004, pp. 290-299.

[54] S. C. Larsson, L. Bergkvist y A. Wolk, “Processed Meat Consumption, Dietary Nitrosamines and Stomach Cancer Risk in a Cohort of Swedish Women”, *International Journal of Cancer,* vol. 119, núm. 4, agosto de 2006, pp. 915-919.

[55] L. Li, P. Wang, X. Xu *et al.*, “Influence of Various Cooking Methods on the Concentrations of Volatile N-nitrosamines and Biogenic Amines in Dry-Cured Sausages”, *Journal of Food Science,* vol. 77, núm. 5, mayo de 2012, C560-655, DOI: 10.1111/j.1750-3841.2012.02667.x.

Cambio 4: Conéctate con tus alimentos

[1] U.S. Department of Agriculture, "National Organic Program", <http://www.ams.usda.gov/AMSv1.0/nop>, consultado el 20 de febrero de 2016.

[2] Polly Walker, Pamela Rhubart-Berg, Shawn McKenzie *et al.*, "Public Health Implications of Meat Production and Consumption", *Public Health Nutrition,* vol. 8, núm. 4, 2005, pp. 348-356, DOI: 10.1079/PHN2005727.

[3] Grace Communications Foundation, "Food Program: Animal Feed", <http://www.sustainabletable.org/260/animal-feed>, consultado el 20 de febrero de 2016.

[4] Dr. A. Velimirov, Dr. C. Binter y Dr. J. Zentek, *Biological Effects of Transgenic Maize NK603x-MON810 Fed in Long Term Reproduction Studies in Mice,* Viena, Department/Universitätsklinik für Nutztiere und öffentliches Gesundheitswesen in der Veterinärmedizin, 2008.

[5] Joël Spiroux de Vendômois, François Roullier, Dominique Cellier *et al.*, "A Comparison of the Effects of Free GM Corn Varieties on Mammalian Health", *International Journal of Biological Sciences,* vol. 5, núm. 7, 2009, pp. 706-726, DOI: 10.7150/ijbs.5.706.

[6] B. Markaverich, S. Mani, M. A. Alejandro *et al.*, "A Novel Endocrine-Disrupting Agent in Corn with Mitogenic Activity in Human Breast and Prostatic Cancer Cells", *Environmental Health Perspectives,* vol. 110, núm. 2, febrero de 2002, pp. 169-177.

[7] B. M. Markaverich, J. R. Crowley, M. A. Alejandro *et al.*, "Leukotoxin Diols from Ground Corn-cob Bedding Disrupt Estrous Cyclicity in Rats and Stimulate MCF-7 Breast Cancer Cell Proliferation", *Environmental Health Perspectives,* vol. 113, núm. 12, diciembre de 2005, pp. 1698-1704, DOI: 10.1289/ehp.8231.

[8] Walker, Rhubart-Berg, McKenzie *et al.*, "Public Health Implications of Meat Production and Consumption".

[9] *Ibid.*

[10] J. P. F. D'Mello, "Contaminants and Toxins in Animal Feeds", <http://www.fao.org/docrep/article/agrippa/x9500e04.htm>, consultado el 20 de febrero de 2016.

[11] "Dioxins and Their Effects on Human Health", World Health Organization, <http://www.who.int/mediacentre/factsheets/fs225/en/>, última actualización en junio de 2014.

[12] *Ibid.*

[13] D'Mello, "Contaminants and Toxins in Animals Feeds".

[14] T. V. Lynn, D. D. Hancock, T. E. Besser *et al.*, "The Occurrence and Replication of *Escherichia coli* in Cattle Feeds", *Journal of Dairy Science,* vol. 81, núm. 4, abril de 1998, pp. 1102-1108.

[15] D. S. Krytenburg, D. D. Hancock, D. H. Rice *et al.*, "A Pilot Survey of *Salmonella enterica* Contamination of Cattle Feeds in the Pacific Northwestern, USA", *Animal Feed Science and Technology,* vol. 75, núm. 1, 30 de septiembre de 1998, pp. 75-79.

[16] "Beef Recall: 50 000 Pounds of Meat Recalled Due to Possible *E. coli* Contamination", *The Huffington Post, Healthy Living,* <http://www.huffingtonpost.com/2013/07/31/beef-recall_n_3685744.html>, actualizado el 5 de agosto de 2013.

[17] N. K. Dhand, D. V. Joshi y S. K. Jand, "Fungal Contaminants of Dairy Feed and Their Toxigenicity", *Indian Journal of Animal Sciences,* vol. 68, núm. 10, 1998, pp. 1095-1096.

[18] J. P. F. D'Mello, A. M. C. Macdonald y M. P. Cochrane, "A Preliminary Study of the Potential for Mycotoxin Production in Barley Grain", *Aspects of Applied Biology,* vol. 36, 1993, pp. 375-382.

[19] J. P. F. D'Mello y A. M. C. Macdonald, "Fungal Toxins as Disease Elicitors", en J. Rose (ed.), *Environmental Toxicology: Current Developments,* Ámsterdam, Gordon and Breach Science Publishers, 1998, pp. 253-289.

[20] C. M. Placinta, J. P. F. D'Mello y A. M. C. Macdonald, "A Review of Worldwide Contamination of Cereal Grains and Animal Feed with *Fusarium* Mycotoxins", *Animal Feed Science and Technology,* vol. 78, núms. 1-2, 31 de marzo de 1999, pp. 21-37.

[21] D'Mello, "Contaminants and Toxins in Animal Feeds".

[22] F. G. Peers y C. A. Linsell, "Dietary Aflatoxins and Liver Cancer—a Population Based Study in Kenya", *British Journal of Cancer,* vol. 27, núm. 6, junio de 1972, pp. 473-484.

[23] D'Mello, "Contaminants Toxins in Animal Feeds".

[24] L. Lynas, D. Currie, W. J. McCaughey *et al.*, "Contamination of Animal Feedingstuffs with Undeclared Antimicrobial Additives", *Food Additives and Contaminants,* vol. 15, núm. 2, febrero-marzo de 1998, pp. 162-170.

[25] Walker, Rhubart-Berg, McKenzie *et al.*, "Public Health Implications of Meat Production and Consumption".

[26] *Ibid.*

[27] Agency for Toxic Substances & Disease Registry, "Arsenic Toxicity: What Are the Physiologic Effects of Arsenic Exposure?", 1° de octubre de 2009, <http://www.atsdr.cdc.gov/csem/csem.asp?csem=1&po=11>.

[28] Dr. Joseph Mercola, "Environmental Toxins Linked to Rise in Autism", Mercola.com, 2 de abril de 2014, <http://articles.mercola.com/sites/articles/archive/2014/04/02/environmental-toxin-exposure.aspx>.

[29] Véase el documental *Cowspiracy* y visítese <cowspiracy.com>.

Cambio 5: Incorpora alimentos y rutinas de Belleza Radical

[1] "Routine Periodic Fasting Can Reduce Risk of Coronary Heart Disease", *News-Medical,* 4 de abril de 2011, <http://www.news-medical.net/news/20110404/Routine-periodic-fasting-can-reduce-risk-of-coronary-heart-disease.aspx>.

[2] Dr. Mee Lain Ling, "8 Reasons to Drink Warm Water", 17 de febrero de 2013, <http://drmeelainling.com/8-reasons-to-drink-warm-water/>.

[3] *Ibid.*

[4] Doris Chung, "Mythbusters: Will Drinking Water Help With…?", *The Whole U,* University of Washington, 17 de septiembre de 2014, <http://www.washington.edu/wholeu/2014/09/17/water/>.

[5] Xiaoshuang Dai, Joy M. Stanilka, Cheryl A. Rowe *et al.*, "Consumption of *Lentinula edodes* Modulates Human Immune Function by Altering Cytokine Secretion of PBMC *ex Vivo*", FASEB *Journal,* vol. 27, suplemento 643.15, 2013.

[6] Dr. Joseph Mercola, "The Health Beneffits of Mushroom Consumption", Mercola.com, 13 de mayo de 2013, <http://articles.mercola.com/sites/articles/archive/2013/05/13/mushroom-benefits.aspx#_edn6>.

[7] Dr. Zhimin Xu, "Black Rice Rivals Pricey Blueberries as Source of Healthful Antioxidants", 26 de agosto de 2010, presentado en la 240 Reunión Nacional de la American Chemical Society, Estados Unidos, <http://www.acs.org/content/acs/en/pressroom/newsreleases/2010/august/black-rice-rivals-pricey-blueberries-as-source-of-healthful-antioxidants.html>.

[8] Memorial Sloan Kettering Cancer Center, "Aloe Vera", <https://www.mskcc.org/cancer-care/integrative-medicine/herbs/aloe-vera>, última actualización el 28 de agosto de 2015.

[9] Jörn Söhle, Anja Knott, Ursula Holtzmann *et al.*, "White Tea Extract Induces Lipolytic Activity and Inhibits Adipogenesis in Human Subcutaneous (Pre)-Adipocytes", *Nutrition and Metabolism,* vol. 6, 1° de mayo de 2009, p. 20, DOI: 10.1186/1743-7075-6-20.

[10] Goran Bjelakovic, Dimitrinka Nikolova, Lise Lotte Gluud *et al.*, "Mortality in Randomized Trials of Antioxidant Supplements for Primary and Secondary Prevention: Systematic Review and Meta-analysis", *Journal of the American Medical Association,* vol. 297, núm. 8, 2007, pp. 842-857, DOI: 10.1001/jama.297.8.842.

[11] Adam M. Bernstein, Eric Ding, Walter Willett *et al.*, "A Meta-analysis Shows at Docosa- hexaenoic Acid from Algal Oil Reduces Serum Triglycerides and Increases HDL-Cholesterol and LDL-Cholesterol in Persons Without Coronary Heart Disease", *Journal of Nutrition,* vol. 142, núm. 1, enero de 2012, pp. 99-104, DOI: 10.3945/jn.111.148973.

Cambio 6: Incorpora ingredientes naturales para el cuidado de la piel

[1] Elissa S. Epel, Elizabeth H. Blackburn, Jue Lin *et al.*, "Accelerated Telomere Shortening in Response to Life Stress", *Proceedings of the National Academy of Sciences,* vol. 101, núm. 49, diciembre de 2004, pp. 17312-17315, DOI: 10.1073/pnas.0407162101.

[2] Rob Stein, "Study Is First to Confirm that Stress Speeds Aging", *The Washington Post,* 30 de noviembre de 2004, p. A01.

[3] Suzanne Wright, "Beyond First Blush: An Up-Close Look at Natural Skin Care Products", *WebMD,* <http://www.webmd.com/beauty/skin/beyond-first-blush-an-upclose-look-at-natural-skin-care-products>, consultado el 17 de marzo de 2009.

[4] R. E. Black, F. J. Hurley y D. C. Havery, "Occurrence of 1,4-Dioxane in Cosmetic Raw Materials and Finished Cosmetic Products", *Journal of AOAC International,* vol. 84, núm. 3, mayo-junio de 2001, pp. 666-670.

[5] P. D. Darbre y P. W. Harvey, "Paraben Esters: Review of Recent Studies of Endocrine Toxicity, Absorption, Esterase and Human Exposure, and Discussion of Potential Human Health Risks", *Journal of Applied Toxicology,* vol. 28, núm. 5, julio de 2008, pp. 561-578, DOI: 10.1002/jat.1358.

[6] Pumori Saokar Telang, "Vitamin C in Dermatology", *Indian Dermatology Online Journal,* vol. 4, núm. 2, abril-junio de 2013, pp. 143-146, DOI: 10.4103/2229-5178.110593.

[7] R. E. Fitzpatrick y E. F. Rostan, "Double-Blind, Half-Face Study Comparing Topical Vitamin C and Vehicle for Rejuvenation of Photodamage", *Dermatologic Surgery,* vol. 28, núm. 3, marzo de 2002, pp. 231-236.

[8] "Retinyl Palmitate (Vitamin A Palmitate)", *EWG's Skin Deep Cosmetics Database,* <http://www.ewg.org/skindeep/ingredient/705545/RETINYL_PALMITATE_%28VITAMIN_A_PALMITATE%29/#>, consultado el 20 de febrero de 2016.

[9] S. K. Katiyar, "Skin Photoprotection by Green Tea: Antioxidant and Immunomodulatory Effects", *Current Drug Targets: Immune, Endocrine and Metabolic Disorders*, vol. 3, núm. 3, septiembre de 2003, pp. 234-242.

[10] Mark H. J. Sturme, Michiel Kleerebezem, Jiro Nakayama *et al.*, "Cell to Cell Communication by Autoinducing Peptides in Gram-Positive Bacteria", *Antonie van Leeuwenhoek*, vol. 81, núm. 1, diciembre de 2002, pp. 233-243.

[11] T. D. Phillips, "Dietary Clay in the Chemoprevention of Aflatoxin-Induced Disease", *Toxicological Sciences*, vol. 52, suplemento 2, 1999, pp. 118-26.

[12] U. S. Food & Drug Administration, "FDA Authority over Cosmetics", <http://www.fda.gov/Cosmetics/GuidanceRegulation/LawsRegulations/ucm074162.htm>, última actualización el 3 de agosto de 2013.

[13] U. S. Food & Drug Administration, "Regulation of Nonprescription Products", <http://www.fda.gov/AboutFDA/CentersOffices/OfficeofMedicalProductsandTobacco/CDER/ucm093452.htm>, última actualización el 24 de febrero de 2015.

[14] U. S. Food & Drug Administration, "FDA Authority over Cosmetics".

[15] U. S. Food & Drug Administration, "Ingredients Prohibited and Restricted by FDA Regulations", <http://www.fda.gov/Cosmetics/GuidanceRegulation/LawsRegulations/ucm127406.htm>, actualizado el 13 de marzo de 2017.

[16] U. S. Food & Drug Administration, "Considering Whether an FDA-Regulated Product Involves the Application of Nanotechnology: Guidance for Industry", <http://www.fda.gov/RegulatoryInformation/Guidances/ucm257698.htm>, actualizado el 25 de enero de 2016.

[17] "Ingredients Found Unsafe for Use in Cosmetics (11 Total, Through February, 2012), Cosmetic Ingredient Review", <http://www.cir-safety.org/sites/default/files/U-unsafe%202-02-2012%20final.pdf>, consultado en noviembre de 2013.

[18] U. S. Food & Drug Administration, "How FDA Evaluates Regulated Products: Cosmetics", <http://www.fda.gov/AboutFDA/Transparency/Basics/ucm262353.htm>, última actualización el 18 de febrero de 2016.

[19] Samin Özen y Darcan Şükran, "Effects of Environmental Endocrine Disruptors on Pubertal Development", *Journal of Clinical Research in Pediatric Endocrinology*, vol. 3, núm. 1, marzo de 2011, pp. 1-6, DOI: 10.4274/jcrpe.v3i1.01.

[20] Åke Bergman, Jerrold J. Heindel, Susan Jobling *et al.* (eds.), *State-of-the-Science of Endocrine Disrupting Chemicals—2012*, Ginebra, Programa Ambiental

de las Naciones Unidas-Organización Mundial de la Salud, 2013, <http://www.who.int/ceh/publications/endocrine/en/index.html>.

21 U. S. Food & Drug Administration, "'Hypoallergenic' Cosmetics", <http://www.fda.gov/cosmetics/labeling/claims/ucm2005203.htm>.

22 Julia R. Barrett, "Chemical Exposures: The Ugly Side of Beauty Products", *Environmental Health Perspectives,* vol. 113, núm. 1, enero de 2005, p. A24.

23 Danielle Dellorto, "Avoid Sunscreens with Potentially Harmful Ingredients, Group Warns", CNN.com, 16 de mayo de 2012, <http://www.cnn.com/2012/05/16/health/sunscreen-report/index.html>.

24 M. S. Wol , S. M. Engel, G. S. Berkowitz *et al.*, "Prenatal Phenol and Phthalate Exposures and Birth Outcomes", *Environmental Health Perspectives,* vol. 116, núm. 8, 2008, pp. 1092-1097.

25 A. Ziolkowska, A. S. Belloni, G. G. Nussdorfer *et al.*, "Endocrine Disruptors and Rat Adrenocortical Function: Studies on Freshly Dispersed and Cultured Cells", *International Journal of Molecular Medicine,* vol. 18, núm. 6, 2006, pp. 1165-1168.

26 N. R. Janjua, B. Mogensen, A. M. Andersson *et al.*, "Systemic Absorption of the Sunscreens Benzophenone-3, Octyl-Methoxycinnamate, and 3-(4-Methyl-Benzylidene) Camphor After Whole-Body Topical Application and Reproductive Hormone Levels in Humans", *Journal of Investigative Dermatology,* vol. 123, núm. 1, 2004, pp. 57-61.

27 H. S. Sharma, S. Hussain, J. Schlager *et al.*, "Influence of Nanoparticles on Blood-Brain Barrier Permeability and Brain Edema Formation in Rats", *Acta Neurochirurgica,* vol. 106, suplemento, 2010, pp. 359-364, DOI: 10.1007/978-3-211-98811-4_65.

28 B. Kiss, T. Bíró, G. Czifra *et al.*, "Investigation of Micronized Titanium Dioxide Penetration in Human Skin Xenografts and Its Effect on Cellular Functions of Human Skin-Derived Cells", *Experimental Dermatology,* vol. 17, núm. 8, agosto de 2008, pp. 659-667, DOI: 10.1111/j.1600-0625.2007.00683.x.

29 "EWG Asks FDA, NTP to Wind Up Study of Vitamin A in Sunscreen", *Environmental Working Group,* 28 de mayo de 2010, <http://www.ewg.org/news/news-releases/2010/05/28/ewg-asks-fda-ntp-wind-study-vitamin-sunscreen>.

30 L. R. Gaspar, J. Tharmann, P. M. Maia Campos *et al.*, "Skin Phototoxicity of Cosmetic Formulations Containing Photounstable and Photostable UV-Filters and Vitamin A Palmitate", *Toxicology In Vitro,* vol. 27, núm. 1, febrero de 2013, pp. 418-425, DOI: 10.1016/j.tiv.2012.08.006.

[31] "PABA", *EWG's Skin Deep Cosmetics Database,* <http://www.ewg.org/skindeep/ingredient/704390/PABA/#>, consultado el 21 de febrero de 2016.

[32] "Antiperspirant Safety: Should You Sweat It?", *WebMD,* <http://www.webmd.com/skin-problems-and-treatments/features/antiperspirant-facts-safety?page=3>, consultado el 1° de junio de 2011.

Cambio 7: Realiza prácticas para nutrir tu piel desde el exterior

[1] Anatoliy A. Gashev y Victor Chatterjee, "Aged Lymphatic Contractility: Recent Answers and New Questions", *Lymphatic Research and Biology,* vol. 11, núm. 1, 2013, pp. 2-13.

[2] M. Y. Cho, E. S. Min, M. H. Hur *et al.*, "Effects of Aromatherapy on the Anxiety, Vital Signs, and Sleep Quality of Percutaneous Coronary Intervention Patients in Intensive Care Units", *Evidence-Based Complementary and Alternative Medicine,* vol. 2013, 2013, ID del artículo: 381381, DOI: 10.1155/2013/381381.

Cambio 8: Aborda problemas específicos de la piel

[1] C. A. Adebamowo, D. Spiegelman, F. W. Danby *et al.*, "High School Dietary Dairy Intake and Teenage Acne", *Journal of the American Academy of Dermatology,* vol. 52, núm. 2, febrero de 2005, pp. 207-214.

[2] Yvonne B. D'Souza y Colin D. Short, "The Eye—a Window on the Kidney", *Nephrology Dialysis Transplantation,* vol. 24, núm. 12, 2009, pp. 3582-3584, DOI: 10.1093/ndt/gfp406.

[3] Cleveland Clinic, "10 Anti-inflammatory Foods to Know: Reduce Inflammation and Fight Disease with These Grocery List Staples", Health Essentials, 11 de abril de 2012, <http://health.clevelandclinic.org/2012/04/10-anti-inflammatory-foods-to-know/>.

[4] Mayo Clinic, "Varicose Veins", <http://www.mayoclinic.org/diseases-conditions/varicose-veins/basics/causes/con-20043474>, última actualización el 22 de enero de 2016.

Cambio 9: Nutre tus uñas y el cabello para que estén fuertes y sanos

[1] "Final Report on the Safety Assessment of Sodium Lauryl Sulfate", *International Journal of Toxicology,* vol. 2, núm. 7, diciembre de 1983, pp. 127-181, DOI: 10.3109/10915818309142005.

[2] *Ibid.*

[3] U. S. Department of Health and Human Services, Public Health Service, and National Institute of Environmental Health Sciences, *Sixth Annual Report on*

Carcinogens: Summary 1991, Washington, D.C., U.S. Department of Health and Human Services, 1991, pp. 192-195.

[4] "Sodium Lauryl Sulfate Ammonium Lauryl Sulfate", en *1996 CIR Compendium*, Washington, D. C., Cosmetic Ingredient Review, 1996, pp. 134-135.

[5] S. C. DaSilva, R. P. Sahu, R. L. Konger *et al.*, "Increased Skin Barrier Disruption by Sodium Lauryl Sulfate in Mice Expressing a Constitutively Active STAT6 in T Cells", *Archives of Dermatological Research*, vol. 304, núm. 1, enero de 2012, pp. 65-71.

[6] Matthew J. Zirwas y Sarah A. Stechschulte, "Moisturizer Allergy: Diagnosis and Management", *Journal of Clinical and Aesthetic Dermatology*, vol. 1, núm. 4, noviembre de 2008, pp. 38-44.

[7] "Propylene Glycol", EWG's *Skin Deep Cosmetics Database*, <http://www.ewg.org/skindeep/ingredient/705315/PROPYLENE_GLYCOL/>, consultado el 21 de febrero de 2016.

[8] *Ibid.*

[9] H. Lessmann, W. Uter, A. Schnuch *et al.*, "Skin Sensitizing Properties of the Ethanolamines Mono-, Di-, and Triethanolamine. Data Analysis of a Multicentre Surveillance Network (IVDK) and Review of the Literature", *Contact Dermatitis*, vol. 60, núm. 5, mayo de 2009, pp. 243-255, DOI: 10.1111/j.1600-0536.2009.01506.x.

[10] International Fragrance Association, "Ingredients, IFRA Survey: Transparency List", <http://www.ifraorg.org/en-us/ingredients#.WMb8F2-GOUk>, consultado el 13 de marzo de 2017.

[11] Environmental Working Group y Campaign for Safe Cosmetics, "Not So Sexy: Hidden Chemicals in Perfume and Cologne", 12 de mayo de 2010, <http://www.safecosmetics.org/article.php?id=644>.

[12] Dr. Daniel Zagst, "Thee Vagus Nerve: Your Friend in Weight Loss and a Better Mood", *Natural News*, 27 de diciembre de 2012, <http://www.naturalnews.com/038473_Vagus_nerve_weight_loss_moods.html>.

[13] California Environmental Protection Agency, Department of Toxic Substances Control, "Summary of Data and Findings from Testing a Limited Number of Nail Products", abril de 2012, <http://www.dtsc.ca.gov/PollutionPrevention/upload/NailSalon_Final.pdf>.

Cambio 10: Comprende la conexión entre el sueño, la belleza y el bienestar

[1] Max Hirshkowitz, Ph. D., Kaitlyn Whiton, Steven M. Albert *et al.*, "National Sleep Foundation's Sleep Time Duration Recommendations: Methodology

and Results Summary", *Sleep Health,* vol. 1, núm. 1, marzo de 2015, pp. 40-43, <https://sleepfoundation.org/how-sleep-works/how-much-sleep-do-we-really-need>.

2 Centers for Disease Control and Prevention, "Unhealthy Sleep-Related Behaviors—12 States, 2009", *Morbidity and Mortality Weekly Report,* vol. 60, núm. 8, 4 de marzo de 2011, p. 1, <http://www.cdc.gov/mmwr/PDF/wk/mm6008.pdf>.

3 Shawn D. Youngstedt y Daniel F. Kripke, "Long Sleep and Mortality: Rationale for Sleep Restriction", *Sleep Medicine Reviews,* vol. 8, núm. 3, junio de 2004, pp. 159-174.

4 Cheri D. Mah, MS, Kenneth E. Mah, MD, MS, Eric J. Kezirian, MD, MPH *et al.,* "The Effects of Sleep Extension on the Athletic Performance", *Sleep,* vol. 34, núm. 7, julio de 2011, pp. 943-950, <http://dx.doi.org/10.5665/sleep.1132>.

5 "Healthy Sleep: Why Do We Sleep Anyway?", Division of Sleep Medicine-Harvard Medical School, <http://healthysleep.med.harvard.edu/healthy/matters/benefits-of-sleep/why-do-we-sleep>, última revisión el 18 de diciembre de 2007.

6 P. Oyetakin-White, A. Suggs, B. Koo *et al.*, "Does Poor Sleep Quality Affect Skin Aging?", *Clinical and Experimental Dermatology,* vol. 40, núm. 1, enero de 2015, pp. 17-22, DOI: 10.1111/ced.12455.

7 "Sleep Deprivation Linked to Aging Skin, Study Suggests", *Science Daily,* 23 de julio de 2013, <http://www.sciencedaily.com/releases/2013/07/130723155002.htm>.

8 *Ibid.*

9 *Ibid.*

10 *Ibid.*

11 "Study Reveals the Face of Sleep Deprivation", *Science Daily,* 30 de agosto de 2013, <http://www.sciencedaily.com/releases/2013/08/130830161323.htm>.

12 S. R. Patel y F. B. Hu, "Short Sleep Duration and Weight Gain: A Systematic Review", *Obesity,* vol. 16, núm. 3, marzo de 2008, pp. 643-653.

13 "Sleep Deprivation Linked to Aging Skin, Study Suggests."

14 Patricia Prinz, "Sleep, Appetite, and Obesity—What Is the Link?", *PLoS Medicine,* vol. 1, núm. 3, diciembre de 2004, e61, <http://www.ncbi.nlm.nih.gov/pmc/articles/PMC535424/>.

[15] S. R. Patel, A. Malhotra, D. P. White *et al.*, "Association Between Reduced Sleep and Weight Gain in Women", *American Journal of Epidemiology,* vol. 164, núm. 10, noviembre de 2006, pp. 947-954.

[16] Harvard T. H. Chan School of Public Health, "The Nutrition Source: Sleep Deprivation and Obesity", <http://www.hsph.harvard.edu/nutritionsource/sleep/>, consultado el 21 de febrero de 2016.

[17] *Ibid.*

[18] S. Taheri, L. Lin, D. Austin *et al.*, "Short Sleep Duration Is Associated with Reduced Leptin, Elevated Ghrelin, and Increased Body Mass Index", *PLoS Medicine,* vol. 1, núm. 3, diciembre de 2004, e62, DOI: 10.1371/journal.pmed.0010062.

[19] Stephanie M. Greer, Andrea N. Goldstein y Matthew P. Walker, "The Impact of Sleep Deprivation on Food Desire in the Human Brain", *Nature Communications,* vol. 4, 6 de agosto de 2013, <http://www.nature.com/ncomms/2013/130806/ncomms3259/full/ncomms3259.html>.

[20] J. F. Bell y F. J. Zimmerman, "Shortened Nighttime Sleep Duration in Early Life and Subsequent Childhood Obesity", *Archives of Pediatrics and Adolescent Medicine,* vol. 164, núm. 9, septiembre de 2010, pp. 840-845, DOI: 10.1001/archpediatrics.2010.143.

[21] *Ibid.*

[22] National Institute on Aging, "Health and Aging: Can We Prevent Aging?", <https://www.nia.nih.gov/health/publication/can-we-prevent-aging>, última actualización el 23 de octubre de 2015.

[23] E. Barrett-Connor, T.-T. Dam, K. Stone *et al.*, "The Association of Testosterone Levels with Overall Sleep Quality, Sleep Architecture, and Sleep-Disordered Breathing", *Journal of Clinical Endocrinology and Metabolism,* vol. 93, núm. 7, julio de 2008, pp. 2602-2609, DOI: 10.1210/jc.2007-2622.

[24] R. Leproult y F. Van Cauter, "Effect of 1 Week of Sleep Restriction on Testosterone Levels in Young Healthy Men", *Journal of the American Medical Association,* vol. 305, núm. 21, junio de 2011, pp. 2173-2174, DOI: 10.1001/jama.2011.710.

[25] A. W. Evers, E. W. Verhoeven, F. W. Kraaimaat *et al.*, "How Stress Gets Under the Skin: Cortisol and Stress Reactivity in Psoriasis", *British Journal of Dermatology,* vol. 163, núm. 5, noviembre de 2010, pp. 986-991, DOI: 10.1111/j.1365-2133.2010.09984.x.

[26] Alex Groberman, "Cortisol Levels and Weight Gain", PsyWeb.com, 4 de mayo de 2012, <http://www.psyweb.com/articles/mental-health/cortisol-levels-and-weight-gain>.

[27] CamillePeri,"10ThingstoHateAboutSleepLoss", *WebMD,* 13defebrerode2014, <http://www.webmd.com/sleep-disorders/excessive-sleepiness-10/10-results-sleep-loss>.

[28] L. Besedovsky, T. Lange y J. Born, "Sleep and Immune Function", *Pflugers Archive,* vol. 463, núm. 1, enero de 2012, pp. 121-137, DOI: 10.1007/s00424-011-1044-0.

[29] Penelope A. Bryant, John Trinder y Nigel Curtis, "Sick and Tired: Does Sleep Have a Vital Role in the Immune System?", *Nature Reviews Immunology,* vol. 4, núm. 6, junio de 2004, pp. 457-467, DOI: 10.1038/nri1369.

[30] Besedovsky, Lange y Born, "Sleep and Immune Function".

[31] Glen Gordon, MD, "Beating Free Radicals: The Basis for Injury, Illness and Death", *Natural News,* 22 de mayo de 2008, <http://www.naturalnews.com/023285_free_radicals_injury_antioxidant.html>.

[32] Lulu Xie, Hongyi Kang, Qiwu Xu *et al.*, "Sleep Drives Metabolite Clearance from the Adult Brain", *Science,* vol. 342, núm. 6156, 18 de octubre de 2013, pp. 373-377, DOI: 10.1126/science.1241224.

[33] D. Dinges, F. Pack, K. Williams *et al.*, "Cumulative Sleepiness, Mood Disturbance, and Psychomotor Vigilance Decrements During a Week of Sleep Restricted to 4-5 Hours Per Night", *Sleep,* vol. 20, núm. 4, abril de 1997, pp. 267-277.

[34] "Sleep Deprivation and Memory Loss", *WebMD,* <http://www.webmd.com/sleep-disorders/sleep-deprivation-effects-on-memory>, consultado el 21 de febrero de 2016,.

[35] D. Neckelmann, A. Mykletun y A. A. Dahl, "Chronic Insomnia as a Risk Factor for Developing Anxiety and Depression", *Sleep,* vol. 30, núm. 7, julio de 2007, pp. 873-380.

[36] M. M. Weissman, S. Greenwald, G. Nuño-Murcia *et al.*, "The Morbidity of Insomnia Uncomplicated by Psychiatric Disorders", *General Hospital Psychiatry,* vol. 19, núm. 4, julio de 1997, pp. 245-250.

[37] June C. Lo, Kep Kee Loh, Hui Zheng *et al.*, "Sleep Duration and Age-Related Changes in Brain Structure and Cognitive Performance", *Sleep,* vol. 37, núm. 7, 2014, pp. 1171-1178, DOI: 10.5665/sleep.3832.

[38] J. Zhang, Y. Zhu, G. Zhan *et al.*, "Extended Wakefulness: Compromised Metabolics in and Degeneration of Locus Ceruleus Neurons", *Journal of Neuroscience,* vol. 34, núm. 12, marzo de 2014, pp. 4418-4431.

[39] "Penn Medicine Researchers Show How Lost Sleep Leads to Lost Neurons: First Report in Preclinical Study Showing Extended Wakefulness Can Result

in Neuronal Injury", *Penn Medicine,* 18 de marzo de 2014, <http://www.uphs.upenn.edu/news/News_Releases/2014/03/veasey>.

[40] *Ibid.*

[41] A. Di Meco, Y. B. Joshi y D. Practicò, "Sleep Deprivation Impairs Memory, Tau Metabolism, and Synaptic Integrity of a Mouse Model of Alzheimer's Disease with Plaques and Tangles", *Neurobiology of Aging,* vol. 35, núm. 8, agosto de 2014, pp. 1813-1820.

Cambio 11: Sintonízate con los ritmos naturales de tu cuerpo

[1] National Institute of General Medical Sciences, "Circadian Rhythms Fact Sheet", <http://www.nigms.nih.gov/Education/Pages/Factsheet_CircadianRhythms.aspx>, última revisión el 1° de octubre de 2015.

[2] Tina L. Huang y Christine Charyton, "A Comprehensive Review of the Psychological Effects of Brainwave Entrainment", *Alternative Therapies in Health and Medicine,* vol. 14, núm. 5, septiembre-octubre de 2008, pp. 38-50.

[3] Paul Israel, *Edison: A Life of Invention*, Nueva York, John Wiley & Sons, 2000.

[4] "Brain's SCN Is the Master Clock that Synchronizes Other Biological Clocks in the Body", *News-Medical,* 10 de septiembre de 2009, <http://www.news-medical.net/news/20090910/Brains-SCN-is-the-master-clock-that-synchronizes-other-biological-clocks-in-the-body.aspx>.

[5] M. Gradisar, A. R. Wolfson, A. G. Harvey, L. Hale, R. Rosenberg y C. A. Czeisler, "The Sleep and Technology Use of Americans: Findings from the National Sleep Foundation's 2011 Sleep in America Poll", *Journal of Clinical Sleep Medicine,* vol. 9, núm. 12, 2013, pp. 1291-1299.

[6] H. Noguchi y T. Sakaguchi, "Effect of Illuminance and Color Temperature on Lowering of Physiological Activity", *Applied Human Science,* vol. 18, núm. 4, julio de 1999, pp. 117-123.

[7] J. Bellingham, S. S. Chaurasia, Z. Melyan *et al.*, "Evolution of Melanopsin Photoreceptors: Discovery and Characterization of a New Melanopsin in Nonmammalian Vertebrates", *PLoS Biology,* vol. 4, núm. 8, julio de 2006, e254, DOI: 10.1371/journal.pbio.0040254.

[8] "Untangling the Biological Effects of Blue Light", *Science Daily,* 20 de octubre de 2014, <https://www.sciencedaily.com/releases/2014/10/141020212752.htm>.

[9] M. Spitschan, S. Jain, D. H. Brainard *et al.*, "Opponent Melanopsin and Scone Signals in the Human Pupillary Light Response", *Proceedings of the National Academy of Sciences,* vol. 111, núm. 43, 2014, pp. 15568-15572, DOI: 10.1073/pnas.1400942111.

[10] Daniel A. Cohen, Wei Wang, James K. Wyatt *et al.*, "Uncovering Residual Effects of Chronic Sleep Loss on Human Performance", *Science Translational Medicine,* vol. 2, núm. 14, 13 de enero de 2010, p. 14ra3, DOI: 10.1126/scitranslmed.3000458.

[11] National Sleep Foundation, *2011 Sleep in America Poll: Communications Technology in the Bedroom; Summary of Findings,* Crofton, Maryland, WAB Market Research, 2011, <http://sleepfoundation.org/sites/default/files/sleepinamericapoll/SIAP_2011_Summary_of_Findings.pdf>.

[12] *Ibid.*

[13] Jeanne F. Duffy y Charles A. Czeisler, "Effect of Light on Human Circadian Physiology", *Sleep Medicine Clinics,* vol. 4, núm. 2, junio de 2009, pp. 165-177.

[14] National Sleep Foundation, "Annual Sleep in America Poll Exploring Connections with Communications Technology Use and Sleep", 7 de marzo de 2011, <http://sleepfoundation.org/media-center/press-release/annual-sleep-america-poll-exploring-connections-communications-technology-use->.

[15] Anne-Marie Chang, Daniel Aeschbach, Jeanne F. Duffy *et al.*, "Evening Use of Light-Emitting eReaders Negatively Affects Sleep, Circadian Timing, and Next-Morning Alertness", *Proceedings of the National Academy of Sciences,* vol. 112, núm. 4, 27 de enero de 2015, pp. 1232-1237, <www.pnas.org/cgi/doi/10.1073/pnas.1418490112>.

[16] J. Dyche, A. M. Anch, K. A. Fogler *et al.*, "Effects of Power Frequency Electromagnetic Fields on Melatonin and Sleep in the Rat", *Emerging Health Threats Journal,* vol. 5, 2012, DOI: 10.3402/ehtj.v5i0.10904.

Cambio 12: Establece rutinas de sueño saludables

[1] Kathryn J. Reid, Kelly Glazer Baron, Brandon Lu *et al.*, "Aerobic Exercise Improves Self-Reported Sleep and Quality of Life in Older Adults with Insomnia", *Sleep Medicine,* vol. 11, núm. 9, octubre de 2010, pp. 934-940.

[2] *Ibid.*

[3] P. Oyetakin-White, A. Suggs, B. Koo *et al.*, "Does Poor Sleep Quality Affect Skin Ageing?", *Clinical and Experimental Dermatology,* vol. 40, núm. 1, enero de 2015, pp. 17-22, DOI: 10.1111/ced.12455.

[4] L. C. Lack, M. Gradisar, E. J. Van Someren *et al.*, "The Relationship Between Insomnia and Body Temperatures", *Sleep Medicine Reviews,* vol. 12, núm. 4, agosto de 2008, pp. 307-317, DOI: 10.1016/j.smrv.2008.02.003.

[5] National Sleep Foundation, "Touch: A Great Night's Sleep Can Depend on the Comfort You Feel in Your Bedroom Environment", <http://sleepfoundation.org/bedroom/touch.php>, consultado el 21 de febrero de 2016.

[6] Joshua J. Gooley, Kyle Chamberlain, Kurt A. Smith *et al.*, "Exposure to Room Light Before Bedtime Suppresses Melatonin Onset and Shortens Melatonin Duration in Humans", *Journal of Clinical Endocrinology and Metabolism,* vol. 96, núm. 3, marzo de 2011: E463-E472, DOI: 10.1210/jc.2010-2098.

[7] Stephanie Watson, "The Best Mattress for a Better Night's Sleep: Buying a New Mattress? Here Are Some Tips for Finding the Right Mattress for You", *WebMD,* <http://www.webmd.com/sleep-disorders/excessive-sleepiness-10/best-mattress-good-nights-sleep>, consultado el 3 de marzo de 2014.

[8] *Ibid.*

[9] The Better Sleep Council, "Choosing the Best Mattress: Simple Guide for Mattress Shopping", <http://www.bettersleep.org/mattresses-and-more/choosing-the-best-mattress/>, consultado el 21 de febrero de 2016.

[10] "Dog Tired? It Could Be Your Pooch", *Science Daily,* 15 de febrero de 2002, <https://www.sciencedaily.com/releases/2002/02/020215070932.htm>.

[11] Wilfred R. Pigeon, Michelle Carr, Colin Gorman *et al.*, "Effects of a Tart Cherry Juice Beverage on the Sleep of Older Adults with Insomnia: A Pilot Study", *Journal of Medicinal Food,* vol. 13, núm. 3, junio de 2010, pp. 579-583, DOI: 10.1089/jmf.2009.0096.

[12] S. J. Edwards, I. M. Montgomery, E. Q. Colquhoun *et al.*, "Spicy Meals Disturbs Sleep: An Effect of Thermoregulation?", *International Journal of Psychophysiology,* vol. 13, núm. 2, septiembre de 1992, pp. 97-100.

[13] *Ibid.*

[14] C. Drake, T. Roehrs, J. Shambroom *et al.*, "Caffeine Effects on Sleep Taken 0, 3, or 6 Hours Before Going to Bed", *Journal of Clinical Sleep Medicine,* vol. 9, núm. 11, 2013, pp. 1195-1200.

[15] "Alcohol Interferes with the Restorative Functions of Sleep", *Science Daily,* 16 de agosto de 2011, <https://www.sciencedaily.com/releases/2011/08/110815162220.htm>.

Cambio 13: Aprovecha el poder embellecedor de las estaciones del año

[1] "19 Health Benefts of Sea Salt", *Organic Facts*, <https://www.organicfacts.net/health-benefits/other/health-benefits-of-sea-salt.html>, consultado el 22 de febrero de 2016.

Cambio 14: Equilibra la energía solar y lunar y todos los elementos de la Tierra

[1] Robyn M. Lucas, Anthony J. McMichael, Bruce K. Armstrong *et al.*, "Estimating the Global Disease Burden Due to Ultraviolet Radiation Exposure", *International Journal of Epidemiology,* vol. 37, núm. 3, julio de 2008, pp. 654-667, DOI: 10.1093/ije/dyn017.

[2] "Melatonin—Overview", *WebMD,* Sleep Disorders Health Center, <http://www.webmd.com/sleep-disorders/tc/melatonin-overview>, consultado el 22 de febrero de 2016.

[3] *Ibid.*

[4] Dr. Michael Holick, *The Vitamin D Solution: A 3-Step Strategy to Cure Our Most Common Health Problems,* Nueva York, Hudson Street Press, 2010.

[5] S. Pilz, S. Frisch, H. Koertke *et al.*, "Effect of Vitamin D Supplementation on Testosterone Levels in Men", *Hormone and Metabolic Research,* vol. 43, núm. 3, marzo de 2011, pp. 223-225.

[6] J. A. Knight, J. Wong, K. M. Blackmore *et al.*, "Vitamin D Association with Estradiol and Progesterone in Young Women", *Cancer Causes and Control,* vol. 21, núm. 3, marzo de 2010, pp. 479-483.

[7] Sian Geldenhuys, Prue H. Hart, Raelene Endersby *et al.*, "Ultraviolet Radiation Suppresses Obesity and Symptoms of Metabolic Syndrome Independently of Vitamin D in Mice Fed a High-Fat Diet", *Diabetes,* vol. 63, núm. 11, noviembre de 2014, pp. 3759-3769, DOI: 10.2337/db13-1675.

[8] Donald Liu, Bernadette O. Fernandez, Alistair Hamilton *et al.*, "UVA Irradiation of Human Skin Vasodilates Arterial Vasculature and Lowers Blood Pressure Independently of Nitric Oxide Synthase", *Journal of Investigative Dermatology,* vol. 134, núm. 7, 2014, pp. 1839-1846, DOI: 10.1038/jid.2014.27.

[9] L. Yang, M. Lof, M. B. Veierød *et al.*, "Ultraviolet Exposure and Mortality Among Women in Sweden", *Cancer Epidemiology Biomarkers and Prevention,* vol. 20, núm. 4, abril de 2011, pp. 683-690.

[10] P. Brøndum-Jacobsen, B. G. Nordestgaard, S. F. Nielsen *et al.*, "Skin Cancer as a Marker of Sun Exposure Associates with Myocardial Infarction, Hip Fracture and Death from Any Cause", *International Journal of Epidemiology,* 2013, pp. 1486-1496, DOI: 10.1093/ije/dyt168.

[11] Liu, Fernandez, Hamilton *et al.*, "UVA Irradiation of Human Skin...".

[12] W. B. Grant, "An Estimate of Premature Cancer Mortality in the U.S. Due to Inadequate Doses of Solar Ultraviolet-B Radiation", *Cancer,* vol. 94, núm. 6, marzo de 2002, pp. 1867-1875, DOI: 10.1002/cncr.10427.

[13] H. J. van der Rhee, E. de Vries y J. W. Coebergh, "Does Sunlight Prevent Cancer? A Systematic Review", *European Journal of Cancer,* vol. 42, núm. 14, septiembre de 2006, pp. 2222-2232.

[14] Hekla Sigmundsdottir, Junliang Pan, Gudrun F. Debes *et al.*, "DCs Metabolize Sunlight-Induced Vitamin D3 to 'Program' T Cell Attraction to the Epidermal Chemokine CCL27", *Nature Immunology,* vol. 8, núm. 3, marzo de 2007, pp. 285-293, DOI: 10.1038/ni1433.

[15] Salynn Boyles, "Could Some Sun Be Good for Your Skin?: Early Research Suggests at Sunlight in Small Doses May Protect Skin from Damage", *WebMD,* 29 de enero de 2007, <http://www.webmd.com/beauty/sun/20070130/could-some-sun-be-good-your-skin>.

[16] *Ibid.*

[17] Stephanie Watson, "Skin Care Vitamins and Antioxidants", *WebMD,* <http://www.webmd.com/vitamins-and-supplements/lifestyle-guide-11/beauty-skin-care-vitamins-antioxidants?page=1>, consultado el 24 de abril de 2012.

[18] C. Xu, J. Zhang, D. M. Mihai *et al.*, "Light-Harvesting Chlorophyll Pigments Enable Mammalian Mitochondria to Capture Photonic Energy and Produce ATP", *Journal of Cell Science,* vol. 127, 2ª parte, enero de 2014, p. 388.99, DOI: 10.1242/jcs.134262.

[19] *Ibid.*

[20] Sayer Ji, "Amazing Discovery: Plant Blood Enables Your Cells to Capture Sunlight Energy", GreenMedInfo.com, 12 de mayo de 2015, <http://www.greenmedinfo.com/blog/chlorophyll-enables-your-cells-captureuse-sunlight-energy-copernican-revolution>.

[21] Defeng Wu y Arthur I. Cederbaum, "Alcohol, Oxidative Stress, and Free Radical Damage", National Institute on Alcohol Abuse and Alcoholism, octubre de 2004, <http://pubs.niaaa.nih.gov/publications/arh27-4/277-284.htm>.

[22] Paul Kristiansen y Charles Mansfield, "Overview of Organic Agriculture", en Paul Kristiansen, Acram Taji y John Reganold (eds.), *Organic Agriculture: A Global Perspective,* Australia, CSIRO Publishing, 2006, pp. 1-24.

[23] Bio-Dynamic Association of India (BDAI), "The Planting Calendar Rhythms", <http://biodynamics.in/Rhythm.htm>, consultado el 22 de febrero de 2016.

[24] M. Zimecki, "The Lunar Cycle: Effects on Human and Animal Behavior and Physiology", *Postępy Higieny i Medycyny Doświadczalnej,* vol. 60, enero de 2007, pp. 1-7.

Cambio 15: Acércate a la naturaleza en exteriores y afuera

[1] G. Chevalier, "Grounding the Human Body Improves Facial Blood Flow Regulation: Results of a Randomized, Placebo Controlled Pilot Study", *Journal of Cosmetics, Dermatological Sciences and Applications,* vol. 4, 2014, pp. 293-308, DOI: 10.4236/jcdsa.2014.45039.

[2] David Holiday, Robert Resnick y Jearl Walker, *Fundamentals of Physics,* 4ª ed., Nueva York, Wiley, 1993.

[3] James L. Oschman, "Can Electrons Act as Antioxidants? A Review and Commentary", *Journal of Alternative and Complementary Medicine,* vol. 13, núm. 9, 2007, pp. 955-967, DOI: 10.1089/acm.2007.7048.

[4] P. Brøndum-Jacobsen, B. G. Nordestgaard, S. F. Nielsen *et al.*, "Skin Cancer as a Marker of Sun Exposure Associates with Myocardial Infarction, Hip Fracture and Death from Any Cause", *International Journal of Epidemiology*, 2013, pp. 1486-1496, DOI: 10.1093/ije/dyt168.

[5] G. Chevalier, S. T. Sinatra, J. L. Oschman y R. M. Delany, "Earthing (Grounding) the Human Body Reduces Blood Viscosity—a Major Factor in Cardiovascular Disease", *Journal of Alternative and Complementary Medicine,* vol. 19, núm. 2, 2013, pp. 102-110, DOI: 10.1089/acm.2011.0820.

[6] Elissa S. Epel, Elizabeth H. Blackburn, Jue Lin *et al.*, "Accelerated Telomere Shortening in Response to Life Stress", *Proceedings of the National Academy of Sciences,* vol. 101, núm. 49, diciembre de 2004, pp. 17312-17315, DOI: 10.1073/pnas.0407162101.

[7] R. Brown, G. Chevalier y M. Hill, "Pilot Study on the Effect of Grounding on Delayed-Onset Muscle Soreness", *Journal of Alternative and Complementary Medicine,* vol. 16, núm. 3, 2010, pp. 265-273.

[8] K. Sokal y P. Sokal, "Earthing the Human Body Influences Physiologic Processes", *Journal of Alternative and Complementary Medicine,* vol. 17, núm. 4, 2011, pp. 301-308.

[9] Environmental Working Group, "PBDES—Fire Retardants in Dust: Dust and Indoor Pollution", 12 de mayo de 2004, <http://www.ewg.org/research/pbdes-fire-retardants-dust/dust-and-indoor-pollution>.

[10] A. C. Steinemann, I. C. MacGregor, S. M. Gordon *et al.*, "Fragranced Consumer Products: Chemicals Emitted, Ingredients Unlisted", *Environmental Impact Assessment Review,* vol. 31, núm. 3, abril de 2010, pp. 328-333, DOI: 10.1016/j.eiar.2010.08.002.

[11] EWG, "PBDES—Fire Retardants in Dust…".

[12] B. C. Wolverton, Anne Johnson y Keith Bounds, *Indoor Landscape Plants for Indoor Air Pollution Abatement,* Misisipi, Stennis Space Center-National

Aeronautics and Space Administration, 1989, <http://maison-orion.com/media/1837156-NASA-Indoor-Plants.pdf>.

13 U.S. Environmental Protection Agency, "Dry Cleaning Facilities: National Perchloroethylene Air Emission Standards", <https://www.epa.gov/stationary-sources-air-pollution/dry-cleaning-facilities-national-perchloroethylene-air-emission>, consultado el 13 de marzo de 2017.

14 U.S. Environmental Protection Agency, *Integrated Risk Information System (IRIS) on Tetrachloroethylene,* Washington, D. C., Office of Research and Development-National Center for Environmental Assessment, 2012.

15 L. Kheifets, A. Ahlbom, C. M. Crespi *et al.,* "Pooled Analysis of Recent Studies on Magnetic Fields and Childhood Leukaemia", *British Journal of Cancer,* vol. 103, núm. 7, 28 de septiembre de 2010, pp. 1128-1135, DOI: 10.1038/sj.bjc.6605838.

16 International Agency for Research on Cancer-World Health Organization, "IARC Classifies Radiofrequency Electromagnetic Fields as Possibly Carcinogenic to Humans", comunicado de prensa, 31 de mayo de 2011, <http://www.iarc.fr/en/media-centre/pr/2011/pdfs/pr208_E.pdf>.

17 *BioInitiative 2012: A Rationale for Biologically-Based Exposure Standards for Low-Intensity Electromagnetic Radiation,* 2013, <http://www.bioinitiative.org/table-of-contents/>.

18 Richard Quan, MD, Christine Yang, MS, Steven Rubinstein, MD *et al.,* "Effects of Microwave Radiation on Anti-infective Factors in Human Milk", *Pediatrics,* vol. 89, núm. 4, 1992, pp. 667-669.

Pilar 5: Movimiento hermoso

1 "Exercise and Immunity", *Medline Plus,* <http://www.nlm.nih.gov/medlineplus/ency/article/007165.htm>, última actualización el 11 de mayo de 2014.

Cambio 16: Incorpora el movimiento fluido a lo largo del día

1 I. J. Kullo, M. Khaleghi y D. D. Hensrud, "Markers of Inflammation Are Inversely Associated with VO2 Max in Asymptomatic Men", *Journal of Applied Physiology,* vol. 102, núm. 4, mayo de 2007, pp. 1374-1379, DOI: 10.1152/japplphysiol.01028.2006.

2 "Exercise and Depression", *WebMD,* <http://www.webmd.com/depression/guide/exercise-depression#1>, consultado el 19 de febrero de 2014.

3 J. L. Etnier, P. M. Nowell, D. M. Landers *et al.,* "A Meta-regression to Examine the Relationship Between Aerobic Fitness and Cognitive Performance", *Brain Research Reviews,* vol. 52, núm. 1, agosto de 2006, pp. 119-130.

[4] E. Puterman, J. Lin, E. Blackburn *et al.*, "The Power of Exercise: Buffering the Effect of Chronic Stress on Telomere Length", *PLoS One,* vol. 5, núm. 5, mayo de 2010, e10837, DOI: 10.1371/journal.pone.0010837.

[5] "2008 Physical Activity Guidelines for Americans: Summary", Health.gov, Office of Disease Prevention and Health Promotion, <http://health.gov/paguidelines/guidelines/summary.aspx>, consultado el 22 de febrero de 2016.

[6] Paul B. Laursen y David G. Jenkins, "The Scientific Basis for High-Intensity Interval Training", *Sports Medicine,* vol. 32, núm. 1, 2002, pp. 53-73, DOI: 10.2165/00007256-200232010-00003.

[7] Patti Neighmond, "Sitting All Day: Worse for You Than You Might Think", NPR.org, <http://www.npr.org/2011/04/25/135575490/sitting-all-day-worse-for-you-than-you-might-think>, actualizado el 25 de abril de 2011.

[8] Diana Gerstacker, "Sitting Is the New Smoking: Ways a Sedentary Lifestyle Is Killing You", *Hufftington Post Healthy Living,* <http://www.hufftingtonpost.com/the-active-times/sitting-is-the-new-smokin_b_5890006.html>, última actualización el 26 de noviembre de 2014.

[9] D. Schmid and M. Leitzmann, "Television Viewing and Time Spent Sedentary in Relation to Cancer Risk: A Meta-analysis", *Journal of the National Cancer Institute,* vol. 106, núm. 7, 2013, pp. 1-19.

[10] E. G. Wilmot, C. L. Edwardson, F. A. Achana *et al.*, "Sedentary Time in Adults and the Association with Diabetes, Cardiovascular Disease and Death: Systematic Review and Meta-analysis", *Diabetologia,* vol. 55, núm. 11, 2012, pp. 2895-2905, DOI: 10.1007/s00125-012-2677-z.

[11] Mayo Clinic, "Depression and Anxiety: Exercise Eases Symptoms", 10 de octubre de 2014, <http://www.mayoclinic.org/diseases-conditions/depression/in-depth/depression-and-exercise/art-20046495?pg=1>.

[12] Jannique G. Z. van Uffelen, PhD, Yolanda R. van Gellecum, Nicola W. Burton, PhD *et al.*, "Sitting-Time, Physical Activity, and Depressive Symptoms in Mid-Aged Women", *American Journal of Preventive Medicine,* vol. 45, núm. 3, septiembre de 2013, pp. 276-281, DOI: 10.1016/j.amepre.2013.04.009.

[13] Nancy Klobassa Davidson y Peggy Moreland, "Diabetes: Is Sitting the New Smoking?", Mayo Clinic, 1° de febrero de 2013, <http://www.mayoclinic.org/diseases-conditions/diabetes/expert-blog/sitting-and-health/BGP-20056537>.

[14] G. N. Healy, C. E. Matthews, D. W. Dunstan *et al.*, "Sedentary Time and Cardio-Metabolic Biomarkers in US Adults: NHANES 2003-06", *European Heart Journal,* vol. 32, núm. 5, marzo de 2011, pp. 590-597, DOI: 10.1093/eurheartj/ehq451.

[15] D. W. Dunstan, B. A. Kingwell, R. Larsen *et al.*, "Breaking Up Prolonged Sitting Reduces Postprandial Glucose and Insulin Responses", *Diabetes Care,* vol. 35, núm. 5, mayo de 2012, pp. 976-983, DOI: 10.2337/dc11-1931.

[16] L. Bey y M. T. Hamilton, "Suppression of Skeletal Muscle Lipoprotein Lipase Activity During Physical Inactivity: A Molecular Reason to Maintain Daily Low-Intensity Activity", *Journal of Physiology,* vol. 551, 2003, pp. 673-682, DOI: 10.1113/jphysiol.2003.045591.

[17] V. Lobo, A. Patil, A. Phatak *et al.*, "Free Radicals, Antioxidants and Functional Foods: Impact on Human Health", *Pharmacognosy Reviews,* vol. 4, núm. 8, 2010, pp. 118-126, DOI: 10.4103/0973-7847.70902.

[18] D. J. Betteridge, "What Is Oxidative Stress?", *Metabolism,* vol. 49, núm. 2, suplemento 1, febrero de 2008, pp. 3-8.

[19] U. Singh y I. Jialal, "Oxidative Stress and Atherosclerosis", *Pathophysiology,* vol. 13, núm. 3, agosto de 2006, pp. 129-142.

[20] S. Reuter, S. C. Gupta, M. M. Chaturvedi *et al.*, "Oxidative Stress, Inflammation, and Cancer: How Are They Linked?", *Free Radical Biology and Medicine,* vol. 49, núm. 11, diciembre de 2010, pp. 1603-1616, DOI: 10.1016/j.freeradbiomed.2010.09.006.

[21] D. Harman, "The Free Radical Theory of Aging", *Antioxidants and Redox Signaling,* vol. 5, núm. 5, octubre de 2003, pp. 557-561.

[22] Mary F. Bennett, Michael K. Robinson, Elma D. Baron *et al.*, "Skin Immune Systems and Inflammation: Protector of the Skin or Promoter of Aging?", *Journal of Investigative Dermatology Symposium Proceedings,* vol. 13, 2008, pp. 15-19, DOI: 10.1038/jidsymp.2008.3.

[23] Ralph M. Trüeb, "Oxidative Stress in Ageing of Hair", *International Journal of Trichology,* vol. 1, núm. 1, 2009, pp. 6-14, DOI: 10.4103/0974-7753.51923.

[24] R. J. Bloomer, "Effect of Exercise on Oxidative Stress Biomarkers", *Advances in Clinical Chemistry,* vol. 46, 2008, pp. 1-50.

[25] K. Fisher-Wellman y R. J. Bloomer, "Acute Exercise and Oxidative Stress: A 30 Year History", *Dynamic Medicine,* vol. 8, 2009, p. 1, DOI: 10.1186/1476-5918-8-1.

[26] W. L. Knez, D. G. Jenkins y J. S. Coombes, "Oxidative Stress in Half and Full Ironman Triathletes", *Medicine and Science in Sports and Exercise,* vol. 39, núm. 2, febrero de 2007, pp. 283-288.

[27] Z. Radak, H. Y. Chung, E. Koltai *et al.*, "Exercise, Oxidative Stress and Hormesis", *Ageing Research Reviews,* vol. 7, núm. 1, enero de 2008, pp. 34-42.

[28] J. H. O'Keefe, H. R. Patil, C. J. Lavie *et al.*, "Potential Adverse Cardiovascular Effects from Excessive Endurance Exercise", *Mayo Clinic Proceedings,* vol. 87, núm. 6, junio de 2012, pp. 587-595, DOI: 10.1016/j.mayocp.2012.04.005.

[29] "Run for Your Life! At a Comfortable Pace, and Not Too Far: James O'Keefe at TEDxUMKC", video en YouTube de TEDx Talks, duración: 7' 51", 27 de noviembre de 2012, <http://goo.gl/D521F>, consultado el 13 de diciembre de 2012.

[30] J. Finaud, G. Lac y E. Filaire, "Oxidative Stress: Relationship with Exercise and Training", *Sports Medicine,* vol. 36, núm. 4, 2006, pp. 327-358.

[31] Margaret E. Sears, Kathleen J. Kerr y Riina I. Bray, "Arsenic, Cadmium, Lead, and Mercury in Sweat: A Systematic Review", *Journal of Environmental and Public Health,* vol. 2012, 2012, pp. 1-10, ID del artículo: 184745, DOI: 10.1155/2012/184745.

[32] Eman M. Alissa y Gordon A. Ferns, "Heavy Metal Poisoning and Cardiovascular Disease", *Journal of Toxicology,* vol. 2011, 2011, pp. 1-21, ID del artículo: 870125, DOI: 10.1155/2011/870125.

[33] Emma E. A. Cohen, Robin Ejsmond-Frey, Nicola Knight *et al.*, "Rowers' High: Behavioural Synchrony Is Correlated with Elevated Pain Resholds", *Biology Letters,* vol. 6, núm. 1, 2009, pp. 106-108, DOI: 10.1098/rsbl.2009.0670.

[34] D. D. Cosca y F. Navazio, "Common Problems in Endurance Athletes", *American Family Physician,* vol. 76, núm. 2, 15 de julio de 2007, pp. 237-244.

[35] K. De Bock, W. Derave, B. O. Eijnde *et al.*, "Effect of Training in the Fasted State on Metabolic Responses During Exercise with Carbohydrate Intake", *Journal of Applied Physiology,* vol. 104, núm. 4, abril de 2008, pp. 1045-1055, DOI: 10.1152/japplphysiol.01195.2007.

[36] K. D. Tipton, B. B. Rasmussen, S. L. Miller *et al.*, "Timing of Amino Acid-Carbohydrate Ingestion Alters Anabolic Response of Muscle to Resistance Exercise", *American Journal of Physiology-Endocrinology and Metabolism,* 281, núm. 2, agosto de 2001, E197-206.

[37] S. M. Phillips y L. J. Van Loon, "Dietary Protein for Athletes: From Requirements to Optimum Adaptation", *Journal of Sports Sciences,* vol. 29, suplemento 1, 2011, S29-38, DOI: 10.1080/02640414.2011.619204.

[38] Blake B. Rasmussen, Kevin D. Tipton, Sharon L. Miller *et al.*, "An Oral Essential Amino Acid-Carbohydrate Supplement Enhances Muscle Protein Anabolism After Resistance Exercise", *Journal of Applied Physiology,* vol. 88, núm. 2, febrero de 2000, pp. 386-392.

[39] Ikuma Murakami, Takayuki Sakuragi, Hiroshi Uemura *et al.*, "Significant Effect of a Pre-exercise High-Fat Meal After a 3-Day High-Carbohydrate Diet on Endurance Performance", *Nutrients,* vol. 4, núm. 7, 2012, pp. 625-637.

[40] Y. Yang, L. Breen, N. A. Burd *et al.*, "Resistance Exercise Enhances Myofibrillar Protein Synthesis with Graded Intakes of Whey Protein in Older Men", *British Journal of Nutrition,* vol. 108, núm. 10, noviembre de 2012, pp. 1780-1788, DOI: 10.1017/S0007114511007422.

Cambio 17: Practica respiración y yoga para la belleza

[1] B. K. S. Iyengar, *Light on Yoga,* ed. rev., Schocken, Nueva York, 1977.